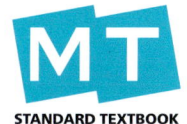

標準臨床検査学

シリーズ監修

矢冨　裕
東京大学大学院教授・臨床病態検査医学

横田浩充
慶應義塾大学病院・臨床検査技術室室長

検査機器総論
検査管理総論

編集

横田浩充
慶應義塾大学病院・臨床検査技術室室長

大久保滋夫
文京学院大学教授・保健医療技術学部

執筆（執筆順）

大久保滋夫
文京学院大学教授・保健医療技術学部

山舘周恒
前日本大学医学部附属板橋病院技術長・臨床検査部

下村弘治
前文京学院大学教授・保健医療技術学部

関口光夫
前千葉科学大学講師・危機管理学部

石津明洋
北海道大学大学院教授・病態解析学

森山隆則
札幌保健医療大学教授・保健医療学部

松本祐之
中部大学教授・生命健康科学部

岡田　健
岡山大学病院医療技術部長・医療技術部

栢森裕三
九州大学大学院医学研究院教授・検査技術科学分野

前田育宏
大阪大学医学部附属病院・医療技術部副部長

林　貞夫
前 大阪大学医学部附属病院医療技術部長・医療技術部

池田勝義
元 熊本保健科学大学教授・保健科学部医学検査学科

山内一由
信州大学教授・医学部保健学科

菊池春人
前慶應義塾大学医学部専任講師・臨床検査医学

横田浩充
慶應義塾大学病院・臨床検査技術室室長

医学書院

標準臨床検査学
検査機器総論・検査管理総論
発　行　2013年2月1日　第1版第1刷©
　　　　2022年11月15日　第1版第9刷
シリーズ監修　矢冨　裕・横田浩充
　　　　　　　やとみ　ゆたか　よこた　ひろみつ
編　集　横田浩充・大久保滋夫
　　　　よこた ひろみつ　おおくぼ しげお
発行者　株式会社　医学書院
　　　　代表取締役　金原　俊
　　　　〒113-8719　東京都文京区本郷 1-28-23
　　　　電話 03-3817-5600(社内案内)
印刷・製本　三美印刷

本書の複製権・翻訳権・上映権・譲渡権・貸与権・公衆送信権(送信可能化権を含む)は株式会社医学書院が保有します．

ISBN978-4-260-01636-0

本書を無断で複製する行為(複写，スキャン，デジタルデータ化など)は，「私的使用のための複製」など著作権法上の限られた例外を除き禁じられています．大学，病院，診療所，企業などにおいて，業務上使用する目的(診療，研究活動を含む)で上記の行為を行うことは，その使用範囲が内部的であっても，私的使用には該当せず，違法です．また私的使用に該当する場合であっても，代行業者等の第三者に依頼して上記の行為を行うことは違法となります．

JCOPY〈出版者著作権管理機構　委託出版物〉
本書の無断複製は著作権法上での例外を除き禁じられています．複製される場合は，そのつど事前に，出版者著作権管理機構(電話 03-5244-5088，FAX 03-5244-5089，info@jcopy.or.jp)の許諾を得てください．

＊「標準臨床検査学」は株式会社医学書院の登録商標です．

刊行のことば

「標準臨床検査学」シリーズは,「臨床検査技師講座」(1972年発刊),「新臨床検査技師講座」(1983年発刊),さらには「臨床検査技術学」(1997年発刊)という医学書院の臨床検査技師のための教科書の歴史を踏まえ,新しい時代に即した形で刷新したものである.

臨床検査は患者の診断,治療効果の判定になくてはならないものであり,医療の根幹をなす.この臨床検査は20世紀の後半以降,医学研究,生命科学研究の爆発的進歩と歩調を合わせる形で,大きく進歩した.そして臨床検査の項目・件数が大きく増加し,内容も高度かつ専門的になるにつれ,病院には,臨床検査の専門部署である検査部門が誕生し,臨床検査技師が誕生した.臨床検査の中央化と真の専門家による実践というこの体制が,わが国の医療の発展に大きく貢献したこと,そして,今後も同じであることは明らかである.

このような発展めざましい臨床検査の担い手となることを目指す方々のための教科書となることを目指し,新たなシリーズを企画した.発刊にあたっては,(1)臨床検査の実践において必要な概念,理論,技術を俯瞰できる,(2)今後の臨床検査技師に必要とされる知識,検査技術の基礎となる医学知識などを過不足なく盛り込む,(3)最新の国家試験出題基準の内容をすべて網羅することを念頭に置いた.しかしながら国家試験合格のみを最終目的とはせず,実際の臨床現場において医療チームの重要な一員として活躍できるような臨床検査技師,研究マインドが持てるような臨床検査技師になっていただけることを願って,より体系だった深い内容となることも目指している.また,若い方々が興味を持って学習を継続できるように,レイアウトや記載方法も工夫した.

本書で学んだ臨床検査技師が,臨床検査の現場で活躍されることを願うものである.

2012年春

矢冨　裕
横田浩充

序

　臨床検査の目的は患者診療と人の健康維持にかかわる臨床医のニーズを満たすために迅速で信頼性の高い検査データを提供することにある．この目的を達成するためには本書の検査機器総論から臨床検査機器の知識および適切な取り扱いを学び，検査管理総論にて品質マネジメントシステムを学ぶことが重要となる．

　本書は臨床検査技師国家試験の出題範囲をベースに検査機器総論・検査管理総論を一冊に包括した．

　第1部の検査機器総論は臨床検査の各分野で使用される共通機器・分析機器について，その原理，構造，使用法と取り扱いの注意点，保守管理などについて理解してもらうべく目次を構成した．これらの検査機器を理解し，適切に操作することが正確なデータを報告するうえで重要であるため，しっかり学習していただきたい．

　第2部の検査管理総論では医療と臨床検査の変遷に始まり，病院と検査部門の役割，検査管理の定義，検査部門の管理と運営，臨床検査の組織の管理を前半にまとめた．検査管理は人事管理，物品管理，技術管理，経営管理，情報管理と多種にわたる．さらに客観的評価として病院機能評価，臨床検査室を対象としたISO 15189などの外部評価も策定されている．このような評価では，管理職のみが管理運営を行うのではなく医療従事者全員での運営が求められている．種々の運営に対してどのように取り組み，どのような姿勢が必要かを学習していただきたい．

　実際の検査室の運用にあたっては検査の受付と報告，精度管理，検査情報の判断とその活用を取り上げた．実践での活用を学んでいただきたい．最後に臨床検査技師の生涯教育を取り上げた．臨床検査技師として相当の知識と専門性の追究，力量保持のため，卒業後も生涯にわたり必要な知識と技術を習得する自己研鑽やコミュニケーション能力が必須である．各種認定試験の取得や学位（博士）の取得を視野に入れ，日々研鑽していく姿勢が望まれる．

　本書の執筆者は現役の臨床検査学教育課程の教員および大学病院医療技術部や臨床検査部において，検査室の管理運営に携わっている医療技術部長，臨床検査技師長を中心に構成した．時宜を得た内容の教科書を目指し完成したと考えている．ただし，不十分な点については忌憚のないご意見をお寄せいただきたい．ご意見をいただくことで，よりよい教科書にしていく所存である．

2012年12月

横田　浩充
大久保滋夫

目次

第1部 検査機器総論

I 検査機器　総説

第1章 総説 ……………………… 大久保滋夫　2

- A 用手法検査から自動化機器での検査 …… 3
- B 自動化機器による検体検査 ………………… 4
  1. 検査の作業工程 ………………………… 4
  2. 自動分析装置の開発の歴史 …………… 4
  3. 自動分析装置の特徴 …………………… 5
  4. 検体搬送システムの導入 ……………… 7
- C 自動化機器と検体搬送システムの取り扱いの注意点と心構え ……………… 9

II 検査機器　概論

第1章 概論Ⅰ ……………………… 大久保滋夫　10

- A 検体検査：自動化の構築 ………………… 10
  1. 採血室 …………………………………… 10
  2. 一般検査 ………………………………… 12
  3. 血液検査 ………………………………… 14
  4. 凝固検査 ………………………………… 16
  5. 臨床化学検査 …………………………… 18
  6. 免疫化学検査 …………………………… 21
  7. 免疫血清検査 …………………………… 23
  8. 緊急検査 ………………………………… 25
  9. 外注検査 ………………………………… 27
  10. 輸血検査 ……………………………… 27

第2章 概論Ⅱ ……………………… 山舘周恒　30

- A 物理化学量 ………………………………… 31
  1. 長さ ……………………………………… 31
  2. 質量 ……………………………………… 31
  3. 時間 ……………………………………… 31
  4. 電流 ……………………………………… 31
  5. 熱力学的温度 …………………………… 31
  6. 物質量 …………………………………… 31
  7. 光度 ……………………………………… 32
- B SI単位と慣用単位 ………………………… 32
- C 標準物質の役割 …………………………… 33
  1. 標準物質の用途 ………………………… 33
  2. 保存上の注意 …………………………… 34
- D 自動化機器の管理法 ……………………… 34
  1. 日常の保守管理 ………………………… 35
  2. 保守契約による機器メーカーのメンテナンス ………………………… 37
- E 外部精度管理への参加 …………………… 37
- F 基準範囲の取り扱い ……………………… 37
- G 検査情報システム ………………………… 38
  1. 病院情報システム（HIS） ……………… 38
  2. 臨床検査情報システム（LIS）・臨床検査自動化システム（LAS） ……… 39

III 検査機器　各論　機器の原理・構造と使い方

第1章 周辺器具・装置 ……………………… 41

- A 計量器具 ……………………… 下村弘治　42
  1. ガラス器具 ……………………………… 43
  2. メスピペット …………………………… 43
  3. ホールピペット ………………………… 44
  4. メスシリンダー ………………………… 44
  5. メスフラスコ …………………………… 44
  6. マイクロピペット ……………………… 44
  7. ガラス器具の取り扱い方 ……………… 45
  8. ガラス体積計の規格 …………………… 45
  9. ガラス体積計の校正 …………………… 46
  10. ガラス体積計の洗浄 ………………… 46

- B 天びん ……………………… 下村弘治 46
  - 1 質量 …………………………………… 46
  - 2 質量と重量 …………………………… 47
  - 3 天びんの種類 ………………………… 47
  - 4 計量に関する用語 …………………… 48
  - 5 主な天びん …………………………… 48
  - 6 電子式天びんの使用上の注意 ……… 51
- C 恒温装置 …………………… 下村弘治 52
  - 1 恒温水槽 ……………………………… 52
  - 2 ふ卵器 ………………………………… 54
  - 3 乾燥機 ………………………………… 55
- D 滅菌装置 …………………… 関口光夫 56
  - 1 乾熱滅菌器 …………………………… 56
  - 2 高圧蒸気滅菌器 ……………………… 56
- E 純水製造装置 ……………… 関口光夫 57
  - 1 蒸留法 ………………………………… 57
  - 2 脱イオン法 …………………………… 58
  - 3 逆浸透法 ……………………………… 59
  - 4 超純水製造装置 ……………………… 60
- F 温度計・湿度計 …………… 関口光夫 61
  - 1 棒状温度計 …………………………… 61
  - 2 棒状標準温度計 ……………………… 63
  - 3 サーミスタ温度計 …………………… 63
  - 4 基準温度計 …………………………… 64
  - 5 湿度計 ………………………………… 64
- G 冷蔵庫・冷凍庫 …………… 関口光夫 66
  - 1 冷蔵庫(薬品保冷庫) ………………… 67
  - 2 冷凍庫 ………………………………… 67
- H 顕微鏡 ……………………… 石津明洋 69
  - 1 光学顕微鏡 …………………………… 69
  - 2 電子顕微鏡 …………………………… 73
  - 3 ディジタル撮影装置 ………………… 74

第2章 前処理装置 ……………… 大久保滋夫 75

- A 遠心分離装置(遠心機) ………………… 75
- B 攪拌装置 ………………………………… 79
  - 1 マグネティックスターラー ………… 79
  - 2 試験管ミキサー ……………………… 80

第3章 分離分析装置 ……………… 森山隆則 82

- A 電気泳動装置 …………………………… 82
  - 1 電気泳動の目的 ……………………… 82
  - 2 電気泳動の原理 ……………………… 82
  - 3 セルロースアセテート膜電気泳動装置 … 83
  - 4 アガロース電気泳動装置 …………… 84
  - 5 ポリアクリルアミドゲル電気泳動装置 … 85
  - 6 キャピラリー電気泳動装置 ………… 86
  - 7 Micro total analysis system ………… 86
- B クロマトグラフィ ……………………… 86
  - 1 高速液体クロマトグラフィ ………… 86
  - 2 ガスクロマトグラフィ ……………… 88
  - 3 イムノクロマトグラフィ …………… 88

第4章 測光・電気化学装置
……………………………………… 関口光夫 91

- A 光度計 …………………………………… 92
  - 1 分光光度計 …………………………… 92
  - 2 分光蛍光光度計 ……………………… 95
  - 3 原子吸光光度計 ……………………… 97
  - 4 マイクロプレートリーダー ………… 98
- B 電気化学装置 …………………………… 100
  - 1 pHメーター ………………………… 100
  - 2 イオン選択電極装置 ………………… 102
  - 3 電量滴定装置 ………………………… 106
  - 4 酵素電極装置 ………………………… 106
  - 5 血液ガス測定装置 …………………… 108

第5章 測定装置 ………………… 大久保滋夫 111

- A 小型卓上測定装置 ……………………… 111
  - 1 ドライケミストリー法 ……………… 111
  - 2 SMBG機器 …………………………… 115
  - 3 POCT ………………………………… 118

第2部 検査管理総論

第1章 医療のなかでの臨床検査
　　　　　　　　　　　　　　松本祐之　122

- A 医療と臨床検査の変遷 …………………… 123
  1 医療の変化 …………………………… 123
  2 医療経済 ……………………………… 124
  3 医療対策 ……………………………… 126
- B 臨床検査の意義 ………………………… 128
  1 臨床検査の目的 ……………………… 128
  2 スクリーニング検査 ………………… 129
  3 検査診断の計画 ……………………… 129
  4 診断方針・予後 ……………………… 131

第2章 臨床検査管理の概念
　　　　　　　　　　　　　　松本祐之　132

- A 病院と検査部門の役割 ………………… 133
  1 病院の機能と組織 …………………… 133
  2 臨床検査部門の方向性と役割 ……… 136
- B 検査管理の定義 ………………………… 137
  1 検査室管理の方向性 ………………… 137
  2 ISO 15189と臨床検査室 …………… 138
- C 検査の倫理 ……………………………… 138
  1 患者・検体の確認 …………………… 138
  2 検査の倫理規定 ……………………… 139

第3章 検査部門の体制・業務
　　　　　　　　　　　　　　岡田　健　141

- A 検査体制と変遷 ………………………… 142
  1 中央化 ………………………………… 142
  2 システム化 …………………………… 143
  3 衛生検査所（検査センター） ……… 144
  4 サテライト化 ………………………… 144
  5 ポイント・オブ・ケア・テスティング
  　（POCT） …………………………… 144
  6 OTC検査 …………………………… 145
  7 在宅検査 ……………………………… 145
- B 検査部門の業務 ………………………… 145
  1 検体検査 ……………………………… 145
  2 生理検査 ……………………………… 146
  3 日常検査 ……………………………… 146
  4 診察前検査 …………………………… 146
  5 緊急検査 ……………………………… 147
  6 治験業務 ……………………………… 147
  7 チーム医療としての診療支援検査 … 147
  8 臨床検査情報の提供支援 …………… 149

第4章 検査部門の管理・運営
　　　　　　　　　　　　　　栢森裕三　150

- A 業務管理 ………………………………… 150
  1 検査部門の理念 ……………………… 150
  2 品質目標 ……………………………… 150
  3 検査マニュアル・標準作業手順書 … 151
  4 検査成績の管理 ……………………… 152
- B 人事管理 ………………………………… 152
  1 人員配置・ローテーション ………… 152
  2 教育・研修 …………………………… 153
  3 人事評価 ……………………………… 153
- C 検査機器管理 …………………………… 155
  1 機器の導入と計画 …………………… 155
  2 メンテナンス ………………………… 155
- D 物品管理 ………………………………… 155
  1 試薬 …………………………………… 155
  2 標準物質・管理試料 ………………… 157
  3 検査機材（器材） …………………… 157
  4 在庫管理 ……………………………… 157
- E 情報管理 ………………………………… 158
  1 個人情報保護 ………………………… 158
  2 個人情報保護に関する学会などの
  　ガイドラインなど ………………… 159
- F 財務管理 ………………………………… 160
  1 収入 …………………………………… 160
  2 支出 …………………………………… 160
  3 収支計算 ……………………………… 161
- G リスクマネジメント …………………… 161
  1 医療事故・医療過誤 ………………… 161
  2 インシデント ………………………… 161
  3 医療事故発生時の対処 ……………… 161
  4 医療事故防止対策 …………………… 162

    5 検査室におけるインシデント ……………… 162
    6 セイフティマネジメントへ ………………… 163
H 安全管理 ……………………………………………… 164
    1 検査室作業環境 …………………………………… 164
    2 電気 ……………………………………………………… 164
    3 医療ガス ……………………………………………… 164
    4 薬品 ……………………………………………………… 164
    5 感染性医療廃棄物 ……………………………… 165
    6 労働衛生管理 ……………………………………… 168
    7 災害対策 ……………………………………………… 169

第5章 検査の受付・報告
……………………………前田育宏・林　貞夫　171

A 検査受付 ……………………………………………… 171
    1 検査予約 ……………………………………………… 171
    2 検体照合 ……………………………………………… 172
    3 検体搬送 ……………………………………………… 173
B 検体の前処理と検査 …………………………… 174
    1 検体種別 ……………………………………………… 174
    2 検体処理 ……………………………………………… 174
    3 検査精度の管理 …………………………………… 175
C 検査結果の報告 …………………………………… 176
    1 報告の種類・方法 ……………………………… 176
    2 検査結果への付加情報 ……………………… 177
    3 結果の評価 ………………………………………… 177
    4 検体および検査データの保存と活用 … 178

第6章 検査の精度保証
………………………………池田勝義　180

A 概要 …………………………………………………… 181
    1 品質マネジメントシステム ………………… 181
    2 臨床検査室におけるQMSと標準化 …… 181
    3 ISO 15189による国際認定
       （品質と能力に関する特定要求事項）…… 181
B 臨床検査における測定法の標準化 ……… 183
    1 測定法標準化の考え方 ……………………… 183
    2 基準となる測定操作法 ……………………… 183
    3 標準物質 ……………………………………………… 184
    4 トレーサビリティ ……………………………… 185
C 検査法の信頼性評価と日常検査への
    適用 ……………………………………………………… 185
    1 バリデーションとは …………………………… 185
    2 検査法の基礎データの整理 ………………… 186
    3 バリデーションの内容 ……………………… 187
    4 校正の方法と頻度および確認方法 …… 190
    5 基準範囲と病態識別値（カットオフ値）
       およびパニック値，個体内変動値 ……… 190
    6 再検基準値および対応方法 ………………… 190
    7 測定可能な検体種，検体採取上の注意と
       取り扱い上の注意，測定までの
       保存方法 ……………………………………………… 190
D 誤差の許容限界 …………………………………… 191
E 精度管理法 …………………………………………… 191
    1 日常検査で主に使用する器具および
       機器の精度管理 …………………………………… 191
    2 試薬および管理検体などの管理 ………… 192
    3 管理試料を用いた日常内部精度管理 … 192
    4 患者集団データを用いた日常内部
       精度管理 ……………………………………………… 193
    5 技能試験（外部精度評価・地域精度管理）
       との連携 ……………………………………………… 194
    6 精確さの定期的判断と評価
       （主に臨床化学検査項目の場合）………… 194
    7 検体採取と検体取り扱い …………………… 194
    8 患者個別データに関する日常精度管理 …… 195
    9 検査過誤の管理 …………………………………… 195

第7章 検査情報の判断
………………山内一由　197

A 基準範囲 ……………………………………………… 198
    1 基準範囲の定義・目的 ……………………… 198
    2 基準範囲の求め方 ……………………………… 199
    3 検査値の読み方 ………………………………… 203
    4 個人・集団の基準範囲 ……………………… 204
    5 生理的変動 ………………………………………… 206
B 臨床検査性能評価 ……………………………… 208
    1 臨床的有用性の評価 …………………………… 209
    2 カットオフ値 ……………………………………… 210
    3 ROC曲線（ROC分析）……………………… 211
    4 尤度比 ………………………………………………… 213
    5 その他の臨床的判断基準 …………………… 213

第8章 検査の活用
………………菊池春人　215

A 予防医学 ……………………………………………… 215

1	健診（健康診断，健康診査）	216
2	検診	216
3	健診・検診と臨床検査	216

B 臨床医学 ……………………………………… 217
 1 患者診療の流れと検査 …………………… 217
 2 検査依頼書 ………………………………… 218
 3 報告書 ……………………………………… 219
 4 異常値・パニック値 ……………………… 219
 5 付加価値情報 ……………………………… 220
 6 コンサルテーション ……………………… 221
 7 検査のためのインフォームド・コンセント
  ……………………………………………… 221

第9章 臨床検査技師の生涯教育
………………………………横田浩充 223

A 卒後教育 ……………………………………… 223
 1 自己研鑽 …………………………………… 223
 2 コミュニケーションスキル ……………… 224
 3 学会発表・研究 …………………………… 224
 4 プレゼンテーションスキル ……………… 225
 5 院内教育 …………………………………… 226
 6 院外教育
  （講習会，研修会などへの参加）………… 226

B 認定資格 ……………………………………… 226
 1 取得できる資格 …………………………… 226
 2 学位（学士・修士・博士）の取得 ………… 229

和文索引 …………………………………………… 231
欧文索引 …………………………………………… 237

第1部
検査機器総論

I 検査機器　総説

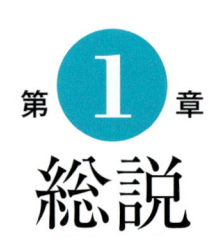

第1章 総説

学習のポイント

1. 現在の臨床検査は，検体搬送システムによる検体処理と，臨床化学検査，血液検査，凝固検査，免疫検査，一般検査，輸血検査などの測定が自動化している．
2. 検体検査の作業工程は，①検体受付・仕分け，②前処理，③測定，④測定値の確認・報告，⑤精度管理，⑥検体管理，⑦保守点検に大別される．検査室では検体搬送システム，自動分析装置および検査情報システムを利用して日常検査が実施される．
3. 臨床化学検査の自動分析装置には，①二波長測光，②血清情報測定，③異常反応検出，④検体前希釈，⑤攪拌の超音波化，⑥詰まり検知，⑦キャリーオーバーの軽減化などの特徴を有する．
4. 日常業務では標準作業手順書(standard operation procedure；SOP)を作成し，精度管理を実施して，記録類を保管しておくことが重要である．

本章を理解するためのキーワード

❶ **検査所要時間(turn around time；TAT)**
検査依頼受付から測定結果報告までに要する時間．

❷ **自動分析装置**
試料採取，試薬分注，攪拌，加温，吸光度測定および洗浄などの一連の分析操作をコンパクトに自動化した装置．

❸ **検査情報システム(laboratory information system；LIS)**
臨床検査部門での固有の情報処理システムで，自動分析装置や端末が接続されて検査依頼受付，検査依頼情報準備，検査結果の取り込み，報告送信，検査結果保存，検索処理，統計処理を行う．また，病院内の他情報システムともネットワーク化され各種の情報管理を行う．

❹ **検体搬送システム**
試料の採取以降，一連の作業をベルトコンベアによる検体搬送をしながら自動的に前処理をして，測定を経て，後処理および検体保存までの工程を自動化して行うシステム．

❺ **ディスクリート方式**
測定操作での試料採取，試薬添加，加温，攪拌，吸光度測定，洗浄および計算の一連作業をコンパクトに機械化した測定方式．

　臨床検査のこれまでの躍進は，検査依頼件数の増加とそれに対応した検査機器の開発，特異性のある測定方法の開発，それらの報告値をまとめるコンピュータシステムの構築，さらに1980年代以降は検体搬送システムが導入され，すべての処理が自動化されてきたことに支えられている．

　臨床検査の依頼件数，依頼項目数，さらに診察

前検査の増加，これらに反しての人員の削減に対応するために，採血以降の検体搬送システムによる全自動の前処理，大型の自動分析装置による臨床化学検査，血液検査，凝固検査，免疫検査，一般検査などの自動化，検体の自動収納管理など，処理と測定の完全自動化が完成しつつある．

遺伝子，染色体検査の機器については，本シリーズ別巻の『遺伝子検査学』を参照されたい．

A 用手法検査から自動化機器での検査

臨床検査は1950年代前半，すべての工程が手作業による用手法検査であった．多くの検査は定性的あるいは半定量的な検査であり，その検査結果から臨床医は病気であることを確認するだけで，その病気の程度を把握できるものではなかった．病気の罹患の程度を把握，また，治療による効果を検証するためには，定量的な検査結果が必要であり，そのために精密な計測機器が検査室に導入された．さらに1970年代には各計測機器が組み合わされてサンプリングから測定・報告まで自動で処理する自動分析装置が臨床化学検査に適用され，その後，検体検査全般で汎用されるようになった．

1970年に(株)日立製作所から，用手法検査をそのまま微量化したディスクリート方式の装置が開発された．その後，数社からディスクリート方式を中心とした装置が開発され，現在では，小型自動分析装置（→ p.19：図29），中型自動分析装置（→ p.18：図27, 28），さらに大型自動分析装置（→ p.18：図25, 26）まで，多種の装置が開発され広く利用されている．1978年に液体試薬を使用しないドライケミストリー法が米国のイーストマン・コダック社で，1980年には国内でも富士フイルム(株)で開発され，現在では臨床検査領域に限らず広く利用されている．

血液検査では，自動血球分析装置が1956年にWH Coulterにより電気抵抗方式を原理として開発された．現在では電気抵抗方式とフローサイトメトリー方式を原理とする検出方式の装置が，数社から多種（→ p.14：図15, p.26：図47）販売されている．

凝固検査では1950年代にBBL Microbiology Systemsから半自動測定装置が販売された．1980年代には試料の分注，試薬の添加および凝固時間の測定までの自動化が可能な装置が開発され，多数の検体の迅速処理が可能になった．さらに1990年代には機能が向上し，ラテックス凝集反応や酵素免疫測定法（enzyme immunoassay；EIA）による免疫学的測定法や発色合成基質法などを用いての自動測定が可能になった．

現在では1台の自動凝固分析装置で，凝固時間法に追加して，免疫測定法，合成基質法および凝集法を用いて，多くの項目の測定ができる装置（→ p.16：図20）が販売されている．

免疫検査では腫瘍マーカー，各種ホルモン，感染症の抗原抗体，自己抗体，さらに受容体を対象とした測定が免疫測定法（immunoassay）を原理とし，non-RI化の流れにしたがってEIA法が主流となって構築されてきた．現在，各種の特異的な方法を専用の装置（→ p.21：図34, 35）に搭載して測定が実施されている．

一般検査では，尿検査の自動化装置が1972年に京都第一科学〔当時．現アークレイ マーケティング(株)〕から半自動型尿分析装置として販売された．この装置では試験紙法にてpH，蛋白，ブドウ糖，潜血，ケトン体，ビリルビンの6項目が測定された．全自動型は国内では1977年にエームス〔当時．現シーメンスメディカルソリューションズ・ダイアグノスティックス(株)〕により全自動尿自動分析装置が発売された．全自動型（→ p.13：図8, 9, 10）は尿のサンプリングから測定，結果の出力までのすべてを自動で行う．

輸血検査は1980年代にオリンパス(株)が特殊なマイクロプレートで凝集像を作成して判定する装置を試作した．その後，1998年にオーソ・クリニカル・ダイアグノスティック(株)から，また，2001年にオリンパス(株)〔当時．現バイオ・ラッド ラボラトリーズ(株)〕からカラム凝集法にて試料の分注から結果の判定までを自動で行う装置が開発された．現在では半自動型（→ p.28：図

54)と完全な全自動型検査装置（→ p.28：図52, 53）が販売されている．

採血部門では採血管準備装置（→ p.11：図3）が1990年代に開発製造された．これは必要な採血管にバーコードラベルを発行し，貼り付けて，専用のトレイに収納して採血者に供給する装置である．現在では外来採血室のみの利用でなく，入院患者に使用する採血管を検査依頼に応じて患者単位に袋詰め（→ p.11：図4）して病棟へ配布することにも利用されている．

B 自動化機器による検体検査

1. 検査の作業工程

検体検査の作業工程（図1）を示す．一連の作業工程は，①検体受付・仕分け，②前処理，③測定，④測定値の確認・報告，⑤精度管理，⑥検体管理，⑦保守点検に大別される．

現在，大規模な検査室では①，②，⑥は検体搬送システム，③は自動分析装置，④と⑤は検査情報システム（laboratory information system；LIS）を用いて日常検査を実施している．人員もそれぞれに分かれて業務を実施している．

以下，検体検査の中心を占める臨床化学検査の自動分析装置について記述する．

2. 自動分析装置の開発の歴史

自動分析装置の歴史は1955年にアメリカ，クリーブランドの病院で働く検査技師が自動分析装置を開発して尿素窒素と血糖を測定したことに始まる．1970年代に，国内でも（株）日立製作所から400形自動分析装置（図2）が発売された．400形は同時測定項目6項目，60件/時の処理能力を有し，延べ178台出荷された．このころより，依頼検体数，項目数の増加に伴い，大きな病院では自動分析装置の導入が普及してきた．1974年にマイクロコンピュータを搭載し，同時測定項目15～17項目で，120件/時の処理が可能な日立

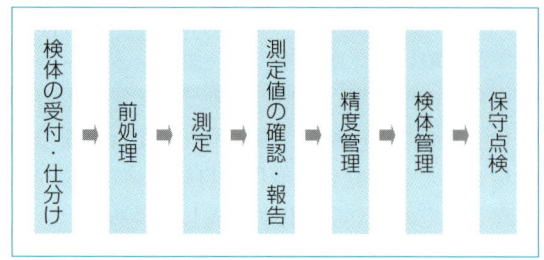

図1　検体検査の作業工程

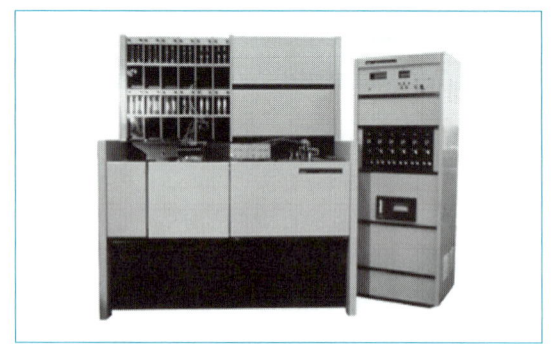

図2　日立400形自動分析装置
〔（株）日立製作所　現（株）日立ハイテクノロジーズ〕

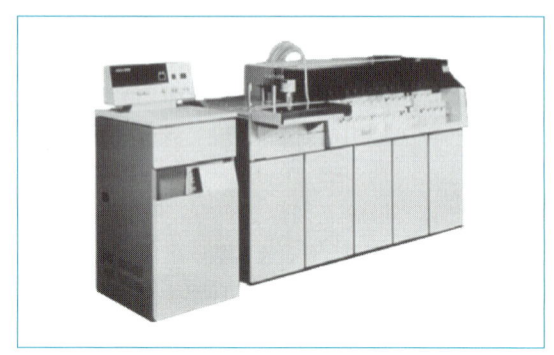

図3　日立716形自動分析装置
〔（株）日立製作所　現（株）日立ハイテクノロジーズ〕

716形自動分析装置（図3）が販売され，反応液量も1.25 mL程度まで少量化した．小型の自動分析装置として1980年に販売された日立705形（図4）は試薬分注にピペッティング方式を採用して，20秒に1回の連続的な測光を可能にし，従来の自動分析装置とは異なり，自分たちで測定のアプリケーションを変えることが可能になった．この分析装置の出荷台数は3,000台を超えた．この方式を採用した日立736（図5）は処理能力に応じて，

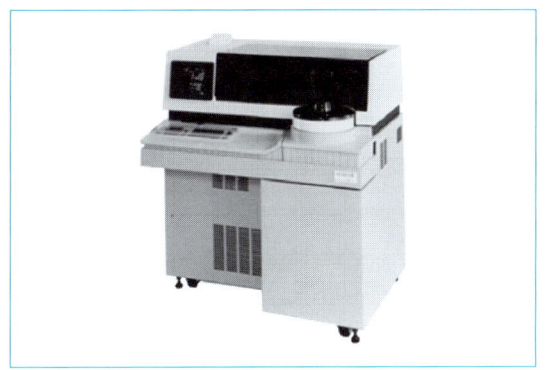

図4 日立705形自動分析装置
〔(株)日立製作所 現(株)日立ハイテクノロジーズ〕

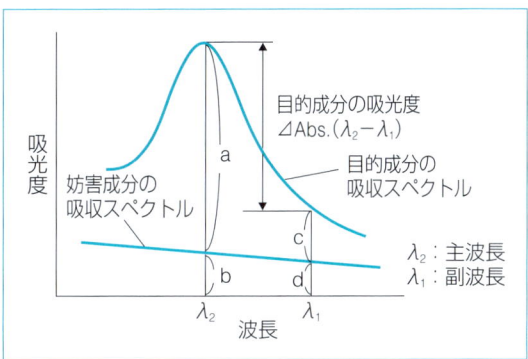

図6 二波長測光
$\Delta Abs.=\lambda_2-\lambda_1=(a+b)-(c+d)$
ここで，b=dなら，$\Delta Abs.=a-c$で，妨害成分が除去される．

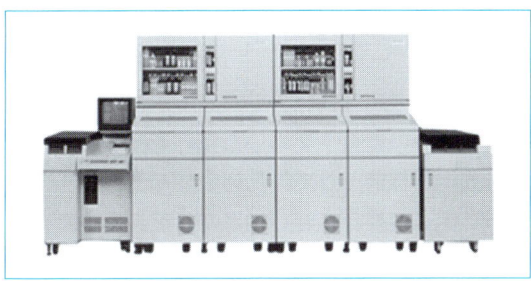

図5 日立736形自動分析装置
〔(株)日立製作所 現(株)日立ハイテクノロジーズ〕

分析部分にユニット方式を採用し，736-40，-50，-60のタイプを有して，大型の分析装置としては1,200台を超える出荷台数になった．

現在，国内の自動分析装置メーカーで製造されている分析装置は，試薬分注がピペッティング方式で，反応容器は測光セルを兼ねて連続測光ができるタイプがほとんどである．分析部分にユニット方式を用い，大型の自動分析装置では分析部分のユニットを複数組み合わせることで，高速処理が可能な自動分析装置を組み立てている．

3. 自動分析装置の特徴

現在，自動分析装置にはメーカーごとに次のような性能を有するものが販売されている．

①二波長測光の実施

測光時に光度計で2つの波長（たとえばNADH系では340 mmと415 nmの波長）の吸光度を求め，その差で演算を行う．これにより測定セル内の濁り，気泡，傷による影響を小さくできる（図6）．

②血清情報の測定

測光に可視部域の波長を用いない検査項目にて溶血，黄疸，白濁（乳び）などの色調の情報を検体ごとに測定して，検査結果と合わせて報告することができる．目視による判断のばらつきや，確認もれがなく検体の情報として重要である（図7）．

③酵素活性での高値検体や免疫検査項目での異常反応の検出

酵素活性測定での高値検体において，基質が不足して下限の吸光度を下回った場合に測定エラーとして知らせる機能や，免疫検査の反応などで，第二試薬の添加で吸光度が第一試薬の吸光度から大きく変化した場合でも，反応限界吸光度チェック機構が働いて測定エラーが発生し，誤った測定値の報告を回避する機能が搭載されている（図8）．

④検体試料の前希釈機能

測定装置内で試料を前処理液にて希釈する．これにより試料の量が少なくても多くの検査項目の測定が可能で，試料量を節約できる（図9）．

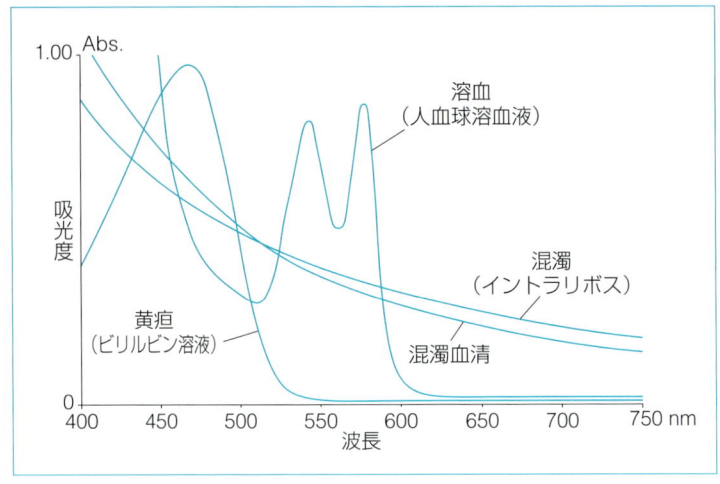

図7 血清情報の測定〔(株)日立ハイテクノロジーズ〕

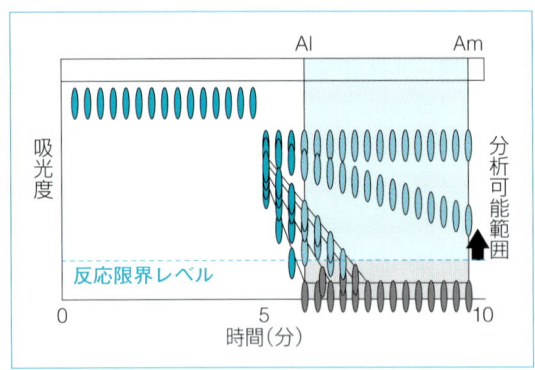

図8 反応限界吸光度チェック機構(減少反応の場合)
〔(株)日立ハイテクノロジーズ〕

⑤撹拌機能の超音波化

従来からの撹拌子を用いた撹拌方式から,非接触方式撹拌機能として,反応液に超音波を当てて試料と試薬の撹拌を行うことが可能になった.これにより撹拌子による反応液間の汚染,希釈が回避される(図10).

⑥試料プローブの詰まり検知機能

試料プローブでの吸引時に圧力の変動をMTS (Maharanobis Taguchi System)で判別し,M蛋白などで固まった試料による試料プローブの詰まりなどの吸引異常を検出する(図11).

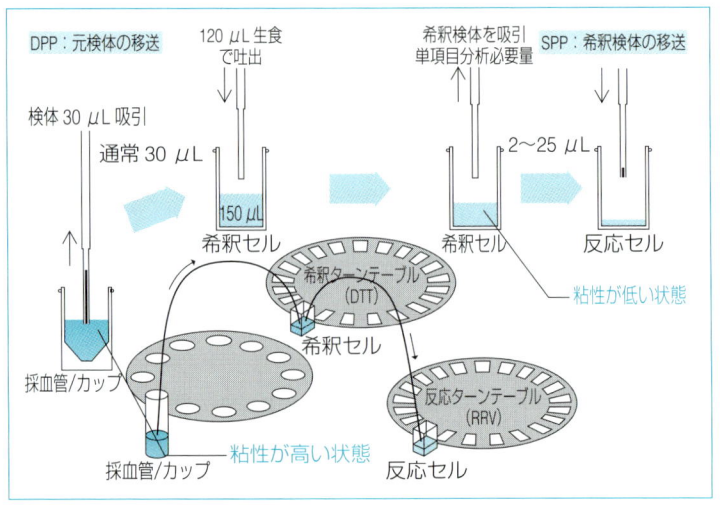

図9 検体試料の前希釈機能

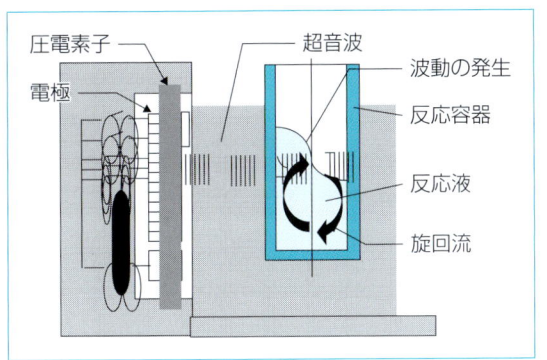

図10 撹拌機能の超音波化

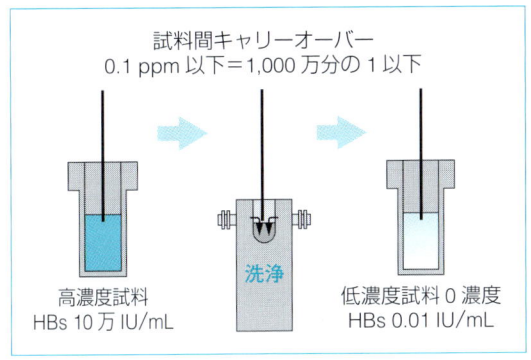

図12 キャリーオーバーの低減化
〔東芝メディカル(株)〕

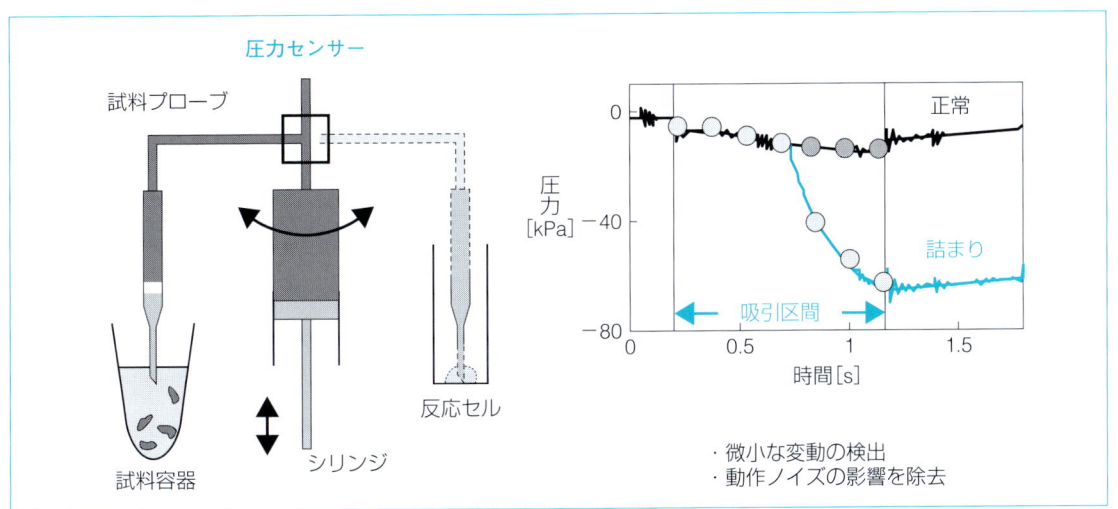

図11 試料プローブ詰まり検知機能

⑦キャリーオーバーの低減化

試料プローブの洗浄能力を強化することにより,試料間のキャリーオーバーを0.1 ppm以下に低減することが可能になった(図12).

4. 検体搬送システムの導入

検体搬送システムは1980年代に,新設された高知医科大学(現高知大学医学部)の病院検査室で働く現場の検査技師によって,検査室の人員不足をカバーすることを目的として,ベルトコンベア方式による検体搬送が考案・試作された.これは従来の検体検査での採血後の検体受付,さらに臨床化学検査では,遠心分離,分注用試験管の用意,試料の分注,自動分析装置への移送,測定(再検査・再測定),検体保存などの一連の作業(図13)をほぼ自動で人手を介さずに実施できる.この搬送システムの導入にはいくつかのメリット(表1)がある.

現在,自動分析装置と検体搬送システムを組み合わせた統合的な検体検査システムが大規模病院や大量の検体処理を扱う検査センターに導入されている(図14,15).

現在の検体搬送システムは,5本の検体が架設できるラックタイプ(図16)と1本ごとに搬送されるホルダータイプ(図17)に大別される.ラッ

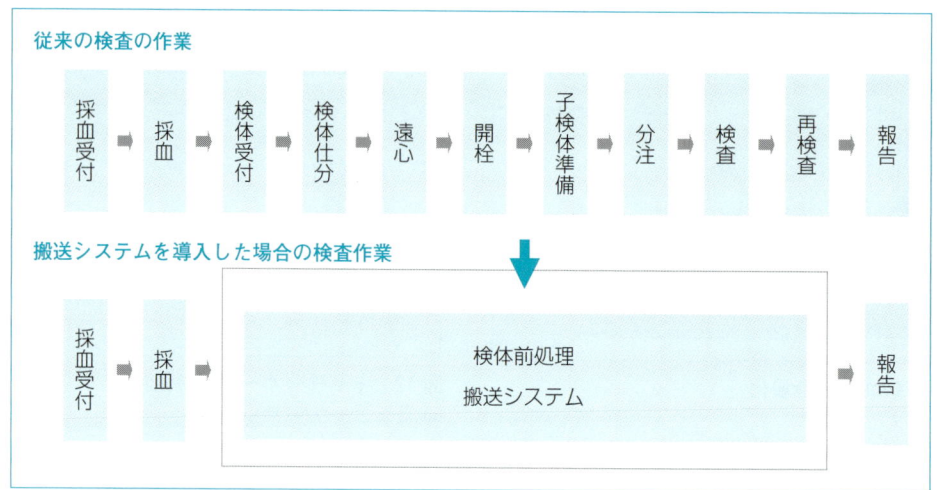

図13 一連の作業の比較〔(株)アイディエスの資料を改変〕

表1 検体搬送システムの導入メリット

1. 作業工程の手順化
2. 検査データの精度向上
3. 自動化による感染防止
4. 人為的ミスの防止
5. ノンコンタミネーション
6. 省スペース化
7. 制御コンピュータによる集中管理

〔(株)アイディエスの資料を改変〕

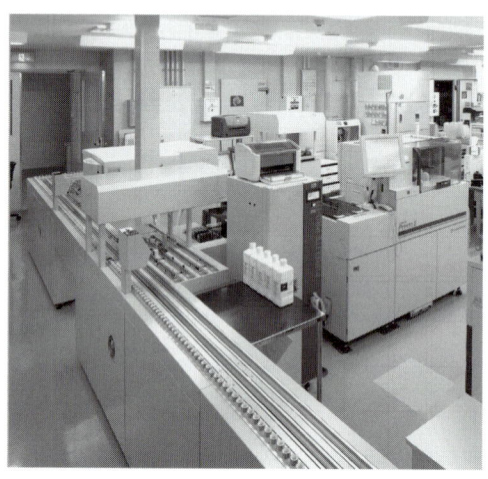

図15 検体搬送システム導入例2
〔東京大学医学部附属病院 検査部〕

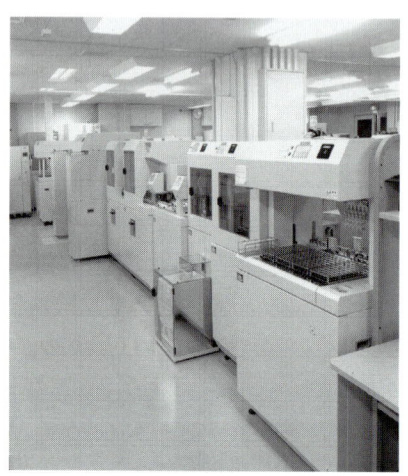

図14 検体搬送システム導入例1
〔東京大学医学部附属病院 検査部〕

クタイプは5本ずつまとめて,大量の検体の処理が可能であり,サンプルカップを用いて測定できる.しかし,検体種別の仕分けができず,ラックの移動に人手を介し,また,検体ごとのバーコードの読み取り方向が限られる.一方,ホルダータイプは1検体ごとの処理となり,検体が多くなると渋滞を引き起こす.しかし,検体種別の仕分けができ,ホルダーは自動的に回収(ループ)され,バーコードも自動読み取りが可能である.このようにラックタイプとホルダータイプはメリットとデメリットが相反する関係にある.

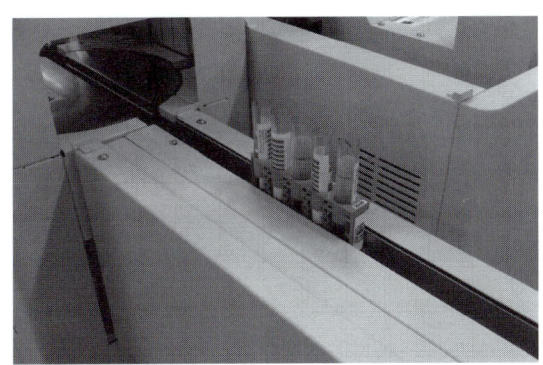

図16 ラックタイプ〔(株)日立ハイテクノロジーズ〕

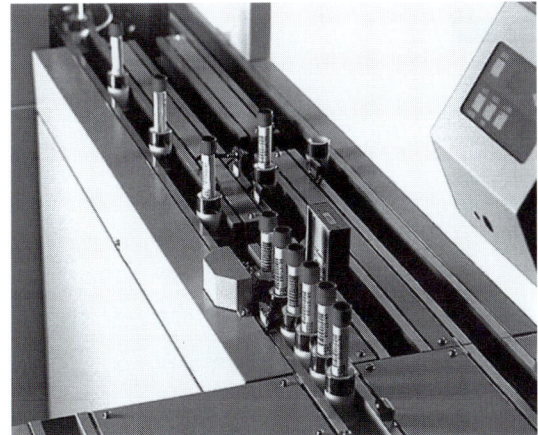

図17 ホルダータイプ〔(株)アイディエス〕

C 自動化機器と検体搬送システムの取り扱いの注意点と心構え

検体処理作業のすべてを自動化して行う検体搬送システムにはいくつものメリットがある．しかし，導入にあたっては，機材を置くスペースの確保，さらに導入・維持費用および稼働させるための光熱費などが発生することなども念頭におき，自施設に必要な事項をよく整理して検討する．

自動分析装置と検体搬送システムを安定稼働させることで，同一の時間処理，同一の精度で検査結果を迅速に診療に返却できる．これは，検査結果を利用する者と検査部門との間の信頼関係につながる．この信頼関係を維持するには自動分析装置と検体搬送システムの安定した稼動が求められる．そのため日常の保守点検が大事である．保守点検には日常の定期点検で検査技師が実施する簡単な内容から，年単位でサービスマンに依頼して，費用の発生する大がかりな内容まである．いずれもおろそかにせず確実な実施が求められる．

最近の自動分析装置は装置内部の様子がブラックボックス化して理解しにくく，動きはコンピュータ制御され，個々の反応がわかりにくい．自動分析装置からの検査結果は常に正しいとは限らない．自動分析析装置の異常な状態を的確に発見するには，日常の良好な稼働状態をよく観察して，正常な状態を把握しておく．いずれにしても自動分析装置と検体搬送システムを運用する検査技師には，個人の技術能力はもとより幅広い判断能力が求められる．

自動化が進み，"生(なま)"の検体に触れる機会や反応の様子を観察する機会が少なくなる．この結果，検体のわずかな性状や反応の変化を見逃したり，新たな発見から遠ざかることになりかねないため，観察力と探求心をもち続けることが重要である．

検査は実施する検査技師の力量によって結果が異なってはならない．自動分析装置と検体搬送システムを稼働させる場合においても同様である．そのためスタッフの力量を同じレベルに保つための研修と教育が重要である．さらに日常業務については標準作業手順書(standard operating procedure；SOP)を作成しておく．また，検査結果の信頼性を確保するために精度管理(内部精度管理，外部精度管理)を確実に実施し，記録類を保管しておくことが重要である．

参考文献
1) 常名政弘・他：ISO 15189 標準作業手順書．検査と技術 36：62-67, 2008
   ※ ISO 15189 認定で利用できる標準作業手順書の書き方に関して，SOPの効能，構成および作成後の取り扱いを解説している

II 検査機器 概論

第1章 概論 I

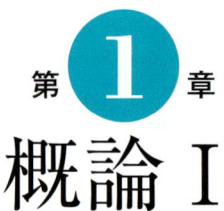

学習のポイント

❶ 臨床検査の各領域で専用の自動化機器が開発された．
❷ 自動化機器はそれぞれ，固有の原理と特徴を有している．
❸ 自動化機器は利便性を有するが，正確な測定結果を得るには正しい取り扱いが必要である．

本章を理解するためのキーワード

❶ 採血管準備装置
上位システムからの患者ごとの採血情報に従って，必要な採血管にバーコードラベルを発行・貼り付けて，専用トレイに収納して採血者に供給する装置．

❷ 尿自動分析装置
尿をサンプリングして試験紙法にて測定，結果の出力を行う自動化機器．

❸ 自動血球分析装置（自動血球計数装置）
全血（漿）検体を吸引して赤血球，白血球とその5分類，血小板および網状赤血球を測定する自動化機器で，測定原理には電気抵抗方式とフローサイトメトリー法を利用している．

❹ イオン選択電極法
特定のイオンに選択的に感応する電極を用い，電解質項目の測定に利用される測定機器で，非希釈法と希釈法がある．

❺ 酵素免疫測定法（enzyme immunoassay；EIA）
抗原あるいは抗体に酵素を標識して，抗原抗体反応を標識酵素による反応にて検出し，目的の成分を定量する方法である．B/F分離を必要とする不均一（ヘテロジニアス）な測定法とB/F分離を必要としない均一（ホモジニアス）な測定法がある．

❻ 検体前処理装置
検体を各検査専用の試験管に受付番号を印字し，決められた試料量を正確に分注する作業を行う装置．

A 検体検査：自動化の構築

1. 採血室

　検体検査は「採血から結果報告まで」を担当する業務である．したがって採血室は検査部の"顔"にあたる重要な部門（図1）である．最近は診療報酬に，外来患者の検査結果の迅速な報告に対して，外来迅速検体検査加算が算定されたことで，採血室での患者待ち時間の短縮や，安全な採血を目指して，多くの病院が採血業務の見直しと工夫を行っている．

　採血室で用いられる機器の代表的なものは採血

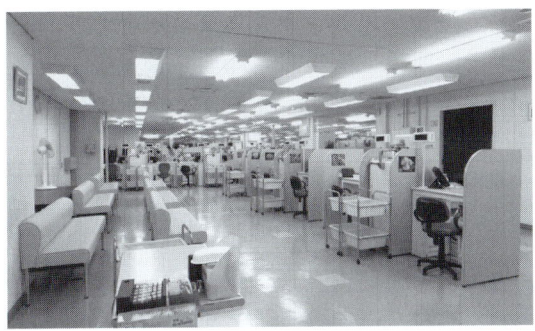

図1 採血室の様子
外来患者数が1日平均3,000人を超える東京大学医学部附属病院

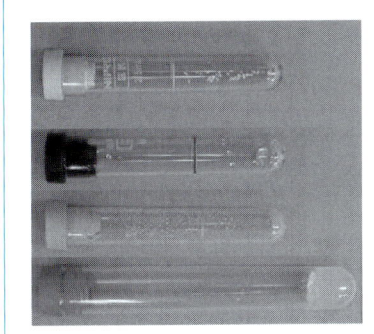

図2 採血管の種類

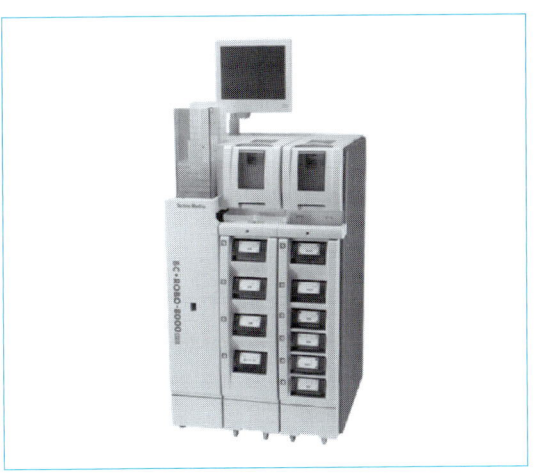

図3 採血管準備装置
〔BC-ROBO-8000 (株)テクノメディカ〕

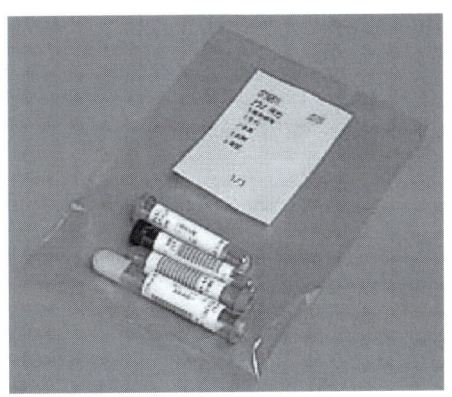

図4 袋詰めされた採血管

管準備装置である．現在，数社から多機能で多種類の採血管に対応した装置が開発され，施設の要求に合わせた装置が導入され使用されている．

a. 採血管準備装置

採血管準備装置は，臨床医が依頼した採血情報を情報系の上位システムである病院情報システム（hospital information system；HIS）や検査情報システム（laboratory information system；LIS）から受け取り，必要な採血管（図2）にバーコードラベルを発行・貼付し，専用のトレイに収納し採血者に供給する装置である（図3）．このような装置は1990年代に開発製造された．その背景に病院内での採血室の中央化，患者数の増加，採血ラベルの貼付ミスの防止，HISやLISの導入，分析装置のバーコード対応がある．

・検査室での利用

病院によっては，採血管準備装置は採血室での外来患者に対しての利用のみでなく，入院患者が翌日以降に使用する採血管を，患者ごとに袋詰めして病棟に送る業務にも利用されている（図4）．これは病棟での医師や看護師の採血関連業務の軽減と，採血時の患者間違いや使用する採血管種の間違いの防止に貢献している．

・使用上の注意

採血管準備装置はすべての採血管に自動でラベルを貼り付けることはできない．手貼りする本数が少なくなるように採血管の種類を選択する．また，故障時の対応，切り替え方法や患者への説明と誘導方法などのマニュアル化が必要である．さらに採血管の有効期限の確認のほか，始業前の動

作確認と保守点検の実施が必要である．

2. 一般検査

　一般検査室は血液以外の検体を扱い，尿の定性・定量検査，髄液検査，便潜血検査，体腔液検査，および精液検査を実施している．これらのなかでも尿試験紙を用いる尿定性検査は，大病院から診療所での臨床検査，あるいは学校健診や健診センターでの予防医学など，多くの医療・保健衛生の場所で実施されている検査である．検査は検査技師以外にも医師，看護師により実施され，身体の状態をまず把握するスクリーニング検査として行われている．

a. 尿試験紙

　現在使用されている試験紙は複数の項目が同時に測定可能な多項目試験紙(図5)である．白血球，亜硝酸塩，ウロビリノーゲン，蛋白質，pH，潜血，比重，ケトン体，ビリルビン，ブドウ糖，クレアチニン，アルブミンの合計12項目が測定可能である．

　尿定性検査の基本は尿に試験紙を浸し，ただちに取り出し，試験紙の色の変化を目視判定にて実施する．簡便な方法であるが，試験紙の浸し方，余剰な尿の拭き取り方，判定までの時間や，環境条件(照度)による色調の判読のバラツキ，個人の主観などを原因として，検査技師による測定であっても手技での誤差が生じることがある．

b. 尿自動分析装置

　尿検査の自動化は国内では1972年に京都第一科学〔当時．現アークレイマーケティング(株)〕から半自動型尿分析装置が販売されたのに始まる．このとき，試験紙法にてpH，蛋白質，ブドウ糖，潜血，ケトン体，ビリルビンの6項目が測定された．半自動型は人が尿に浸した試験紙を分析装置にセットすると，試験紙の判定と結果の印字・出力について自動で行うタイプで，処理能力は劣るが，測定者の違いによる判定でのバラツキがなく，操作や保守点検が簡便で，小型で安価であるため，現在では大規模病院の緊急検査室，小さな診療所などで使用されている(図6，7)．

　全自動型は国内では1977年にエームス〔当時．現シーメンスメディカルソリューションズ・ダイアグノスティックス(株)〕により全自動型尿分析装置が発売された．全自動型は尿のサンプリングから測定，結果の出力まですべて自動で行うタイプである．尿のサンプリングはピペッティング方式で一定量を試験紙面に点着させるため，少量の尿検体での検査が可能である．しかし，血尿などでの色調が強い尿ではピペッティング方式でのコ

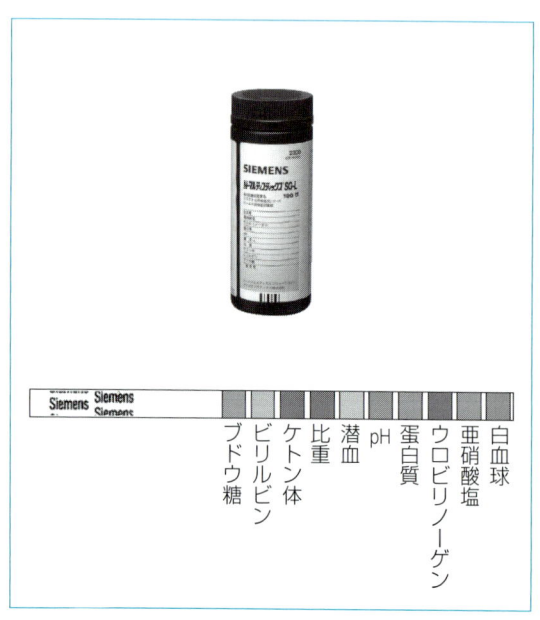

図5　多項目試験紙〔N-マルチスティックSG-L　シーメンスヘルスケア・ダイアグノスティクス(株)〕

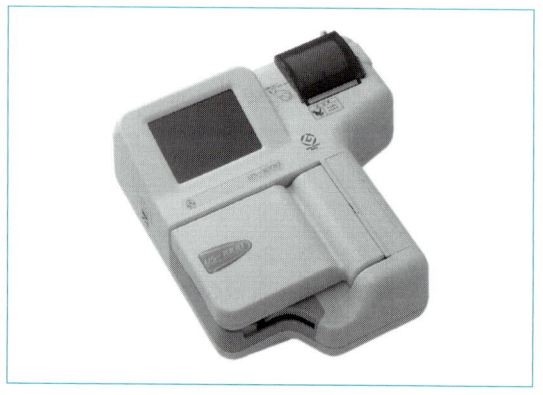

図6　半自動型尿分析装置〔US-1000　栄研化学(株)〕

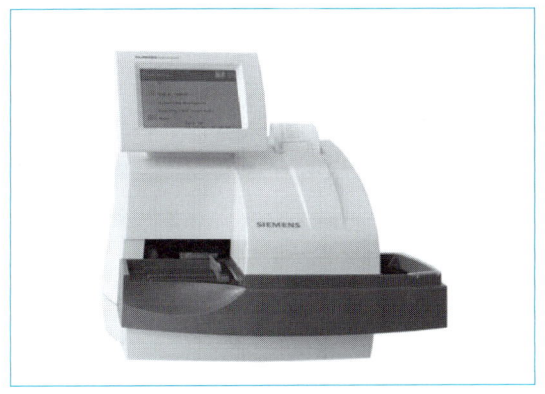

図7 半自動型尿分析装置
〔クリニテックアドバンタス　シーメンスヘルスケア・ダイアグノスティクス（株）〕

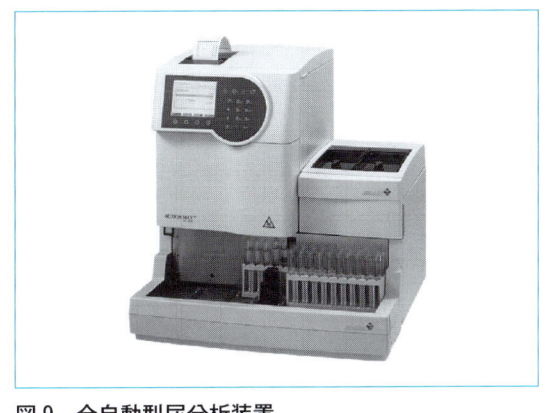

図9 全自動型尿分析装置
〔AX4030　アークレイマーケティング（株）〕

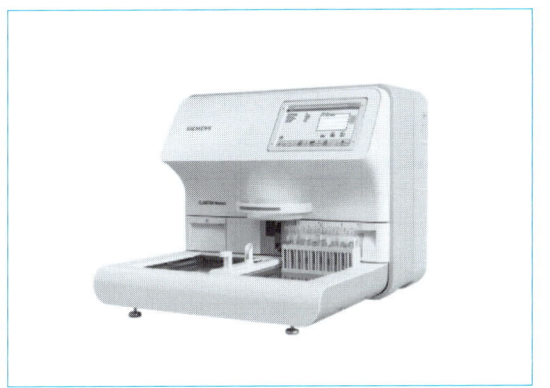

図8 全自動型尿分析装置〔クリニテック　ノーバス　シーメンスヘルスケア・ダイアグノスティクス（株）〕

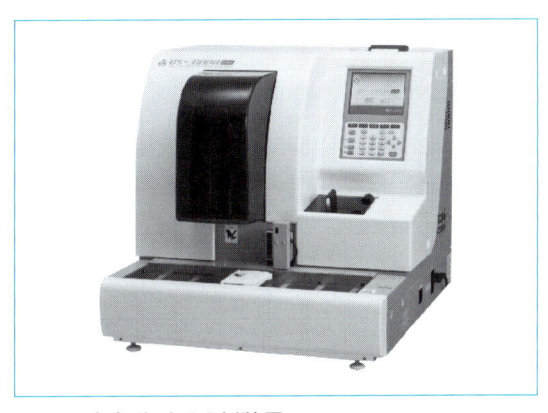

図10 全自動型尿分析装置
〔US-3100Rplus　栄研化学（株）〕

ンタミネーションがみられ，装置ごとに洗浄方法を工夫してその影響を除いている．全自動型は大病院で多数検体の処理に使用されている（図8，9，10）．

c．測定原理

半自動型も全自動型も多くの分析装置では試験紙の判定が二波長反射測光法（図11）にて行われている．これは光源部から一定量の光が試験紙に向かって照射され，この光は試験紙の呈色に応じて光量が吸収され，残った光が反射されて干渉フィルターを通過して受光部にて検出されることを原理としている．多くの測定装置はこの二波長反射測光法が用いられている．また，一部においてはキセノンフラッシュランプを光源に用い，受

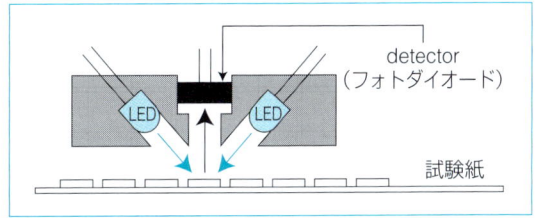

図11 二波長反射測光法
〔アークレイマーケティング（株）〕

光部にカラーCCDセンサーを使用して，試験紙の呈色をレンズユニット経由で画像入力し，呈色を赤，緑，青の3色の色調データで演算しデジタル画像で解析表示する方式（図12，13，14）を原理とする装置もみられる．この方式では二波長反射測光法では鑑別が不可能であったヘモグロビンと

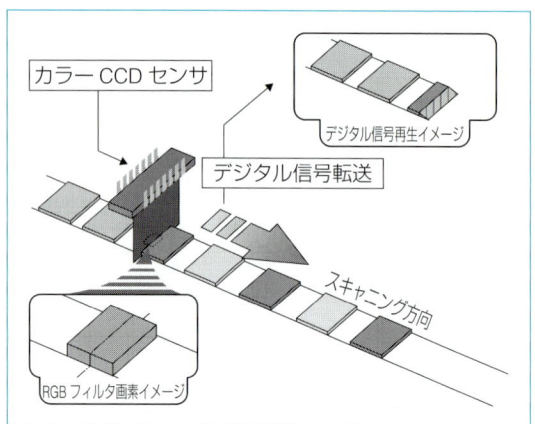

図12　カラーCCDセンサーによる測定1
〔US-3100Rplus　栄研化学(株)〕

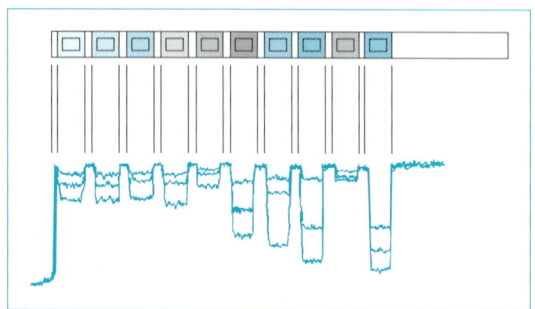

図13　カラーCCDセンサーによる測定2
〔US-3100Rplus　栄研化学(株)〕

赤血球の鑑別判定も可能になっている.

d. 測定上の注意

試験紙法ではアスコルビン酸により潜血,ブドウ糖,亜硝酸塩の項目について偽陰性となる.また,服用する薬剤によっても異常な発色を呈する場合があり,これらについては偽陽性と判定される場合があることから注意が必要である.

3. 血液検査

自動血球分析装置(自動血球計数装置)は1956年にWH Coulterによりコールター理論(電気抵抗方式)が発表され,これを原理として装置が開発されたことに始まる.現在の自動血球分析装置は電気抵抗方式とフローサイトメトリー方式を原

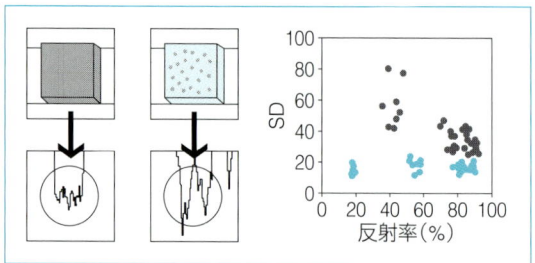

図14　カラーCCDセンサーによる測定3
〔US-3100Rplus　栄研化学(株)〕

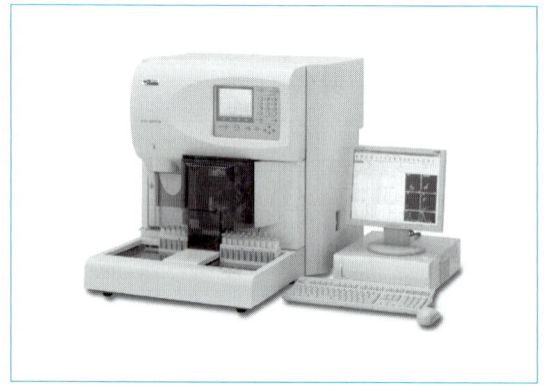

図15　自動血球分析装置
〔XE-5000　シスメックス(株)〕

理とする検出方式に大別される.日常検査用の装置(図15)は一度の吸引で,血球数,ヘマトクリット値,ヘモグロビン濃度,MCV(平均赤血球容積),MCH(平均血球ヘモグロビン量),MCHC(平均赤血球ヘモグロビン濃度)さらに白血球分画の5分類まで測定が可能になっている.

a. 測定原理
1) 電気抵抗方式

粒子の体積と数とを同時に測定し,基本理論はオームの法則に基づいている.実際には電解質溶液に浮遊した血球がアパーチャー(細孔)を通り抜ける際にアパーチャーでの電気伝導度が絶縁体である血球が通過することで変化することを利用したものである(図16).電気抵抗のパルスの大きさは血球の体積に比例し,発生したパルスの数は血球の数に比例することで求める.赤血球と血小板は体積の差から測定できるが,白血球は他の血球と比べて数が少ないため希釈しただけでは精度

よく測定することができない．したがって，界面活性剤などの溶血剤を使用して赤血球を除去した後に計測を行っている（図17）．さらに白血球数を算定するだけでなく，体積の差，界面活性剤による縮小の程度の差を利用して5種類（好中球，好酸球，好塩基球，リンパ球，単球）に分類している（図18）．

2) フローサイトメトリー法

フローセルに蛍光色素で染色した血球を1個ずつ1列に流し，半導体レーザー光を照射することにより，個々の血球の前方散乱光強度（血球の大きさの情報），側方散乱光強度（顆粒の有無など血球の内容成分に関する情報），側方蛍光強度（血球の核酸量など）を同時に検出する方法である（図19）．フローサイトメトリー法を応用した測定により，血球の特性を簡便かつ迅速に得ることができ，特に白血球の5分類と網状血球の計測が可能となった．

最近では1つの項目を電気抵抗方式とフローサイトメトリー法の2法で計測して，計測の精度を向上させている自動血球分析装置も開発・販売されている．

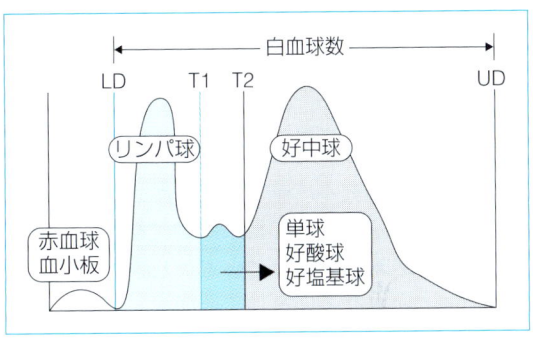

図18　電気抵抗方式による白血球の3分類
LD；lower discriminator, T1；trough discriminator 1, T2；trough discriminator 2, UD；upper discriminator
〔シスメックス（株）〕

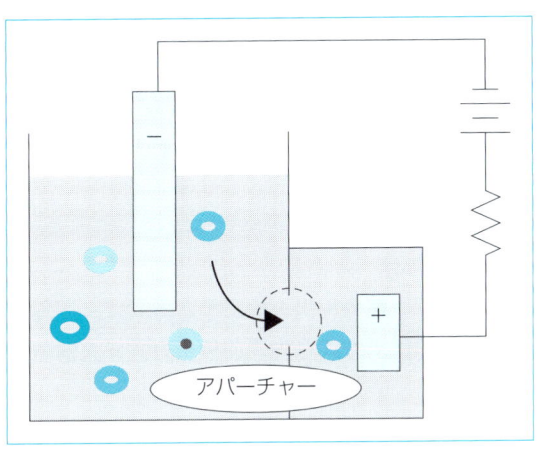

図16　電気抵抗方式の模式図〔シスメックス（株）〕

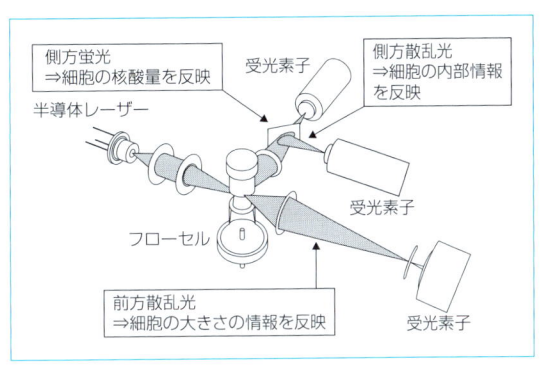

図19　フローサイトメトリー法の模式図
〔シスメックス（株）〕

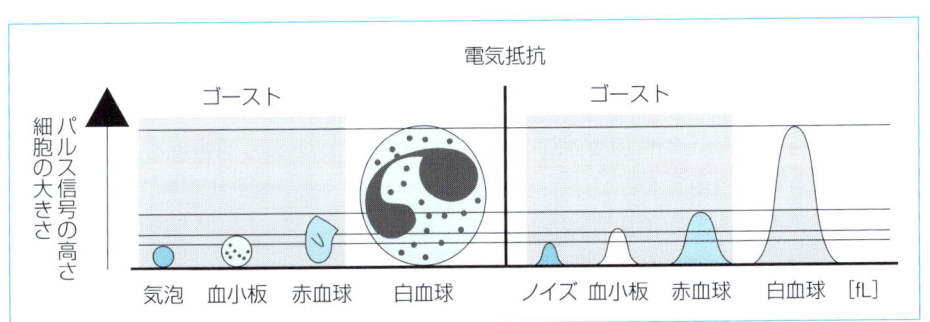

図17　電気抵抗方式による白血球の定量〔シスメックス（株）〕

b. 測定上の注意

日常検査用の自動血球分析装置は，赤血球，白血球とその5分類，血小板および網状赤血球を簡便に迅速に算定している．また，臨床的な意義が高い有核赤血球，幼若顆粒球および幼若血小板の測定も可能になりつつある．さらにモノクローナル抗体を利用した免疫学的な測定も可能で，血液以外の検体を対象にした体液測定の機能が搭載されている．しかし，自動血球分析装置の性能が向上しても，日常検査では凝固してフィブリン塊がみられる検体，EDTAで凝集する検体，寒冷凝集の検体など，試料に原因があって異常値が得られる場合がみられる．多くの自動血球分析装置はこれらの異常を検出して結果に警告を出し，自動的に報告する機能が働いている．しかし，最終的にはこれらの異常を顕微鏡下で観察して判断，確認をすることが必要になるため，日頃から血球の形態を顕微鏡で観察，識別する技量の習得が必要であり，その技量とともに装置を活用することが正確な血液検査の実施につながる．

4. 凝固検査

凝固検査は1950年代にBBL Microbiology SystemからFibrometerが半自動測定装置として開発された．1980年代には試料のサンプリング，試薬の添加および凝固時間の測定について自動化が可能な装置が開発され，さらに1990年代ではプロトロンビン時間(PT)，活性化部分トロンボプラスチン時間(APTT)およびフィブリノゲン(Fib)の3項目について同時測定が可能となり，その後にアンチトロンビンなどの抗凝固因子，FDPやDダイマーなどの線溶因子をラテックス凝集反応やEIA法を用いて測定が可能になった．

現在では凝固時間法に追加して，免疫測定法および合成基質法を用いて1台の全自動血液凝固測定装置にてPT，APTT，Fib，トロンボテスト(TTO)，ヘパプラスチンテスト(HPT)の5項目の同時測定と外因系・内因系凝固因子，Ⅱ，Ⅴ，Ⅶ，Ⅹ，Ⅷ，Ⅸ，Ⅵ，Ⅶを含めての凝固時間法の測定が主流になっている．さらに新世代の全自動

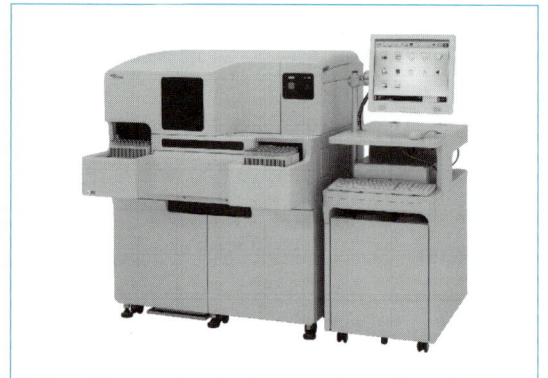

図20　全自動血液凝固測定装置
〔CS-5100　シスメックス(株)〕

血液凝固測定装置(図20)では凝固時間法の5項目とプロテインC，プロテインS，合成基質法のアンチトロンビン(AT)，プラスミノゲン，α_2-プラスミンインヒビター，FⅩⅢ活性，プロテインC，免疫測定法(ラテックス法)のFDP，Dダイマー，プラスミン・α_2プラスミンインヒビター複合体(PIC)などをランダム測定することができ，さらに凝集法としてvWF:RCo(フォン・ウィルブランド因子リストセチンコファクター活性)の測定が可能となり，市販されている．

a. 測定原理
1) 凝固時間法

フィブリン塊の析出を検出する方式で，原理により光学的検出方式と物理的検出方式に大別される．

a) 光学的検出方式

測定容器(キュベット)内でフィブリン塊の形成による散乱光の増加や透過光の減少する変化をとらえる方式である(図21)．この方式を導入した装置が最も多く利用されている．この方式は，従来は測定結果に溶血，黄疸，乳ビなどの検体の性状や，懸濁試薬の影響を受けやすかった．しかし，近年，光学系の性能が向上し影響が軽減されている．

b) 物理的検出方式

フィブリン塊の形成による粘度の増加による測定容器(キュベット)内でのスチールボールの動き

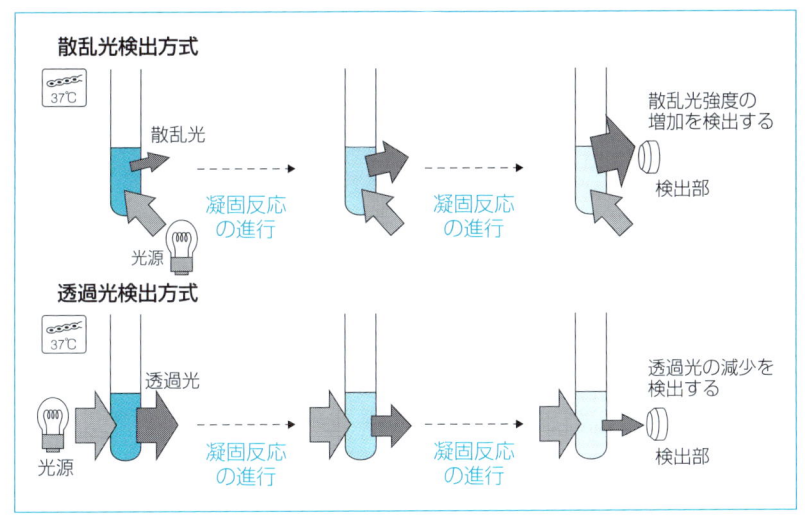

図21 光学的検出方式〔散乱光，透過光の検出：シスメックス(株)〕

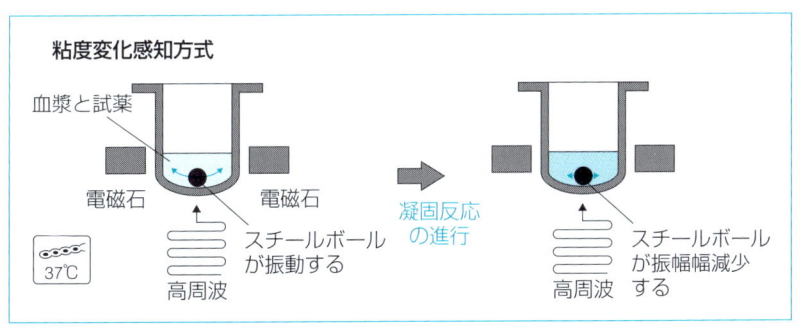

図22 物理的検出方式〔シスメックス(株)〕

の低下をとらえる方式である(図22)．光学的検出方式で影響する黄疸などの検体の性状や試薬の懸濁の影響が回避でき，全血試料でも測定が可能である．

2) 合成基質法

合成ペプチド基質に発色物質を結合させた試薬を用いて，凝固・線溶系の酵素活性により加水分解され遊離するp-ニトロアニリン(p-NA)の吸光度を測定する方式である(図23)．

3) 免疫測定法

ラテックスのような担体に標的物質に特異的な抗体を固相化すると，反応液中で試料中の抗原粒子と凝集反応が起こる．光は未凝集では透過するが，凝集した粒子では散乱するため，測定波長を

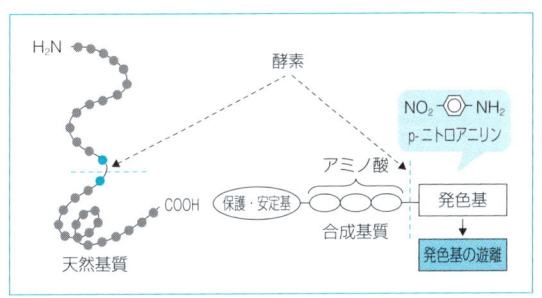

図23 合成基質の例〔シスメックス(株)〕

選択して濁度の変化を検出する方式(図24)．

b. 測定上の注意

凝固検査で最も検査結果に影響するのは検体の取り扱いである．採血にあたっては組織液の混入を避けて，20～21Gの針を使用し，極端な陰圧

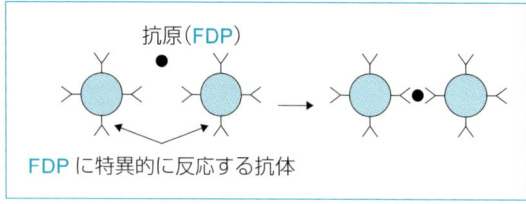

図24　ラテックス凝集方式〔シスメックス(株)〕

にならないように注意する．血液と抗凝固剤との適切な比率で混合する．検体処理では速やかに血漿分離したのち，凝固・線溶因子の経時的変化を最小限に抑えることが重要である．

PT，APTTの測定値は，試薬や測定装置により異なる．したがってPTの表記は秒数，標準曲線から試料の相対活性を求める活性%，試料と標準正常血漿の曲線プロトロンビン時間(秒)の比を表すプロトロンビン比(prothorombin ratio；PR)が用いられる．WHOは経口抗凝血薬治療法のモニター法としてPTの国際標準比(international normalized ratio；INR)の使用を提唱している．

5. 臨床化学検査

臨床化学検査は依頼検査件数と測定項目数が多く，最近は外来診療において診察前検査として，採血から60分以内の報告を要求されており，日常検査のなかでは重要な役割を果たしている．大規模な施設では検体搬送システムによる前処理に大型自動分析装置を接続し，省力化した測定を実施している．また，施設の規模に応じて，中型自動分析装置や，小型自動分析装置，あるいはそれらを組み合わせた測定システムを構築している．複数の測定装置メーカーから多項目同時測定の高速処理が可能な大型自動分析装置(図25，26)が開発されている．需要に応じて中型自動分析装置(図27，28)および小型自動分析装置(図29)まで特徴をもった多機能の装置が開発されている．

日常検査に使用されている測定装置の多くでNa，K，Clはイオン選択電極法(ion-selective electrode；ISE)により測定が行われている．その他の項目は吸光光度法，免疫比濁法(turbidime-

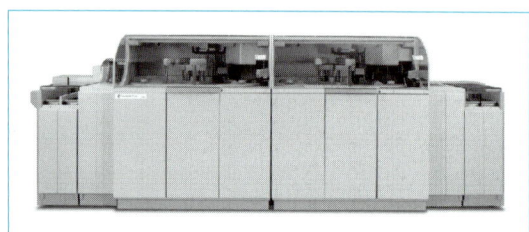

図25　大型自動分析装置
〔LABOSPECT 008　(株)日立ハイテクノロジーズ〕

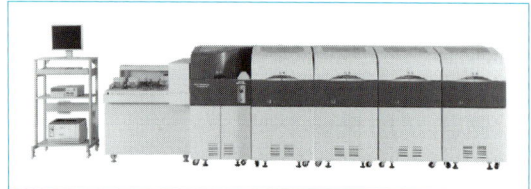

図26　大型自動分析装置
〔JCA-BM8040　日本電子(株)〕

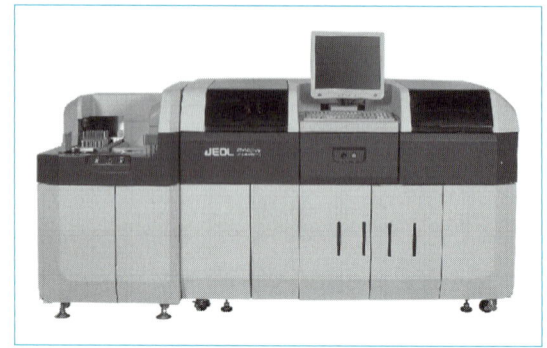

図27　中型自動分析装置
〔JCA-BM2250　日本電子(株)〕

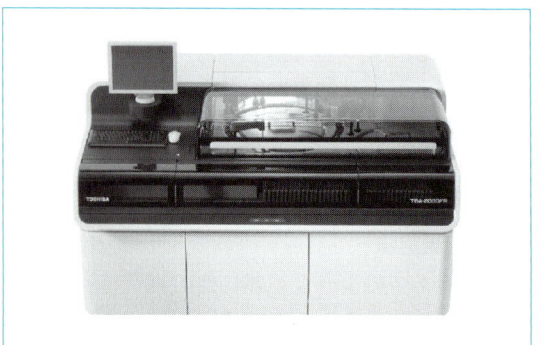

図28　中型自動分析装置
〔TBA-2000FR　東芝メディカルシステムズ(株)〕

toric immunoassay；TIA），ラテックス免疫比濁法（latex turbidimetoric immunoassay；LTIA）にて測定が実施されている．

なお，ドライケミストリー方式を用いて日常検査や時間外の緊急検査を実施している施設もある．ここでは主要な測定方式について説明する（ドライケミストリーについては 5 章：測定装置を参照）．

a. 測定の原理と方法

1) イオン選択電極法（ion-selective electrode；ISE）

ISE とは特定のイオンに選択的に感応する電極のことである．この電極と比較電極（reference electrode）との間にはイオン活量に応じた起電力（電位差）が発生することを原理としている（図 30）．校正液と被検試料との活量が等しい場合，校正液対数濃度の単位当たりの起電力を基準にして被検試料の起電力から濃度を算出する．Na はクラウンエーテル，K はバリノマイシン，Cl は 4 級アンモニウムが膜の材料として使用されている（図 31）．

測定の方式は試料を希釈せずに直接測定する非希釈電位差法（非希釈法）と試料を希釈液で希釈して測定する希釈電位差法（希釈法）に大別される．多くの汎用型の自動分析装置には希釈電位差法が用いられている．希釈電位差法の装置の概略を示す（図 32）．

2) 吸光光度法，免疫比濁法，およびラテックス免疫比濁法

これらの測定方法は，測定装置の比色項目測定部に適用されている．小型，中型は比色項目測定部が単体であるが，大型装置ではモジュール，ブロックあるいはユニットなどとよばれる測定小単位を複数に組み合わせ，これにより自律的で分散した測定装置を組み上げている．試料はプローブにて円周上の反応容器（セル）に分注され，試薬も

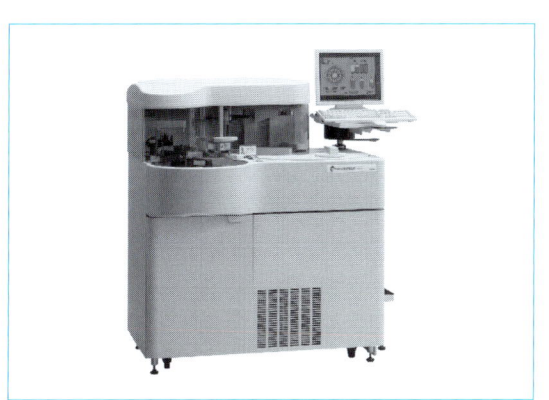

図 29　小型自動分析装置
〔LABOSPECT 003　（株）日立ハイテクノロジーズ〕

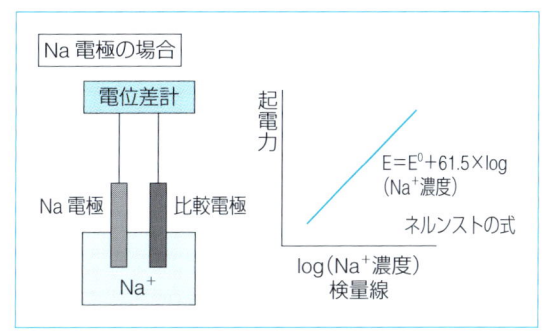

図 30　イオン選択電極法（Na）の測定原理
〔東芝メディカルシステムズ（株）〕

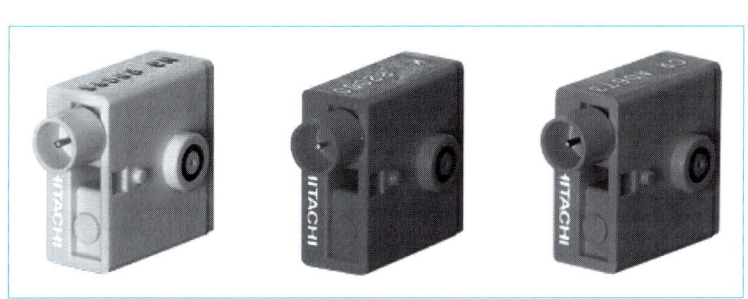

図 31　イオン選択電極〔（株）日立ハイテクノロジーズ〕
左から Na 電極，K 電極，Cl 電極

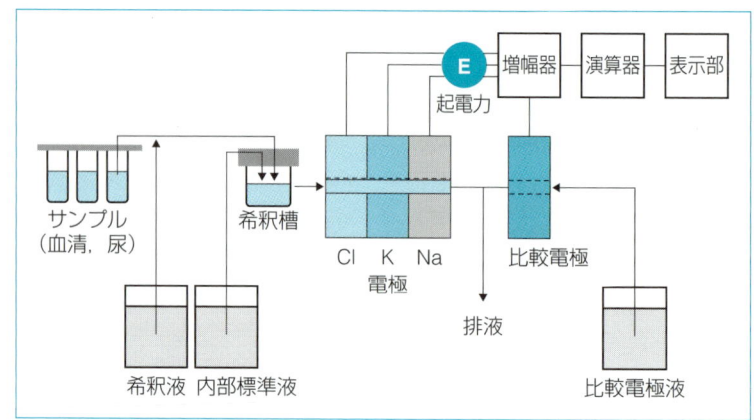

図32　希釈電位差法(希釈法)の装置の概略〔(株)日立ハイテクノロジーズ〕

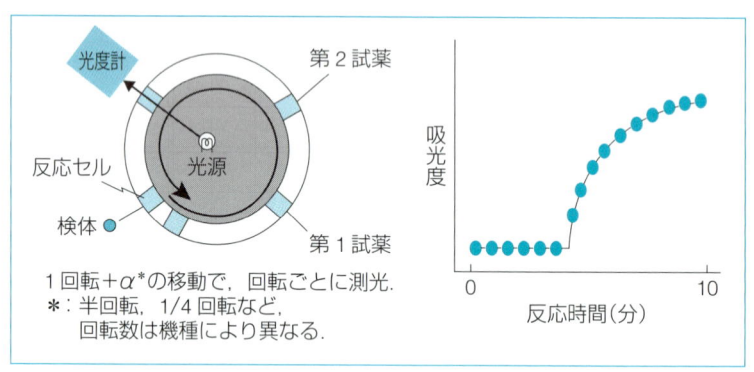

図33　全反応過程測光方式〔(株)日立ハイテクノロジーズ〕

プローブによるピペッティング方式により同様に分注される．なお分注には装置によって，試料前(先)分注方式と試薬前(先)分注方式がある．試料と試薬の入った反応容器は恒温水あるいは不活性オイルの中で加温されながら，途中で攪拌子あるいは超音波による攪拌が行われ，回周ごとに測光部を横切り，全反応過程測光方式(図33)にて吸光度が計測される．終末点法では最終の吸光度から濃度が換算され，酵素活性は1分間あたりの吸光度変化量から活性値が計算される．

b．装置の機能と性能

現在，販売されている自動分析装置は製造メーカーごとにさまざまな機能と性能が備わっている．検体前希釈機構，試料プローブ詰まり検知機能，非接触方式攪拌機能，自動再検査機能，試薬ピペッタ・反応セルコンタミネーション回避プログラム，試薬ボトル渡り機能，キャリーオーバーの低減化，多彩な分析方法への対応，自動キャリブレーション，専用試薬と試薬ボトルの組み合わせ，およびリモートサポート機能など，多種多彩な新しい技術が搭載されている．

c．測定上の注意

多くの自動分析装置は高性能で，正確さと精密さが確保されている．これらを正しく使用することで，信頼性の高い測定値を臨床医と患者に報告することができる．しかし，使用方法が正しくない場合や，日常の保守点検が十分でない場合など，その性能が発揮されず，誤った検査結果が得られる場合もある．したがって，SOPや運用マニュアルの作成と精度管理と測定装置の保守点検の確実な実施が重要な業務である．

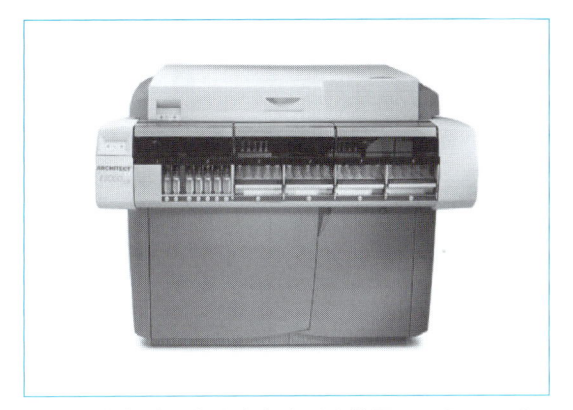

図34 全自動化学発光免疫測定装置 ARCHTECT アナライザー i2000SR〔アボットジャパン(株)〕

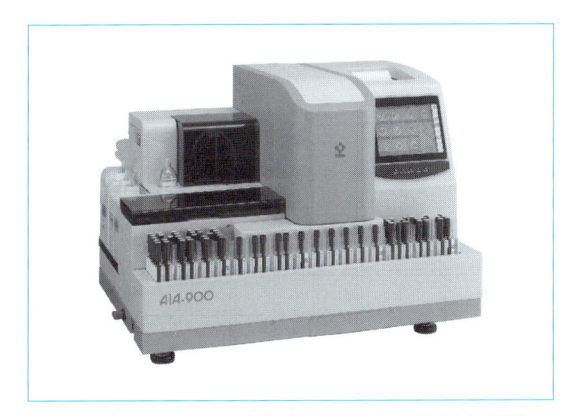

図35 全自動エンザイムノアッセイ装置 AIA-900〔東ソー(株)〕

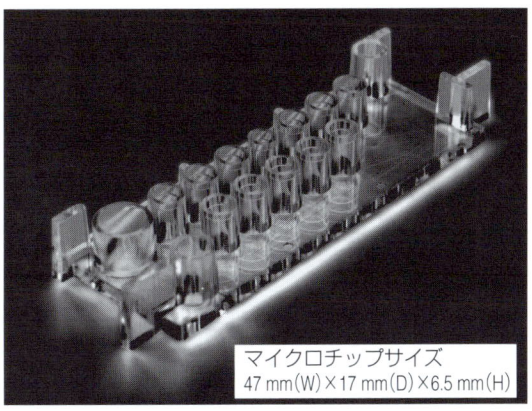

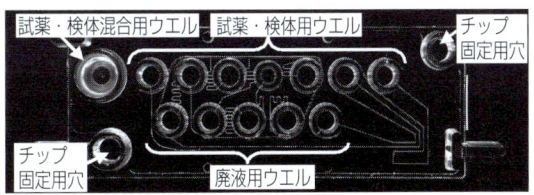

図36 イムノアッセイ用マイクロチップ〔和光純薬工業(株)〕

6. 免疫化学検査

生体中のバイオマーカーの測定は免疫測定法(immunoassay, イムノアッセイ)を原理とした各種の方法にて測定が実施されている．現在でも特異性と感度の向上，そして反応時間の短縮を目指して新しい技術が開発され，操作を簡便にした測定装置が開発されている．

イムノアッセイの技術は1959年に開発されたラジオイムノアッセイを起源とするが，non-RI化の流れに従って酵素免疫測定法(enzyme immunoassay; EIA)が主流となってきた．現在では標識物質を検出する高感度イムノアッセイが主流で，これらを測定系とした免疫化学測定装置(図34, 35)が数多く販売されている．さらに最近では，臨床的有用性の高い，新しいイムノアッセイ技術が開発され実用化されている．ここでは新しい2つの測定系について述べる．

a. 測定原理

1) マイクロタス(micro total analysis systems; μTAS)を用いたイムノアッセイシステムは，イムノアッセイ用マイクロチップ〔47 mm(W)×17 mm(D)×6.5 mm(H)(図36)〕上で，抗体に蛍光標識抗体とDNA標識抗体を用い，電気泳動には等速電気泳動(isotachophoresis; ITP)とキャピラリーゲル電気泳動(capillary gel electrophoresis; CGE)を使用するものである．まず抗原を蛍光標識抗体と混合して反応させ，次にITPでDNA標識抗体と反応させる．抗原とDNA標識抗体との反応は，ITPによって濃縮されたDNA標識抗体が抗原＋蛍光標識抗体領域を泳動することで生じる．これは標識抗体をITPなどの電気泳動によって濃縮させ，移動させながら免疫反応を行い測定するLBA-EATA法(liquid-phase binding assay and electrokinetic analyte transport assay)を用いた方法である．蛍光標

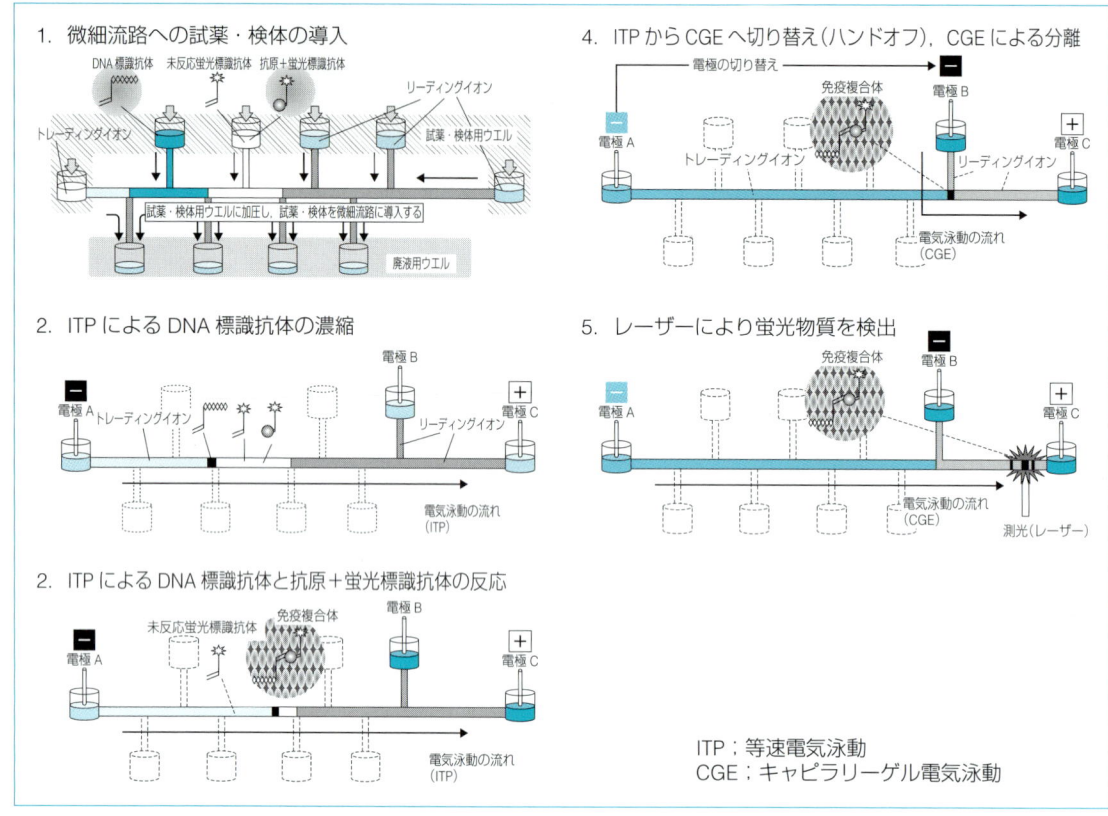

図37 ミュータスワコー i30 測定原理〔和光純薬工業(株)〕

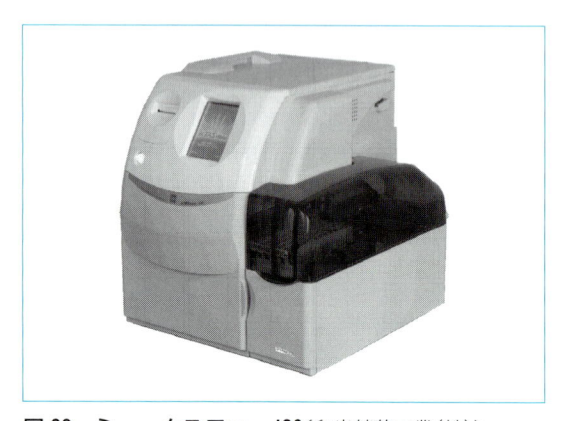

図38 ミュータスワコー i30〔和光純薬工業(株)〕

識抗体を含む免疫複合体の検出には，レーザー誘起蛍光法(laser-induced fluorescence；LIF)を用いている．

　この方法は液相中かつ濃縮状態での抗原抗体反応であるため，迅速に反応が完了すること，抗原抗体反応と同時にB/F分離が行われるため，洗浄工程が必要なく測定が短時間で完了すること，免疫複合体が濃縮されるため測定感度が高いこと，検量線は原点を通る直線となることなどの特徴がある．これを測定原理(図37)とし，これを搭載した装置〔図38 ミュータスワコー i30：和光純薬工業(株)〕が販売されている．α-フェトプロテイン(AFP)とα-フェトプロテイン-L3%(AFP-L3%)などの測定を行うことができる．それぞれの項目も測定開始から報告まで9分間で迅速な測定が可能になった．

2) LOCI(luminescent oxygen channeling immunoassay)法はストレプトアビジン結合センシビーズと特異抗体結合ケミビーズの2種類のラテックス試薬とビオチン化抗体を利用するもので，試料中の測定物質とこれらのラテックス試薬が反応すると免疫複合体を形成する．この2種類のビーズが接近した状態で680 nm

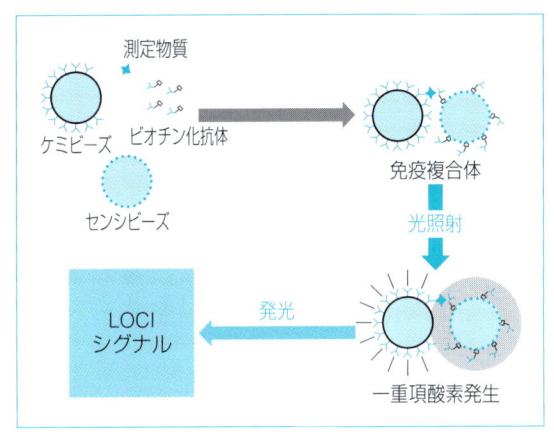

図 39　LOCI 法の原理
〔シーメンスヘルスケア・ダイアグノスティクス(株)〕

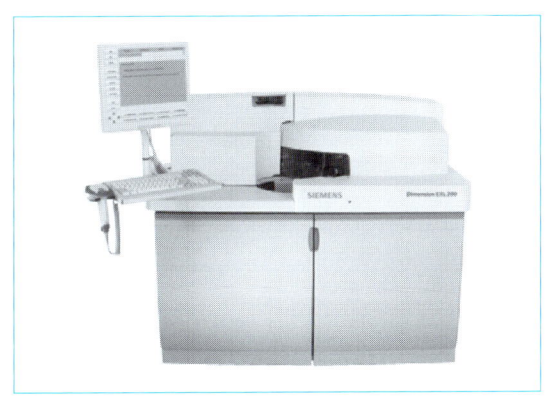

図 40　ディメンション EXL200
〔シーメンスヘルスケア・ダイアグノスティクス(株)〕

の光を照射すると一重項酸素を発生してケミビーズと反応して 612 nm の光を発光する．測定物質が多いと多くの免疫複合体が形成され，発光量が増加する．このような反応を原理とした方法である（図 39）．LOCI 法は B/F 分離が不要で反応時間が短縮でき，ホモジニアスでありながら高感度であることが特徴である．

この LOCI 法を搭載した装置〔図 40 ディメンション EXL 200：シーメンスヘルスケア・ダイアグノスティクス(株)〕が販売され，甲状腺ホルモンおよび心筋マーカーなどが測定されている．

b. 測定上の注意

新しい酵素免疫測定法が開発され，これを原理とした装置が販売されている．いずれの測定方法・装置を使用する場合でも，測定値の特徴を把握しておくことが重要である．

イムノアッセイ測定では非特異的な反応の回避が難しく，日常の検査で遭遇する場合や，検査技師には見過ごされ，臨床経過と値の不一致などから臨床医に指摘・相談される場合などがある．測定値については LIS 上での前回値チェックや臨床医との緊密な連携，さらに非特異反応が疑われた場合の対処が重要である．

7. 免疫血清検査

免疫血清検査は感染症検査，アレルギーの検査，免疫不全症の検査，自己免疫疾患の検査，悪性腫瘍の検査など，幅広い疾患に対する項目を扱っている．検査方法・原理も多岐にわたり，煩雑な工程・作業で行われ，結果の判定も検査技師の経験に影響される検査項目がみられる．最近，このような免疫血清検査でも一部の項目については全自動化，半自動化の専用の装置が開発され，大きな病院や検査センターに導入されている．

a. 測定原理と方法

梅毒感染症検査の脂質抗体は RPR（rapid plasma reagin）として，TP（*Treponema pallidum*）抗体は TPLA（*Treponema pallidum* latex immunoassay）としてラテックス免疫比濁法にて汎用型の自動分析装置（図 25〜29 参照）を用いて測定が可能である．臨床化学検査と同じように短時間で測定が可能で，時間外の緊急検査でも用いられている．TPHA（*Treponema pallidum* hemagglutination）検査は，2 ステップサンドイッチ法に基づいた化学発光酵素免疫法による抗 TP 抗体の検出を自動免疫測定装置（図 41）にて約 25 分間で測定が可能である．

サイトカインのインターロイキン 2 に対する受容体（IL-2R）は酵素免疫測定法（enzyme-linked immunosorbent assay；ELISA）にて測定される．

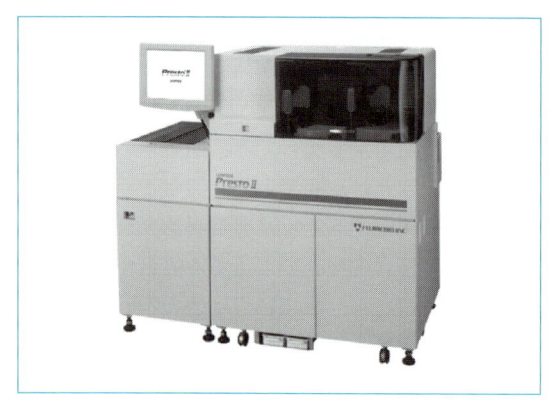

図41　化学発光酵素免疫法による自動免疫測定装置
〔ルミパルスプレストⅡ　富士レビオ(株)〕

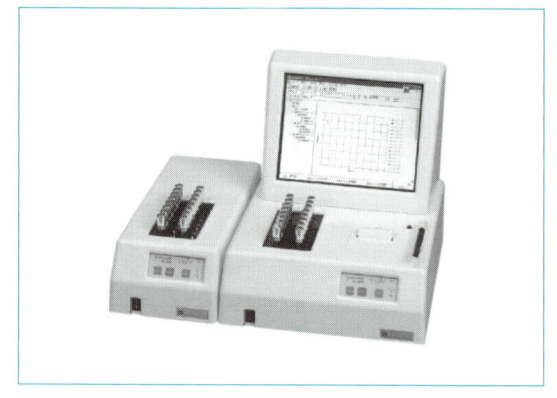

図43　トキシノメーター
〔和光純薬工業(株)〕

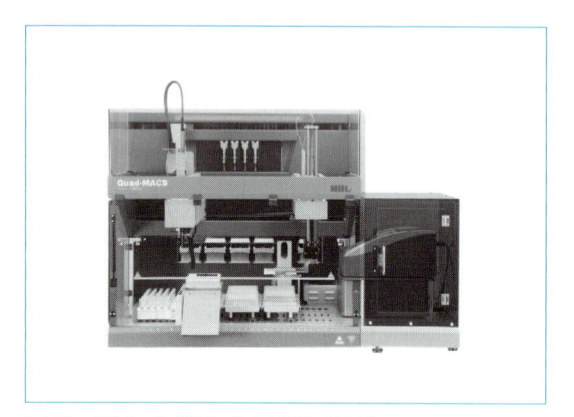

図42　ELISA/IFA 全自動分析装置
〔Quad-MACS　(株)医学生物学研究所〕

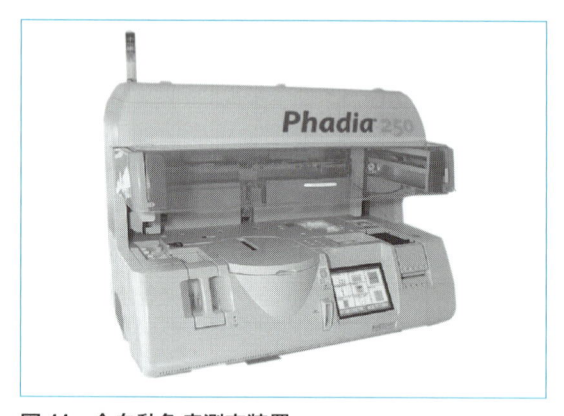

図44　全自動免疫測定装置
〔ファディア 250　ファディア(株)〕

抗核抗体検査は蛍光抗体法(immunofluorescent assay；IFA)で測定される．最近，酵素免疫測定法と蛍光抗体法の染色作業までを1台の装置に兼ね備えた ELISA/IFA 全自動分析装置が開発販売されている(図42)．

深在性真菌症の診断に用いる(1→3)-β-D-グルカン検査は，前処理を手作業で行い，専用試薬との反応過程を，トキシノメーター(図43)を用いた比濁時間分析法にて測定が実施されている．

自己免疫疾患の診断に用いられる自己抗体の抗dsDNA，抗 U1-RNP，抗 Sm，抗 SS-A/Ro 抗体，抗 SS-B/La 抗体，抗 Scl-70 抗体，抗 Jo-1 抗体は ELISA にて測定されてきたが，最近，蛍光酵素免疫測定法(fluoressence-enzyme immunoassay；FEIA)に基づいた全自動免疫測定装置(図44)により精度の高い測定が可能となっている．

抗グロブリン試験の直接クームス試験では自動血球洗浄用遠心機(→ p.78：図8)を用いて血球の洗浄を行い，血球を前処理してマイクロタイピングシステム AHG カード(図45)に分注して専用カード遠心機(図46)で遠心し目視にて判定を行う．

b. 測定上の注意

免疫血清検査の多くは抗原抗体反応を利用して目的物質を検出し，定性判定あるいは定量検査を実施している．いずれの測定も特異的な抗原抗体反応を利用して検出しているが，すべての目的物質を的確に検出していくことは不可能で，非特異

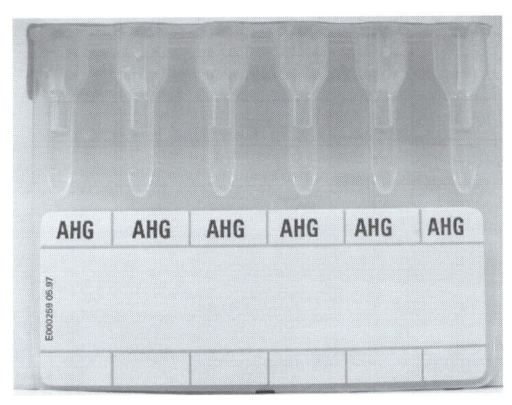

図45 マイクロタイピングシステム AHG カード
〔バイオ・ラッド　ラボラトリーズ(株)〕

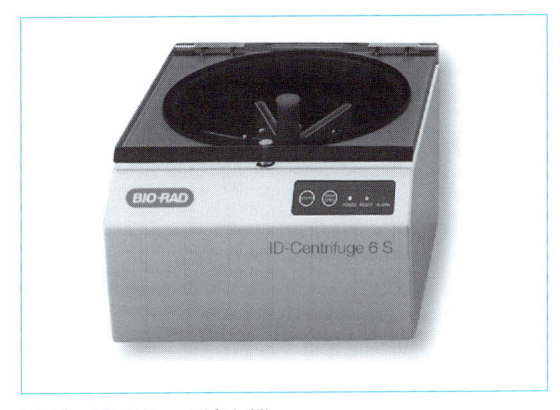

図46 専用カード遠心機
〔バイオ・ラッド　ラボラトリーズ(株)〕

的な反応に遭遇することがある．非特異的な反応は装置が異常検出して警告してくれるとは限らないため，日頃から正常な反応と異常な反応を判断して見極める観察力を養うことが重要である．

8. 緊急検査

　緊急検査は緊急性のある検査項目のみを集約して短時間で報告する検査(室)である．休日や夜間の時間外の検査も担当している．緊急検査は専任者が携わる場合もあるが，多くの施設では宿日直業務は当番制で，専門とする分野の異なる検査技師によって業務が実施される．そのため，測定装置には安定性や簡易な操作性が求められる．

a. 緊急検査装置の要件
① 簡易操作性：不特定多数の人が操作するため，はっきりとわかりやすい画面表示で，簡易に操作できることが要求される．
② 安定性：連続しての長時間稼動に耐えられるように装置自体の安定性が求められる．
　また，保存試薬に変化が起きないよう保存安定性も確保できる性能が求められる．
③ 短い保守点検時間・点検数：洗浄作業，保守点検に費やす時間は十分に設けられないため，保守点検内容の少ない装置が望まれる．
④ 小型化：限られたスペースに複数の領域の装置を集約するため，小型電力の装置が望まれる．
⑤ 災害時対策：大きな災害時に給水が停止した場合でも測定が可能なものが望まれる．

b. 検査装置
　緊急検査では日常検査で用いられる装置の小型タイプや半自動タイプが用いられている．血液や尿以外の材料の測定依頼もあり，装置の選択に考慮が必要である．

1) 臨床化学検査
　30項目程度について800テスト/時の処理が可能な小型自動分析装置(図29)が用いられている．

2) 血液検査
　血球数，ヘマトクリット値，ヘモグロビン濃度，MCV(平均赤血球容積)，MCH(平均血球ヘモグロビン量)，MCHC(平均赤血球ヘモグロビン濃度)，さらに白血球5分類が測定できる小型自動血球分析装置(図47)が用いられる．また，モードの変更で体腔液(腹水，髄液)の細胞数の測定も可能な装置が利用されている．

3) 凝固検査
　プロトロンビン時間(PT)，活性化部分トロンボプラスチン時間(APTT)およびフィブリノゲン(Fib)の3項目について同時測定が可能な小型全自働血液凝固分析装置(図48)が用いられている．

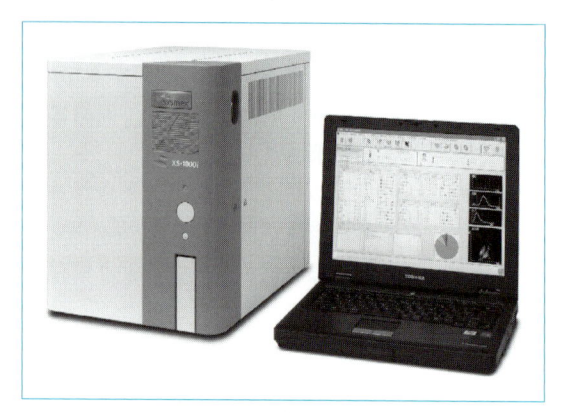

図47　小型自動血球分析装置
〔XS-1000i　シスメックス(株)〕

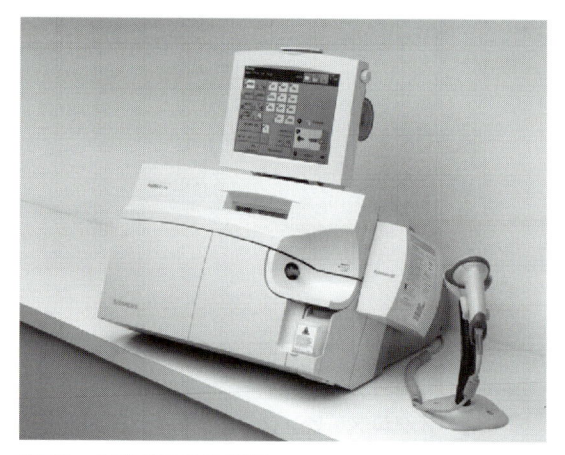

図49　血液ガス分析装置
〔シーメンスヘルスケア・ダイアグノスティクス(株)〕

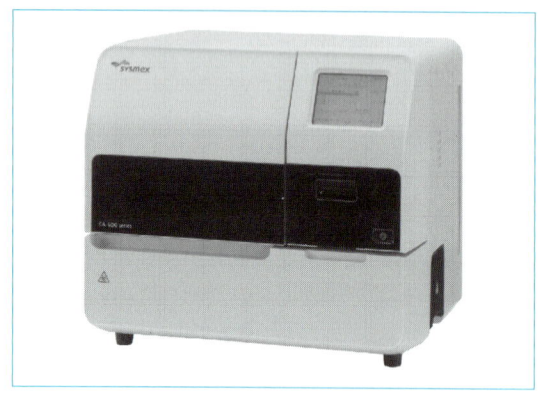

図48　小型全自動血液凝固分析装置
〔CA-600　シスメックス(株)〕

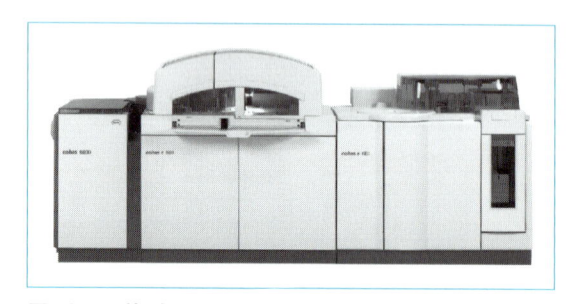

図50　一体型の測定装置
〔コバス6000　ロシュ・ダイアグノスティック(株)〕

4）血液ガス

P_{O_2}，P_{CO_2}，pH，HCO_3^- のほかに，Na，K，イオン化Caなども測定可能な血液ガス分析装置（図49）が利用されている．

5）一般検査

尿定性検査用に尿試験紙を尿に浸した後に判定を自動で行う，半自動の装置（図6，7）が使用される．

6）ドライケミストリー

給水の不要な卓上の装置（→ p.112：図2）や大型の装置（同図1）も開発され，災害対策用に注目されている．

7）一体型測定装置

臨床化学検査項目のほかに免疫化学検査項目（腫瘍マーカー，ホルモン，感染症検査）も同時に測定ができる一体化した測定装置（図50）も開発されている．

c．測定上の注意

施設ごとで緊急検査の役割は異なる．しかし，いずれの施設でも時間外の重要な検査であり，装置の故障などで測定ができない状態を発生させることは許されない．そのためには日中時間帯を利用した確実な保守点検の実施と故障時のバックアップ体制の構築，連絡体制の整備などの充実が重要である．さらに，緊急検査には多くの人が携わり，その力量（技量）も知識もさまざまである．安定した測定結果を報告するには業務内容をマニュアル化して，定期的な研修会による教育を行

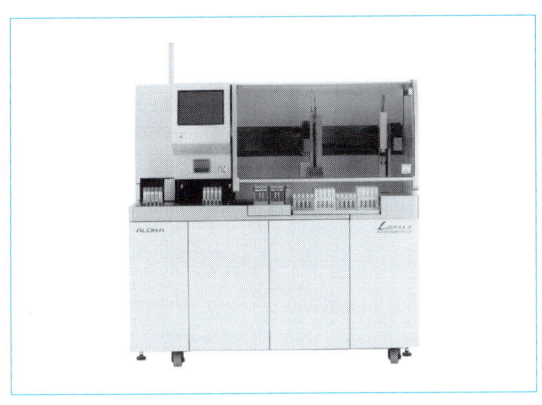

図51 検体前処理装置
〔LabFLEX2500 日立アロカメディカル(株)〕

い，スキルアップさせることが重要である．

9. 外注検査

外注検査(室)では，院内検査では未実施の検査項目について検査センターに検体を仕分け，さらに遠心後に分注して引き渡し，報告された測定結果をLISあるいはHISの院内コンピュータシステムに取り込む作業を行う．現在では，院内検査室で臨床医からのすべての依頼項目の測定を実施することは作業効率や経済効率から不適切であり，外部の検査センターに測定を委託することが一般的になってきている．

日常検査のなかで特に外注検査での検体処理に重要な役割を果たすのは検体前処理装置(図51)である．検体前処理装置は1970年代にRIA検査前処理装置として開発された．その後，改良と機能の追加が行われ，日常検査での検体の前処理に導入されている．

a. 検体前処理装置の利用

検体前処理装置は依頼された検体について，専用の委託先用試験管に受付番号を印字して，決められた試料量を正確に分注して栓付きして並べ換えるまでの作業を実施する．単純作業や検体分注などの人的ミスが発生しやすい作業を検体前処理装置は正確に行うことができる．

b. 検体前処理装置の導入の利点

① 多連分注ノズルにて分注処理を高速化し，それによりTAT(検査所要時間)が短縮できる．
② 検査技師の作業が軽減でき，間違いやバラツキが少なくなる．
③ 高精度の分注性能により，正確な分注で患者や採血者の採血量の負担が軽減できる．
④ ディスポーザブルチップを用いることで検体間のキャリーオーバーがない．
⑤ 検査技師が直接に検体へ接する機会が少なくなり，感染の危険性が低減する．

c. 使用の注意点

日常の保守点検を確実に実施して，故障の発生を予防することに心がける．

10. 輸血検査

輸血検査はABO，$Rh_0(D)$の血液型検査，不規則抗体検査および輸血にあたっての交差適合試験(クロスマッチ)が主な業務である．これらは検査過誤が重大な事故(患者死亡など)に至るため，標準化と自動化が要望されてきたが，自動化装置の開発は慎重になり，他の検査領域に比較して自動化が遅れた．

輸血検査の自動化は1980年代にオリンパス(株)が特殊なマイクロプレートで凝集像を作成して判定するPK7000を試作したことに始まる．この装置は1985年に血液センターを中心に導入された．本格的な自動化装置は1998年にオーソ・クリニカル・ダイアグノスティックス(株)から，また，2001年にオリンパス(株)〔当時．現バイオ・ラッド ラボラトリーズ(株)〕からカラム凝集法にて検体の分注から結果の判定まで自動で行う装置が開発され，一般病院に導入され始めた．現在，オーソ・クリニカル・ダイアグノスティックス(株)とバイオ・ラッド ラボラトリーズ(株)から完全な全自動型(図52, 53)装置が，また，バイオ・ラッド ラボラトリーズ(株)からは単体装置を組み合わせた半自動型(図54)の装置が販売されている．

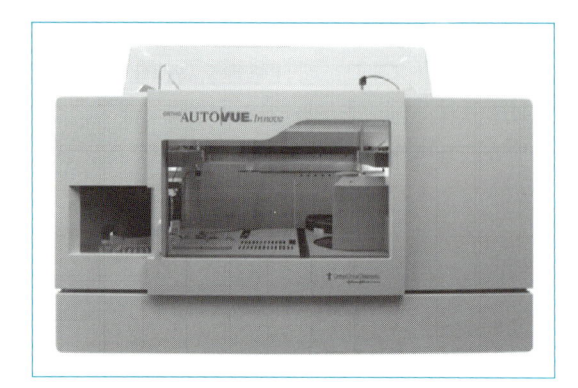

図52 自動輸血検査装置
〔AUTO VUE Innova　オーソクリニカル・ダイアグノスティックス(株)〕

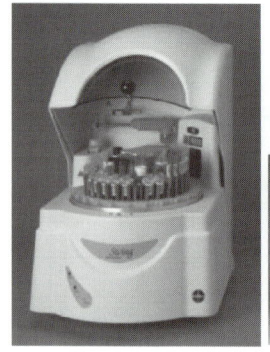

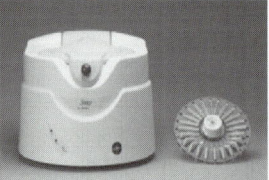

図54 半自動輸血検査装置
〔左：カード用分注機 Swing／右：カード用リーダー　バイオ・ラッド　ラボラトリーズ(株)〕

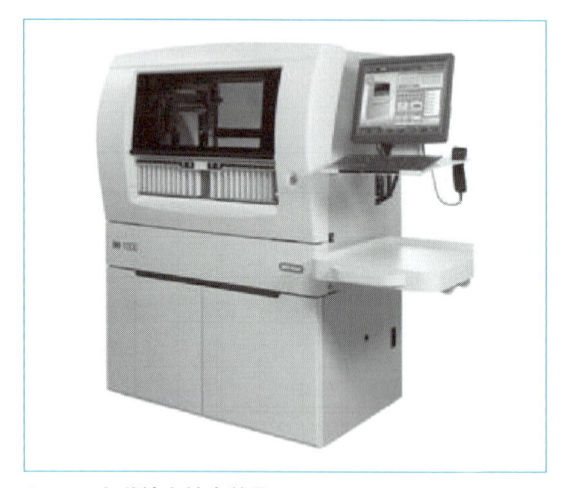

図53 自動輸血検査装置
〔IH1000　バイオ・ラッド　ラボラトリーズ(株)〕

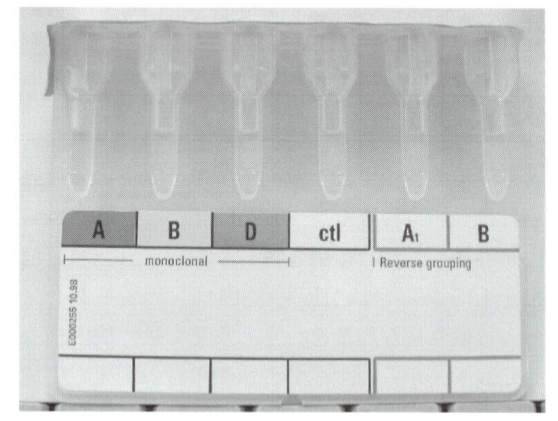

図55 血液型検査用カード
〔マイクロタイピングシステム ABD カード(mono)　バイオ・ラッド　ラボラトリーズ(株)〕

a. カラム凝集法の原理

1) 血液型検査

ABO 血液型オモテ検査は，抗 A，抗 B および抗 D 血清を含むデキストランゲルやガラスビーズを充填した血液型検査用カード(図55)のカラム上部の反応槽に約 1% の血球浮遊液を入れ，ABO 血液型ウラ検査は反応槽に約 1% 濃度の A，B 血球試薬と被検血漿を入れる．

カードは装置に内蔵する遠心機で低速にて遠心を行い，陰性の凝集しない赤血球はデキストランゲルやガラスビーズの間をすり抜けてカードの試験管の下層部分に集まる．陽性の凝集した赤血球はデキストランゲルやガラスビーズによるフィルター作用でカラムの上部にとどまる(図56).

2) 不規則性抗体検査

不規則性抗体検査は抗グロブリン試薬を含むデキストランゲルやガラスビーズを充填したカードのカラム上部の反応槽に赤血球浮遊液と被検血清を添加して，37℃にて 15 分間加温後に内蔵の遠心機で低速にて遠心を行う．比重勾配分離法の原理から血漿成分は反応槽にとどまり，血球のみがゲル，ガラスビーズの隙間に入り込み，抗体が感作した血球は抗グロブリン抗体と反応して凝集をつくり，凝集塊の大きさによりカラム上部から下部に間にとどまる．

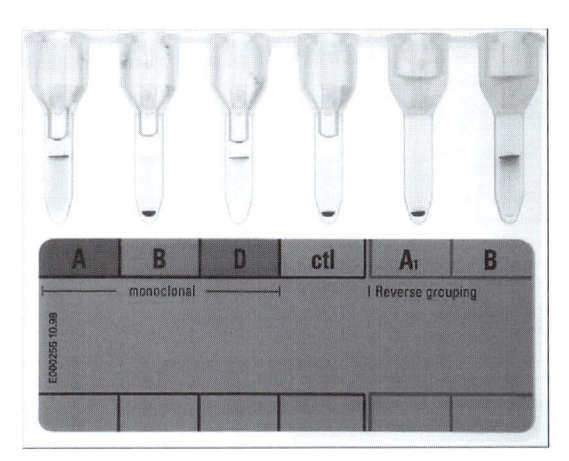

図 56 血液型検査用カード　判定結果 A（+）
〔マイクロタイピングシステム ABD カード（mono）　バイオ・ラッド　ラボラトリーズ（株）〕

b. 今後の課題

検査過誤が重大な事故につながる輸血検査業務において全自動輸血検査装置の導入は，検体の取り違え，検査手技の誤り，結果の誤判定，結果の誤入力と誤報告を防ぐことができ，その有用性は高い．しかし，多くの検査室で導入が進んでいない．理由は次のとおりである．従来からの試験管法に比べてカラム凝集法は検査にかかる試薬代が高額であること，装置も数千万円して高価であること，救命救急での緊急輸血が短時間で必要な場合や，新生児で十分な採血量が得られない場合などで対応ができないことがあげられる．

c. 測定上の注意

日常検査で輸血検査装置を用いる場合においては他の検査と同様に精度管理業務が必要である．輸血検査用の精度管理試料の販売は少なく，価格も高額であるが，1 日に 1 回は検査開始前に精度管理試料を測定して，装置の稼働状態と結果を確認しなければならない．

日常業務にあたっては，試薬，特に抗体試薬の有効期限，Lot などに注意し，測定においては検体の性状，容量に注意し運用することに心がけたい．

参考文献

1) 宿谷賢一，下澤達雄：メタボリックシンドローム健診検査技術マニュアル，各論 2．検査手順，3）尿，血液検査，(2)尿定性．検査と技術 35：1216-1222, 2007
　※尿定性検査に関して，測定法の概要，留意事項，自動化の概要，自動分析機の測定原理さらに精度管理ついて解説している
2) 21 世紀型臨床検査の構築：コールターカウンター Model A から 50 年．臨床検査レビュー特集 126 号, 2003
　※臨床病理刊行会から出版され，血液検査の自動化の歴史，装置の原理と特徴について詳しくレビューしている
3) 山口勲：マイクロチップ電気泳動を用いたイムノアッセイ．MEDICAL TECHNOLOGY 37：1089-1094, 2009
　※新しい技術のイムノアッセイシステムとして，イムノアッセイ用マイクロチップの構造，測定原理，測定装および性能について説明している
4) 横山知子，伊藤俊幸：新しいイムノアッセイ「LOCI™ 法」を用いた高感度トロポニン I 測定．生物試料分析 33：213-218, 2010
　※新しいテクノロジー・イムノアッセイとして，原理，特徴および測定装置の概要について解説している
5) 曽根伸治：知っておきたい！　自動化時代の落とし穴 4．全自動輸血検査装置．MEDICAL TECHNOLOGY 39：134-138, 2011
　※輸血検査の全自動化輸血検査装置に関して，開発の歴史，カラム凝集法の検査原理，導入の利点と問題点，落とし穴について解説している

第 2 章 概論 II

学習のポイント

1. 物理化学量は数値と単位の積で表現されるが，単位は数値の種別と次元を明確にする役割を担っている．この単位を国際的に統一化する目的で定められた SI 単位について，基本単位と組立単位，さらに桁数を意味する接頭語の正しい使い方を理解する．
2. 標準物質の種類と用途を理解する．自動分析機では検体と標準物質の性状の差によってサンプリングや反応性に差が生じる場合があるため，血清などを原料として実検体と同様な液性にしている．
3. 臨床検査機器の保守管理は，機器の障害発生を未然に防いで安定した稼働のもと，信頼できる検査データを得るために重要な業務である．機器の使用者が行う日々の始業点検と終業点検，それに機器メーカーが保守契約に基づいて実施する定期点検がある．近年は通信回線を利用したリモートサポートシステムも普及してきている．
4. 外部精度管理は測定値の施設間差を把握する精度管理で，自施設のデータが他の施設と比較して同一性が保たれているか確認するために参加する．
5. 基準範囲は測定値の「ものさし」の役割を果たしており，得られた検査値が異常かどうかの判断に使用される．臨床判断値との違いを理解する．
6. 検査情報システムは，医療情報システムと連携して臨床検査の一連の処理をコンピュータ化したものであり，多数の検体と大量の検査データを迅速に処理するツールとして有効な使い方を習得する．

本章を理解するためのキーワード

❶ SI 単位
メートル法を基本にした国際単位系で SI 基本単位と SI 組立単位があり，さらに SI 併用単位の使用も認められている．これらの単位は適切な表示桁にするため接頭語も決められている．

❷ 標準物質
検量線の作成や分析機器の校正に用いる濃度既定の検量用標準物質（キャリブレータ）と正確さを確認するための認証標準物質がある．

❸ 保守管理
日常使用している機器に障害が発生することを未然に防ぐために日々の点検や消耗部品の交換を計画的に行う必要がある．始業点検や終業点検は点検表を作成して作業手順を標準化する．

❹ リモートサポートシステム
電話回線などの通信網を利用して機器の稼動情報をカスタマーサポートセンターに集約して障害防止に役立てるための遠隔支援システムである．これにより，障害発生時には遠隔地からリアルタイムな対応が期待される．

❺ 外部精度管理
検査データの施設間差を把握するために地域あるいは全国規模で実施される精度管理（コントロールサーベイ）をいう．これに対して，自施設のみで行う精度管理を内部精度管理という．

❻ 基準範囲
一定の基準を満たした健康な人（基準個体）の測定値を多数集めるとほぼ正規分布になるが，そのときの平均値 ±2SD を基準範囲という（SD；standard deviation 標準偏差）．検査値を評価する際のものさしの1つとして使われる．

❼ 病院情報システム（hospital information system；HIS）
病院業務を支援するコンピュータシステムの総称

であり，オーダーエントリーシステム，医事会計システム，物流システム，部門システム，それに電子カルテシステムなどがある．

A 物理化学量

物理化学量は，狭義の物理量の語源に由来しているが，物理と化学の重複した分野にかかわっていることから広義でこの表現が使われている．その表示は数値と単位の積で構成されるため数値の定義が明確となり，同一単位の数値は同じ次元で比較できる．

物理量は，長さ(length)，質量(mass)，時間(time)，電流(electric current)，熱力学的温度(thermodynamic temperature)，物質量(amount substance)，光度(luminous intensity)の7つの基本量とそれ以外の組立量によって構成される．

1. 長さ

長さの定義は，古くは地球の子午線の長さに基づいたメートル原器で定義されていたが，その後，1960年にクリプトン86(^{86}Kr)原子のスペクトル線の波長を用いて定義され，続いて1983年には真空中の光の速さを用いた定義に変更されている．つまり，「1メートル(m)は，1秒の299,792,458分の1の時間に光が真空中を伝わる行程の長さである」が最新の定義である．

機器分析の分野で広く使われる分光光度計の波長はナノメートル(nm)で表現されている．

2. 質量

質量は一般に重さ(weight)としてキログラム(kg)の単位で表現されるが，厳密には，重さは重力によって左右されるのに対して，質量は物質固有の物理量である．

質量の単位kgの定義としては，1889年に作製された白金90%とイリジウム10%の合金製の分銅「国際キログラム原器」(パリ度量衡局保管)が使用されてきたが，2011年10月の国際度量衡総会で新しい定義に置き換えることが決定された．今後，ケイ素原子の数を高精度で数える方法などが検討されて，10年程度の移行期間を経て新しい定義に切り替えられる．

3. 時間

秒はセシウム133(^{133}Cs)原子の基底状態の2つの超微細準位間の遷移に対応する放射の9,192,631,770周期の継続時間であると定義されている．厳密な秒の定義は，止まっている原子，絶対零度，外部電磁波なしの満たすことの困難な条件が課せられていることから補正が必要となるが，その要因を測定して自力で補正する一次周波数標準器が存在する．

4. 電流

電流の単位はアンペア(A)であるが，真空上に1mの間隔で平行に2本の無限に小さい円形断面積を有する導体を置いて電流を通したとき，これらの導体の長さ1mにつき2本の間に$2×10^{-7}$ニュートン(N)の力が働いたとき1Aと定義される．

5. 熱力学的温度

熱力学的温度はケルビン(K)で表され，絶対零度(0 K)が存在するため絶対温度ともよばれる．1968年の国際度量衡総会で水の三重点(0.01℃)を273.16 Kと定義したが，これにより熱力学的温度(絶対温度，K)＝セルシウス温度(℃)＋273.15が成り立つ．

6. 物質量

物質量の単位はモル(mole，単位：mol)で，炭素12(^{12}C)を集めて0.012 kg(12 g)としたときの原子の数と等しい組成が明らかな個数(アボガドロ定数，$6.02×10^{23}$)の要素粒子(原子，分子，イ

オンなどの粒子を意味する)の集合体がもつ物質量を 1 mol と定義している．

7. 光度

光度は光の基本単位で，単位はカンデラ(cd)である．周波数 $540×10^{12}$ ヘルツ(Hz)の単色放射の光源が 1/683 ワット毎ステラジアン(W/sr)の放射強度である方向を照らすときの光度が 1 cd と定義される．

B SI 単位と慣用単位

SI 単位とは国際単位(仏語：Le Système International d'Unités，英語：The International System of Units)のことで，SI は仏語に由来する略称である．SI 単位は 1954 年の第 10 回国際度量衡総会で採択された単位系で，それ以前にメートル法として存在していた MKS 単位(長さ：m，質量：kg，時間：s)を拡張した単位系である．

この SI 単位は**表1**の 7 つの基本単位とそれを組み合わせた**表2**の組立単位によって構成されて

表1 SI 基本単位

量	基本単位	
	名称	記号
長さ	メートル	m
質量	キログラム	kg
時間	秒	s
電流	アンペア	A
熱力学的温度	ケルビン	K
物質量	モル	mol
光度	カンデラ	cd

表2 SI 組立単位

量	組立単位			
	名称	記号	他の SI 単位による表現	SI 基本単位による表現
平面角	ラジアン	rad	1	m/m
立体角	ステラジアン	sr	1	m^2/m^2
周波数・振動数	ヘルツ	Hz	—	s^{-1}
力	ニュートン	N	—	$m \cdot kg \cdot s^{-2}$
圧力・応力	パスカル	Pa	N/m^2	$m^{-1} \cdot kg \cdot s^{-2}$
エネルギー・仕事・熱量	ジュール	J	$N \cdot m$	$m^2 \cdot kg \cdot s^{-2}$
仕事率・工率・放射束	ワット	W	J/s	$m^2 \cdot kg \cdot s^{-3}$
荷電・電気量	クーロン	C	—	$s \cdot A$
電位差(電圧)・起電力	ボルト	V	W/s	$m^2 \cdot kg \cdot s^{-3} \cdot A^{-1}$
電気容量	ファラド	F	C/V	$m^2 \cdot kg^{-1} \cdot s^4 \cdot A^2$
電気抵抗	オーム	Ω	V/A	$m^{-2} \cdot kg \cdot s^{-3} \cdot A^{-2}$
コンダクタンス	ジーメンス	S	A/V	$m^{-2} \cdot kg^{-1} \cdot s^3 \cdot A^2$
磁束	ウェーバ	Wb	$V \cdot s$	$m^2 \cdot kg \cdot s^{-2} \cdot A^{-1}$
磁束密度	テスラ	T	Wb/m^2	$kg \cdot s^{-2} \cdot A^{-1}$
インダクタンス	ヘンリー	H	Wb/A	$m^2 \cdot kg \cdot s^{-2} \cdot A^{-2}$
セルシウス温度	セルシウス温度	℃	K	—
光束	ルーメン	lm	$cd \cdot sr$	$cd \cdot m^2/m^2 = cd$
照度	ルクス	lx	lm/m^2	$cd \cdot m^{-2}$
放射線核種の放射能	ベクレル	Bq	—	s^{-1}
吸収線量・比エネルギー分与・カーマ	グレイ	Gy	J/kg	$m^2 \cdot s^{-2}$
線量当量・周辺線量当量 方向性線量当量・個人線量当量	シーベルト	Sv	J/kg	$m^2 \cdot s^{-2}$
酵素活性	カタール	kat	—	$mol \cdot s^{-1}$

表3　SI単位の接頭語

10^n	接頭語	記号
10^{15}	ペタ(peta)	P
10^{12}	テラ(tera)	T
10^{9}	ギガ(giga)	G
10^{6}	メガ(mega)	M
10^{3}	キロ(kilo)	k
10^{2}	ヘクト(hecto)	h
10^{1}	デカ(deca, deka)	da
10^{0}	—	—
10^{-1}	デシ(deci)	d
10^{-2}	センチ(centi)	c
10^{-3}	ミリ(milli)	m
10^{-6}	マイクロ(micro)	μ
10^{-9}	ナノ(nano)	n
10^{-12}	ピコ(pico)	p
10^{-15}	フェムト(femto)	f
10^{-18}	アト(atto)	a

いる．さらに，SI単位には属さないが国際度量衡委員会によって併用を認められているSI併用単位があり，臨床検査分野で汎用されている時間の分(m)，時(h)，日(day)や体積のリットル(L)がこれに属する．これらの単位の10の整数乗倍と10の整数乗分の1倍を表すときは表3の接頭語が使われる．

　臨床検査の分野においては，わが国に限らず世界的に慣用単位とSI単位が混在した状態で使用されている．わが国の臨床検査分野では表4のような慣用単位が日常使われている．総コレステロールや尿酸などの成分系のSI単位はmmol/Lであるが，国内では慣用単位のmg/dLが使われており，海外ではmg/Lも使われている．

C 標準物質の役割

　標準物質は一般的に，絶対基準法によって値が決定された一次標準物質と実用基準法で値付けされた二次標準物質に分けられる(図1)．しかし，臨床検査の分野では絶対基準法が存在しない測定項目もある．その例が酵素活性の測定であり，常用基準法を定めて，これによって常用標準物質の活性値が決定されている．

　標準物質は使用目的によって，検量用標準物質(キャリブレータ)と認証標準物質(certified reference materials；CRM)に大別される．

1. 標準物質の用途

a. 検量用標準物質(キャリブレータ)

　自動分析機の校正(キャリブレーション)など，日常の定量分析法での検量に用いる．従来は，純物質を水，酸，有機溶媒などに溶解した純物質系標準物質が主であったが，近年は測定試料に液性を合わせるため，ヒトや他の動物の血清を用いた実試料系標準物質，あるいはアルブミン溶液をベースにした擬似試料系準物質が主流になっている．表示値は試薬メーカーごとに社内基準を設けて設定している．

b. 認証標準物質(certified reference materials；CRM)

　認証標準物質は，測定値の正確さの確認や試薬メーカーでの検量用標準物質製品の値付けの目的で使用される．その供給機関としては，米国国立標準技術局(National Institute of Standards and Technology；NIST)や欧州連合(European Union；EU)の標準物質および計量技術研究所(Institute for Reference Materials and Measurements；IRMM)，国内では特定非営利活動法人 臨床検査標準協議会(Japanese Committee for Clinical Laboratory Standards；JCCLS)や一般社団法人検査医学標準物質機構(Reference Material Institute for Clinical Chemistry Standards；ReCCS)がある．

　ヒトや他の動物の血清(一部はアルブミン溶液)をベースにして測定試料に液性を近づけている．絶対基準法かそれに準ずる方法(実用基準法や常用基準法)で表示値が設定され，その不確かさとトレーサビリティを明確にしたうえで公的機関の認証書が添付されている．

表4 主な検査項目の慣用単位からSI単位への換算表

項目名	略称	慣用単位	換算式	SI単位
ヘマトクリット値	Ht	%	×0.01	/L
ヘモグロビン	Hb	g/dL	×10	g/L
総蛋白	TP	g/dL	×10	g/L
アルブミン	Alb			
総ビリルビン	T-bil	mg/dL	×17.10	μmol/L
尿素窒素	BUN	mg/dL	×0.357	mmol/L
クレアチニン	Cre	mg/dL	×88.4	μmol/L
尿酸	UA	mg/dL	×59.48	μmol/L
Na, K, Cl	—	mEq/L	×1.0	mmol/L
カルシウム	Ca	mg/dL	×0.2495	mmol/L
リン	P	mg/dL	×0.3229	mmol/L
マグネシウム	Mg	mg/dL	×0.4114	mmol/L
亜鉛	Zn	μg/dL	×0.0153	U/L
鉄	Fe	μg/dL	×0.1791	U/L
総鉄結合能	UIBC	μg/dL	×0.1791	μmol/L
血糖	Glu	mg/dL	×0.05551	mmol/L
ヘモグロビンA1c	HbA1c	(注)%		(注)
総コレステロール	T-Cho	mg/dL	×0.02586	mmol/L
HDLコレステロール	HDL-C			
LDLコレステロール	LDL-C			
中性脂肪	TG	mg/dL	×0.01129	mmol/L
AST, AST, LD, CK	—	IU/L	×1.0	U/L
ALP, γ-GT	—			
アミラーゼ	AMY			
CRP	CRP	mg/dL	×10,000	μg/L
Cペプチド	CPR	ng/mL	×0.3312	μmol/L
甲状腺刺激ホルモン	TSH	μIU/L	×1.0	mU/L
遊離トリヨードサイロニン	F-T$_3$	pg/mL	×1.536	pmol/L
遊離サイロキシン	F-T$_4$	ng/mL	×0.1287	pmol/L
卵胞刺激ホルモン	FSH	mIU/mL	×1.0	U/L

(注) IFCC値(mmol/mol) = 10.39×JDS値(%) − 16.8
NGSP値(%) = 1.019×JDS値(%) + 0.3

2. 保存上の注意

　個々の標準物質に定められた保存条件を厳守する．特に，日常使用している検量用標準物質（キャリブレータ）は，開封後の変性や濃縮に細心の注意が必要であり，その徴候を検知するためにも日々の精度管理が重要である．キャリブレータが徐々に濃縮を生じると，日々の精度管理試料の値が徐々に低下していく．これを低値域へのトレンド現象という．

D 自動化機器の管理法

　病院などで使用されている医療機器は，医療安全から表5のように分類され，医療機器安全管理責任者を設置して管理を行うよう医療法および医療法施行規則によって定められている．この医療

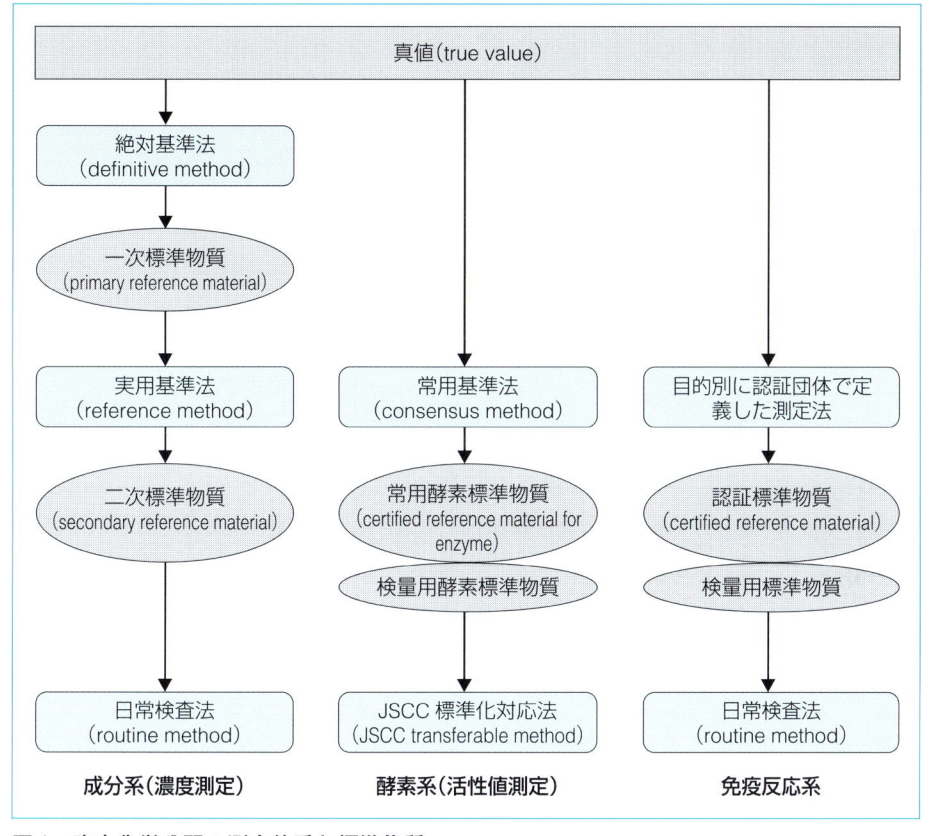

図1 臨床化学分野の測定体系と標準物質

```
                        真値(true value)
                              │
        ┌─────────────────────┼─────────────────────┐
        ▼                     │                     │
  絶対基準法                   │                     │
  (definitive method)         │                     │
        │                     │                     │
        ▼                     │                     │
  一次標準物質                 │                     │
  (primary reference material)│                     │
        │                     │                     │
        ▼                     ▼                     ▼
  実用基準法              常用基準法           目的別に認証団体で定
  (reference method)     (consensus method)   義した測定法
        │                     │                     │
        ▼                     ▼                     ▼
  二次標準物質            常用酵素標準物質      認証標準物質
  (secondary reference   (certified reference  (certified reference
   material)              material for enzyme)  material)
                              │                     │
                              ▼                     ▼
                         検量用酵素標準物質     検量用標準物質
        │                     │                     │
        ▼                     ▼                     ▼
  日常検査法              JSCC標準化対応法      日常検査法
  (routine method)       (JSCC transferable    (routine method)
                          method)
   成分系(濃度測定)        酵素系(活性値測定)     免疫反応系
```

表5 医療機器の医療安全上のクラス分類

分類	不具合が発生した場合に予想される影響	管理区分
クラスI	人体へのリスクがきわめて低い	一般医療機器
クラスII	人体へのリスクが比較的低い	管理医療機器
クラスIII	人体へのリスクが比較的低い	高度管理医療機器
クラスIV	生命の危機に直結する恐れあり	高度管理医療機器

機器安全管理責任者は，医療機器の適切な使用方法，保守点検の方法など，医療機器に関する十分な経験および知識を有する常勤職員で，医師，歯科医師，薬剤師，助産師(助産所の場合に限る)，看護師，歯科衛生士(主として歯科医業を行う診療所に限る)，診療放射線技師，臨床検査技師または臨床工学技士の有資格者となっている．

臨床検査の領域で使用されている機器は，
①検体検査に用いる機器
②患者に装着して生体情報を測定する生理検査機器

に大別されるが，検体検査機器は表5のクラスIに，生理検査機器の多くはクラスIIに分類される．これらの医療機器は，故障や障害を未然に防ぐために日常の保守管理が重要となる．この保守はユーザー側で行う日々の点検と保守契約による機器メーカーのメンテナンスがある．

1. 日常の保守管理

日々の保守管理は，始業点検と終業点検，それに一定期間ごとの定期点検に分けられる．始業点

表6 保守点検表の例

	No.	場所	項目	頻度	月 月日	火 月日	水 月日	木 月日	金 月日	土 月日
点検	1	セルカバー	反応系流路洗浄	1回/1週						
	2	洗浄槽	サンプルプローブA	1回/1週						
			サンプルプローブB	1回/1週						
			試薬A-R1	1回/1週						
			試薬A-R3	1回/1週						
			試薬B-R1	1回/1週						
			試薬B-R3	1回/1週						
			電解質	1回/1週						
	3	反応槽	反応槽表面	1回/1か月						
			排水フィルタ	1回/1か月						
			超音波撹拌	1回/3か月						
	4	フィルタ	放熱器	1回/1か月						
	5	真空タンク	廃液除去	アラーム発生時						
	6	反応容器洗剤	吸引口フィルタ	1回/1か月						
	7	冷却ファン	掃除	1回/6か月						
	8	給水関連	タンク	1回/1週						
			フィルタ	1回/3か月						
			ポンプ	適時						
	9	脱気装置	トラップタンク	適時						
	10	イオンブロワー	確認/清掃	1回/3か月						
	11	電解質流路	洗浄	1回/1か月						
	12	電解質試薬	吸引口フィルタの掃除	1回/1か月						
	13	希釈槽	洗浄	1回/1か月						
部品交換	14	サンプルプローブ	ノズルシール交換	適時						
	15	反応容器		1回/1か月						
	16	光源ランプ		750時間						
	17	シールピース	サンプル(比色)	1回/3か月						
			サンプル(ISE)	1回/3か月						
			試薬A系統	1回/3か月						
			試薬B系統	1回/3か月						
			電解質試薬	1回/3か月						
	18	電極	Na	1回/2か月						
			K	1回/2か月						
			Cl	1回/2か月						
			比較	1回/6か月						
	19	チューブ	吸い上げ	1回/3か月						

検は,自動分析機の障害を未然に防ぐ手段の1つとして重要であり,通常は決められた項目について毎朝チェック表に従って実施する.チェック表の例を**表6**に示す.一定期間ごとの定期点検に含まれる消耗部品の交換などは分散させて終了点検時に行うことが多い.

表7 主な外部精度管理

名　称	実施団体	年間実施数
日本医師会臨床検査精度管理調査	社団法人　日本医師会	1回
日本臨床衛生検査技師会精度管理	社団法人　日本臨床衛生検査技師会	1回
予防医学事業中央会精度管理調査	財団法人　予防医学事業中央会	1回
兵庫県臨床衛生検査技師会精度管理調査	社団法人　兵庫県臨床検査技師会	1回
日本総合健診医学会精度管理調査	一般社団法人　日本総合健診医学会	4回
CAPサーベイ	米国病理学会（The College of American Pathologists）	種類別2～3回

2. 保守契約による機器メーカーのメンテナンス

　近年はメンテナンスを機器メーカーに委託する施設も多い．機器メーカーや保守専門の会社と保守契約を結ぶことで，消耗部品の交換を含む一定期間ごとの点検業務が専門の技術者によって行われる．保守契約の締結によって日常の故障時の修理対応も円滑に進むことが多いといった利点がある．

　保守契約の一種に，電話などの通信回線を利用したリモートサポートシステムがある．このシステムでは，機器の情報がリアルタイムにカスタマーサポートセンターに集約され，障害発生時にはオンラインによる迅速な対応も期待されることから近年急速に普及している．

E 外部精度管理への参加

　精度管理は大きく分けて内部精度管理と外部精度管理がある．内部精度管理はそれぞれの施設内で日々の測定値の精確さを管理する方法で，管理試料の測定値による管理，さらには個々の患者の測定値の前回値比較や項目間チェックなどの手法がある．これに対して，外部精度管理は自施設の検査データが外部施設と偏りなく同一性が保たれていることを確認する目的で実施される精度管理である．大規模な外部精度管理として表7のようなものがある．

　当初の外部精度管理は，平均値（$\bar{X}$）と標準偏差（SD）によって評価を行っていたが，その後，臨床化学項目を中心に目標値との隔たりが確認できる調査へと変わってきている．しかし，腫瘍マーカーやホルモンの一部の項目は市販測定試薬の反応性の違いから，依然として測定法ごとの平均値と標準偏差による評価にとどまっている．

　外部精度管理への参加は，診療報酬の検体検査管理加算算定の施設基準の必要条件となっていることから，全国規模の日本臨床衛生検査技師会精度管理の参加施設数は3,500以上となっている．この外部精度管理調査を主催している日本臨床衛生検査技師会では，2007年度より臨床検査データの標準化を推進するために基幹施設ネットワークシステムを構築し，都道府県技師会と協力して検査データの施設間差是正の活動を展開している．さらに，日本臨床衛生検査技師会では，主催する外部精度管理調査とデータ標準化事業に参加し，一定の基準を満たす施設を精度保証認証施設として認定する制度を開始した．

F 基準範囲の取り扱い

　測定値の判断基準として，従来は正常値という文言が使われていたが，その後基準範囲が用いられるようになった．正常値は個人によっても異なり，「正常値内の値だから正常だ」とか「正常値から外れているから異常だ」とは一概にいえない．このような誤解を生じないよう「基準範囲」の表現が提唱されるようになった．

　正常値と表現していた時代は，測定値の施設間差が大きかったことから正常値も施設ごとに異なっていた．現在は，常用基準法の設定などによ

り測定法の標準化も進み，施設間差が解消されてきていることから基準範囲も統一化の方向に向かっている．

基準範囲の設定方法は米国臨床検査標準委員会（Clinical and Laboratory Standards Institute；CLSI）がNCCLS（National Committee for Clinical Laboratory Standards）と称していた当時の1992年に最初のガイドライン案を提示し，2008年には第3版（CLSI Documents-C28-A3）が公表されている．このガイドラインでは，基準範囲を決める際の基準個体（対象とする個人個人）の選択法や基準範囲の設定法（算出法など）が解説されている．

国際的に共通な基準範囲を設定する動きがあるが，その前段階で行った検査項目ごとの地域差の調査では，項目によっては国際的地域間で明確な差があることが確認された．しかし，国内に限定した集計では北海道から沖縄まで明らかな地域差が認められなかった．この結果から，国内においては統一の基準範囲を設定して運用することに何ら問題はないとの判断がなされ，共有化に向けた活動が始まっている．

G 検査情報システム

病院情報システム（hospital information system；HIS）は医事データの処理からスタートし，その後，オーダーエントリーシステム，電子カルテシステムへと進化してきた．これに合わせて，臨床検査部門でも臨床検査自動化システム（laboratory automation system；LAS）と臨床検査情報システム（laboratory information system；LIS）も進化を遂げてきた．検査情報システムに関連するシステムとして，輸血検査システム，病理検査システム，生理検査システムがあり，さらに放射線部門では画像保存通信システム（picture archiving and communication systems；PACS）がある．

1. 病院情報システム（HIS）

病院情報システムは図2に示すように多くの部門システムによって構成されている．その中核にオーダーエントリーシステムと電子カルテシステムが存在し，それに医事システムや看護システムなどともに臨床検査情報システムが連携して存在する．

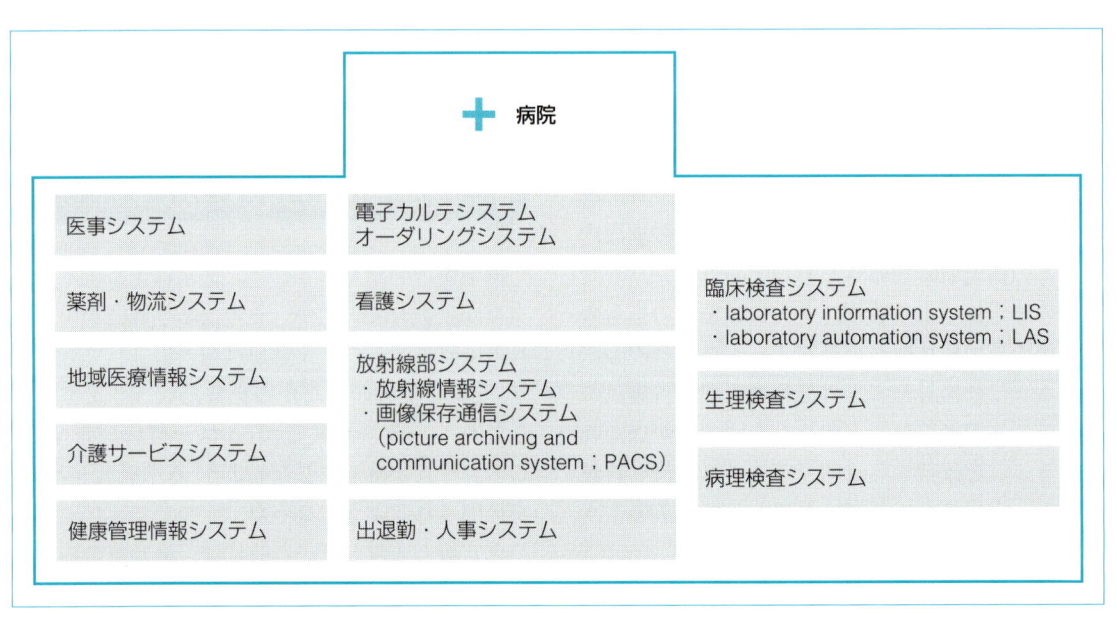

図2 病院情報システムの構成

オーダーエントリーシステムあるいは電子カルテシステムにより種々の検査オーダーが発生し，臨床検査情報システムに伝わり，検査が実施される．検査結果は電子カルテシステムの検査歴参照機能にて確認される．

2. 臨床検査情報システム(LIS)・臨床検査自動化システム(LAS)

検査オーダーが発生した後は図3のような流れで処理される．第1ステップとして，オーダーエントリーシステムあるいはLISにて検体採取バーコードラベルが出力される．ここで，HISに接続した自動採血管準備システムを導入している場合は，検体採取バーコードラベルは採血管に貼られた状態で出力される．外来患者の場合はこの検体採取ラベル出力時に会計情報が医事システムに送信されるのが一般的である．採取された検体は用手法での測定はLISで到着確認，ワークシート出力，測定値入力が行われる．

LASは検体分注システム，検体搬送システム，自動分析機を制御し，種々の精度管理もこのシステムでリアルタイムに行われる．

特に，自動分析機からは大量の測定値が出力されることから，患者データを用いた精度管理はLISが威力を発揮する．具体的には，前回値チェックや今回値チェック（極端値チェック），それに項目間チェックなどが行われる．これらの

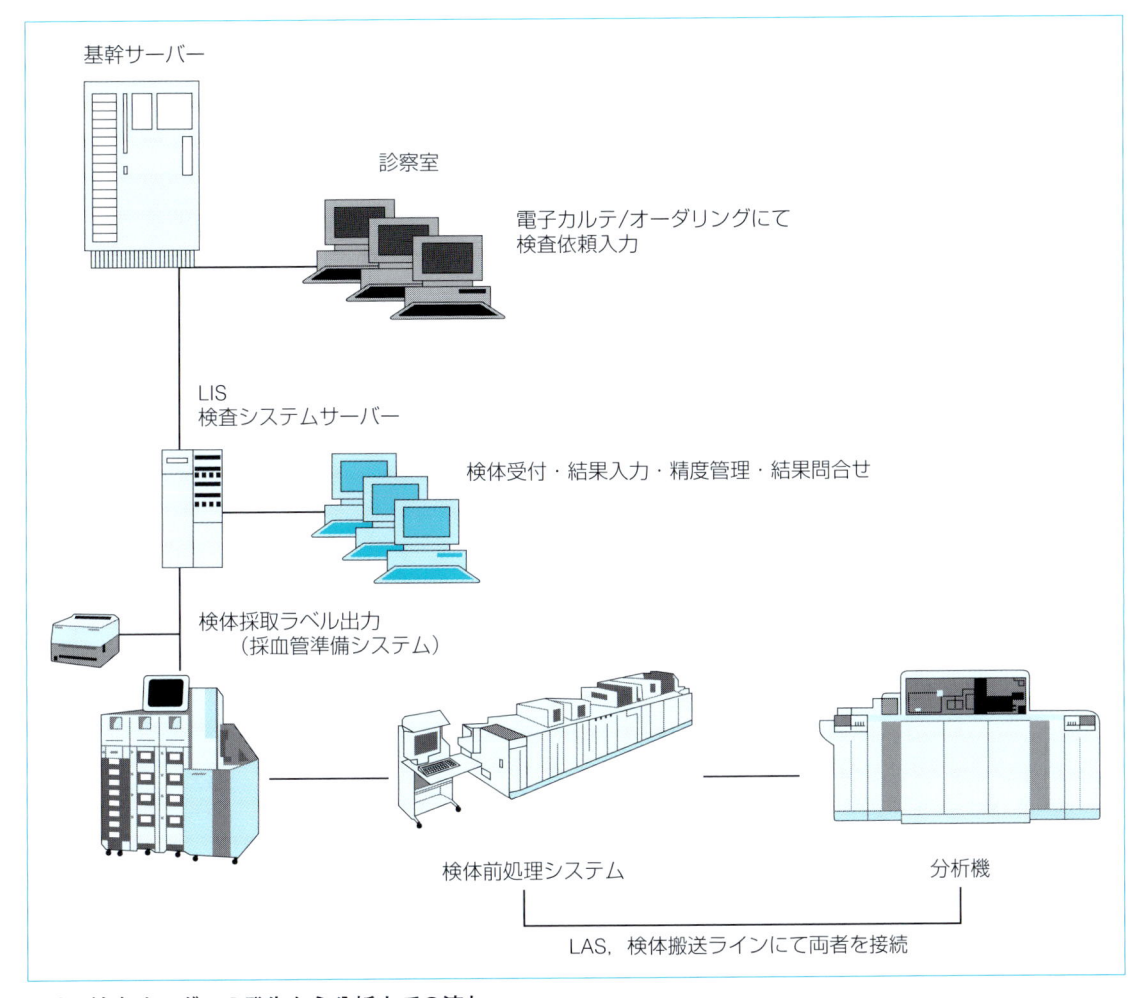

図3 検査オーダーの発生から分析までの流れ

チェックロジックによって異常と判断された測定値は，再測定や検体の取り直しの必要性が判断される．至急以外の外来検体などで極端な異常値（パニック値）が出現すれば，ただちに依頼した医師へ通報することが必要となる．

参考文献

1) (社)日本化学会(監)：IUPAC 物理化学で用いられる量・単位・記号 第3版．講談社，2009
   ※量・単位・記号の標準的な表記法と定義が系統的に解説されている

2) (独)産業技術総合研究所計量標準総合センター(訳)(監)：国際文書第8版(2006)/国際単位系日本語版．(独)産業技術総合研究所計量標準総合センター，2007
   ※国際度量衡総会の公文書を日本語に翻訳した"世界共通のものさし"の解説書

3) 坂上孝，後藤武(編著)：〈はかる〉科学．中央公論社，2007
   ※多方面の専門家が"はかる"について感性を交えてやさしく解説している

4) 一般社団法人検査医学標準物質機構：認証標準物質の使い方ハンドブック(http://www.reccs.or.jp)．2011
   ※臨床化学分野における認証標準物質の種類とその使い方を整理した解説書

III 検査機器 各論
機器の原理・構造と使い方

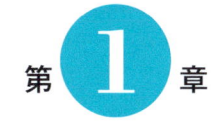

第1章 周辺器具・装置

学習のポイント

❶ 臨床検査で用いられる液体の体積をはかる器具には各種のピペット，メスシリンダー，ビュレットがあり，それぞれ用途が異なる．これらの体積計には出用（だしよう，TD）と受用（うけよう，TC）があり，体積計に記されている．
❷ ガラス体積計の目盛は，標準温度20℃の水を測定したときの体積である．JISでは各種体積計の許容誤差を示しており，高精度の「クラスA」と標準精度の「クラスB」がある．
❸ 天びんは機械式天びんと電子式天びんに分けられる．現在では扱いやすさにより，電子式天びんが使われている．
❹ 恒温水槽は，一定の温度環境を維持するため水槽，加熱部・冷却部，温度制御部，攪拌部よりなり立っている．
❺ ふ卵器は，微生物や組織細胞の培養に用いられる．一般的な細菌の培養温度は37℃であるが，培養目的により使用温度が異なる．一般的なふ卵器，低温ふ卵器，CO_2インキュベータ，嫌気性培養器，振盪培養恒温器などがある．
❻ 滅菌とは病原性，非病原性を問わず，すべての微生物を死滅・除去することである．
❼ 加熱法による滅菌法には乾熱法と高圧蒸気滅菌法がある．
❽ 代表的な純水の製造方法には蒸留法，脱イオン法，逆浸透法がある．
❾ 棒状温度計は感温液により，有機液体封入ガラス温度計（赤液温度計）とガラス製水銀温度計とがある．
❿ 湿度の表し方には，相対湿度（%RH）と絶対湿度（g/m^3）とがあり，一般的に使用されているのは前者である．
⓫ 冷却の基本原理は液体冷媒が蒸発器において気化熱を奪うことによる．冷蔵庫は放熱部の設置位置に考慮する必要がある．
⓬ 光学顕微鏡の原理と構造，性能を表す指標について理解する．

本章を理解するためのキーワード

❶ ガラス体積計の規格
計量法により，JIS 規格（JIS R 3505）として示されていて，メーカーがこの正確度を保持することになっている．

❷ ガラス体積計の検定
ピペットで純水をはかり取り，次いで流出させた純水の質量をはかる．水温補正，室温補正，気圧補正を行い，はかり取った純水の質量に対する体積を計算する．

❸ 質量と重量
振子式はかりでは，既知質量の分銅と未知質量の物体に同時に作用する重力を比較して質量を測定するので，重力加速度の影響を受けない．しかし，電子天びんの大半は重量を測定する重量計であり，重力が異なる場所では指示値が異なる．そのため，その場所でのキャリブレーション（校正）が必要となる．

❹ 感量
はかりに負荷をかけたとき，そのはかりが応答することができる質量の最小の変化をいう．

❺ 天びんの点検
国家基準とトレーサビリティがとれている JCSS 分銅を用い，その表示値（はかりが示す値）と分銅の質量値（JCSS 証明書の協定値）との差が点検基準（点検公差あるいは使用公差）以内であれば正常とする．

❻ 温度センサ
ヒータや冷凍機を制御して温度を調節する装置である．恒温水槽では，水温を温度センサで槽内の温度を感知し，その信号でヒータの ON/OFF を行う．温度センサには，液体膨張式，熱電対（ゼーベック効果），測温抵抗体がある．

❼ 比抵抗率
面積 1 cm^2 の平面電極が，距離 1 cm で向い合っている容器に純水を満たして測定した電気抵抗であり，その単位は Ω·cm で表される．純水の純度が高くなるほど大きくなる．純水では MΩ·cm の単位が用いられることが多い．

❽ 電気伝導率
比抵抗率の逆数で表したものであり，その単位は S/cm（ジーメンス/cm）で表される．純度が高くなるほど小さくなる．純水では μS/cm の単位が用いられることが多い．

❾ イオン交換膜 ion exchange membrane
イオン交換樹脂を 0.1 mm 程度の薄い膜状にしたものである．陽イオン交換膜は陽イオンのみが透過でき，陰イオン交換膜は陰イオンのみが透過できる．

❿ 有機体炭素（total organic carbon；TOC）
水質を表す指標の1つで，水中に含有する有機物量を炭素量として表したもの．その量は mgC/L の単位で表す．

⓫ 殺菌 UV ランプ
純水製造過程に主波長 254 nm の紫外線を照射し，純水中の微生物を殺菌する．

⓬ 酸化 UV ランプ
純水製造過程に主波長 185 nm の紫外線を照射し，純水中の有機物を酸化・分解し，TOC を低下させる．

⓭ 1990 年国際温度目盛（The International Temperature Scale of 1990；ITS-90）
17 種類の定義定点が国際的に定められており，その定義定点温度を基準温度計へ目盛を付けて温度の基準が校正される．

⓮ 計量法認定事業者制度（Japan Calibration Service System；JCSS）
SI 単位系の標準がどのくらいの「不確かさ」で国家標準とつながりをもっているかを体系的に証明するトレーサビリティ制度である．それらに対する能力を有する事業者を「JCSS 校正事業者」といい，独立行政法人製品評価技術基盤機構の認定センターで認定される．

⓯ 開口数
対物レンズの分解能や焦点深度などの性能を判断するための指数．

A 計量器具

　液体の体積をはかる器具を一般に体積計という．体積計には一定量を採取し，他の容器へ移すためのピペットとメスシリンダー，一定量の溶液を作成するためのメスフラスコ，加える液体の量をはかるビュレットがある．

　体積計にはピペットのように排出された体積が

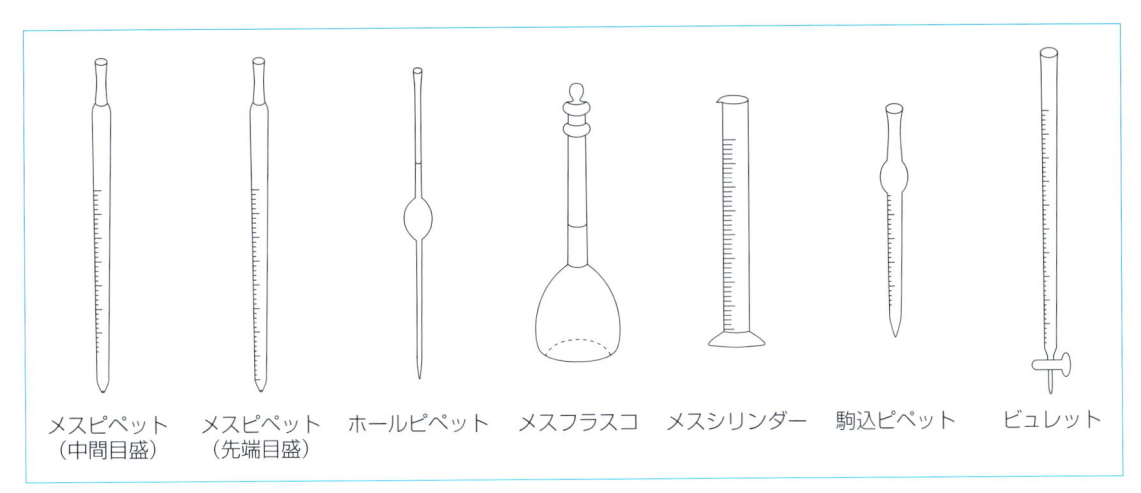

図1 主なガラス体積計

メスピペット（中間目盛）／メスピペット（先端目盛）／ホールピペット／メスフラスコ／メスシリンダー／駒込ピペット／ビュレット

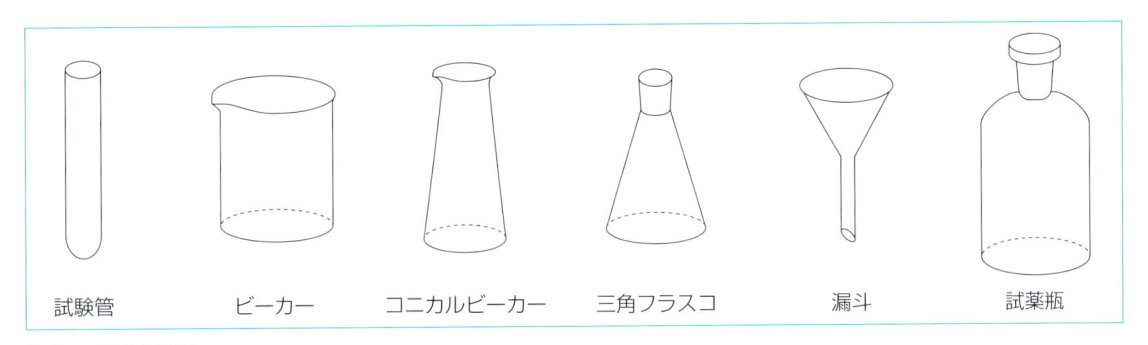

図2 ガラス器具

試験管／ビーカー／コニカルビーカー／三角フラスコ／漏斗／試薬瓶

1. ガラス器具

よく用いられるガラス器具を図2に示した．ビーカーは液体の取り出し，混合，反応，蒸発などに用いる．口部が小さいコニカルビーカーは滴定に便利である．三角フラスコは液体の受器や滴定分析に用いられる．

2. メスピペット

メスピペットは一定量の液体を採取するもので，出用（TD）で使用される．ピペットは先端目盛のタイプと中間目盛のタイプがあり，細かく目盛が刻まれている．目盛の全量と分量の液体を採取するときに用いられる．先端目盛のタイプは目盛が先端（下限）まで刻まれてあり，細い先端部分の容積を含めてその全体容積を表す．たとえば

目盛られた出用（だしよう）とメスフラスコ，メスシリンダーのように目盛まで入れて量を判定する受用（うけよう）がある．一般にこれらの体積計にはTDまたはTCと刻記されているが，他の刻印もある．

〔記号の意味〕

出用	受用
TD ; to deliver	TC ; to contain
Ex ; external	In ; internal
A ; ausguss	E ; einguss

ピペットには，メスピペット，ホールピペット，マイクロピペット（JISではプッシュボタン式液体用微量体積計），駒込ピペットがある（図1）．

このほか目盛は概略であるが，液体の受器や反応容器として用いるビーカー，フラスコがある．

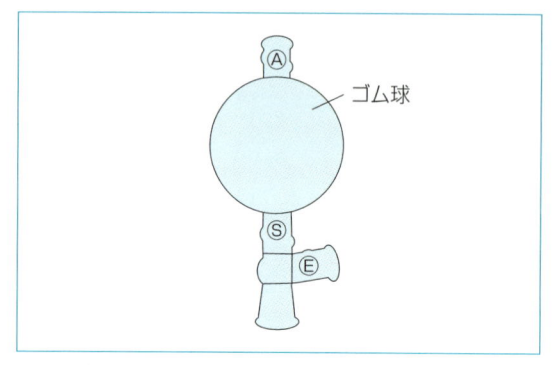

図3 安全ピペッター
A(air)：A弁を押してゴム球の空気を抜く．
S(suck)：S弁を押して溶液を吸い上げる．
E(empty)：E弁を押して溶液を流出させる．

1 mLのピペットでは全量を流出したとき1 mLとなる．中間目盛のものは細い先端部分には目盛は刻まれておらず，ピペットの中の全量を流出するのではない．液体を最上部の目盛から最下部の目盛まで流出したとき，最下部に印字してある容量が採取できる．なお液体をピペットに吸引するときは安全ピペッターを使用する（図3）．

駒込ピペットは比較的少量の液体を大まかに採取し，他の容器に注入または滴下する際に用いる．出用（TD），受用（TC）の区別がなくJISの規格もない．ゴム球を用いスポイトのように操作する．

3. ホールピペット

ホールピペットは別名，全量ホールピペットと称し，出用（TD）で使用される．このピペットは目盛が1か所（1本）で，この目盛まで液体を吸引し，自然流出させ，さらに先端に残る液体も流出させた体積が表示容積となる．最後に残る液体の流出方法は，ピペットの上端を閉じた状態でピペットのふくらみ部を手のひらで包み，中の気体を膨張させて液体を流し出す．

4. メスシリンダー

メスシリンダーは受用（TC）の体積計で，液体の体積の計測に用いられる．本体には細かく目盛が刻まれ，メスフラスコに比べ胴径が大きいぶんだけはかり取られる体積の誤差は大きくなる．

5. メスフラスコ

メスフラスコは受用（TC）の体積計で，正確な試薬濃度を調整するときに用いられる．開口部の栓は本体とすり合わせでできており，首部分に表示の体積を示す目盛（1本の回線）が入っている．

6. マイクロピペット

微量の液体を採取するピペットには，エアーディスプレイスメント式のもの，ポジティブディスプレイスメント式のもの，古くから用いられているガラス毛細管によるものがある．エアーディスプレイスメント式のものは，機械式のピストンで空気を出し入れし，先端に取り付けられた樹脂性のチップ内に液体を吸引排出する．ポジティブディスプレイスメント式のものは，細いステンレスピストンとガラス毛細管を組み合わせたシリンジ式や，ピストンシリンダーが一体となったチップを用い，直接，液体の測定・吸引排出を行う．

〔マイクロピペットの比較〕

	利点	欠点
エアーディスプレイスメント式	コンタミネーションの恐れがない	粘性の高い液体に不向き
ポジティブディスプレイスメント式	高粘度，高揮発性の液体でも可能	コンタミネーションが問題（チップタイプは問題なし）

ここでは最も広く用いられているエアーディスプレイスメント式のものについて述べる．このタイプはJIS K 0970で「プッシュボタン式液用微量体積計」と称されているが，一般にマイクロピペットといわれている．

a. シングルチャンネルピペット

最も一般的なマイクロピペットで容量に応じた

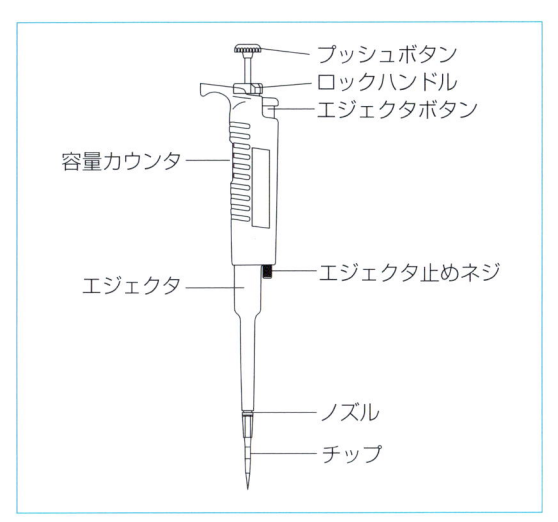

図4 マイクロピペット（ニチリョー）

チップを装着して使用する（図4）．本体は，容量固定式と容量可変式がある．容量可変式では採取できる容量の範囲が決められている．市販されている何種類かの容量範囲のタイプを併用することで 0.1 µL～10,000 µL の容量すべてをカバーできる．チップは使い捨てを基本とし，PCR などにおけるクロスコンタミネーション防止用のフィルター付チップもある．ピペット本体は UV 照射やオートクレーブ可能のタイプ，酸・アルカリ，有機溶媒対応のタイプがある．

b. マルチチャンネルピペット

マイクロプレート専用のピペットで，プレートのウエルの縦または横に合わせて同時分注できるピペットで4連（4チャンネル），8連，12連のタイプがある．また試験管ラックからマイクロプレートへ分注できるようにピッチ間隔が異なる容器へ分取，分注ができるピッチ間隔の可変が可能なピペットも市販されている．

c. 電動式マイクロピペット

ピストンの上下をモーターで行うもので，精度のよい分取，分注が可能である．多数検体のサンプリングに適している．特にマルチチャンネルタイプはマイクロプレートへの分注に使用される．

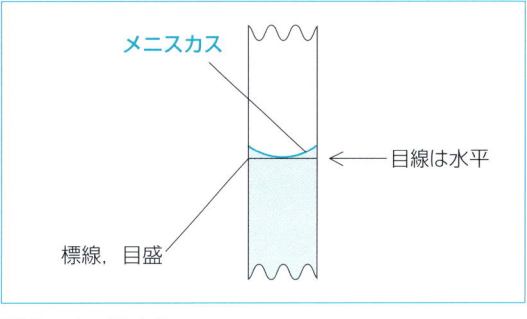

図5 メニスカス

7. ガラス器具の取り扱い方

1) ガラス体積計の目盛の読み方：目盛は，水や水溶液の場合はメニスカスの最下端で読み取る．このときの目線はメニスカスの最下端と水平とする（図5）．
2) フッ化水素酸は一般にガラスの成分（SiO_2）と反応して溶かすため，ポリエチレンまたはテフロンの容器に入れて保存される．また並質ガラスは，アルカリ性溶液に侵されやすい．
3) 栓などのすり合わせをもつ器具は，使用しないときにはすり合わせの部分に紙片をはさんでおくと，栓がとれなくなるのを防ぐことができる．

8. ガラス体積計の規格

ガラス体積計の規格は，以前は計量法による検定によっていたが，1994年の計量法の改正によってJIS規格（JIS R 3505）となり，メーカーが正確度を保持することになっている．JIS規格では各種体積計の許容誤差を示しており，高精度の「クラスA」と標準精度の「クラスB」がある（表1）．

> **サイドメモ：メニスカス**
>
> メニスカスとは液体と容器の表面との相互作用によって形成される液面の彎曲をいう．水や水溶液の場合は凹状に，水銀の場合は凸状になる．メニスカスはギリシア語で「三日月」の意味で，彎曲の最深部，すなわち液面の最下端または最上端を読む．

表1 ガラス体積計の許容誤差

メスピペット

容量(mL)	1	2	3	5	10	20	25
許容誤差(mL)	±0.01	±0.01	±0.03	±0.03	±0.05	±0.1	±0.1

ホールピペット

容量(mL)	0.5以下	2以下	5以下	10以下	20以下	25以下	50以下
許容誤差(mL)	±0.005	±0.01	±0.015	±0.02	±0.03	±0.03	±0.05

メスフラスコ

容量(mL)	50	100	200	300	500	1,000	2,000
許容誤差(mL)	±0.06	±0.1	±0.15	±0.25	±0.25	±0.4	±0.6

メスシリンダー

容量(mL)	25	50	100	200	300	500	1,000
許容誤差(mL)	±0.25	±0.5	±0.5	±1.0	±1.5	±2.5	±5.0

表の許容誤差はクラスAのものを示す．クラスBはクラスAのほぼ2倍である．

（JIS R 3505：1994より）

9. ガラス体積計の校正

体積計に記されている表示目盛は，標準温度20℃の水を測定したときの体積を表す．この温度で体積計を用いれば許容誤差範囲内で表示体積の液体をはかり取ることができる．20℃以外の温度では，ガラスおよび液体の温度による体積変化により，表示体積とは異なってくる．

精密な実験では，目盛の真の値が必要となり，ガラス体積計の体積を補正して使用する．また，製造されてから時間がたつとガラス体積計は許容誤差以上の体積誤差を含む場合がある．このように表示体積との誤差を調べるガラス体積計の校正方法はJIS K 0050に述べられている．

以下にホールピペットの校正手順を示す．
① ピペット内に純水をはかり取る．このときメニスカスの最下端を標線に一致させて読み取った後，質量既知の秤量瓶内に流出させ，栓をする．
② 秤量瓶の質量を正確にはかり，純水の質量を求める．
③ 水温，室温，気圧を測定する．
④ 水温補正，室温補正，気圧補正を行い，はかり取った純水に対する体積を計算する．
⑤ 求めた体積と表示体積との差を求めて補正値とする．

10. ガラス体積計の洗浄

新しいガラス器具は使用前に中性洗剤やガラス器具洗浄剤を用いて洗浄する．

使用した器具は簡単な水洗いだけで十分な場合もあるが，汚れによっては特殊な洗い方を必要とする場合もある．汚れと洗浄方法を表2に示す．こびりついた汚れはブラシやスポンジを用いて洗い落とすが，ガラス体積計の中は容積が不正確になるおそれがあるため，こすることはしない．

B 天びん

天びんは質量を測定する計測器であり，臨床検査においては各種試薬や標準物質の秤量，体積計の検定，検体や臓器の重量の測定，遠心分離時のバランスをとるときなどに用いられる．

1. 質量

質量については第2章概論Ⅱを参照されたい．

表2 汚れと洗浄方法

汚れ	洗浄方法
水溶性有機物	中性洗剤やガラス器具洗浄剤
非水溶性有機物	1) 溶解しやすい洗剤で洗浄→エタノールやアセトンで洗浄→中性洗剤やガラス器具洗浄剤で洗浄 2) 1)で汚れが落ちない場合は超音波洗浄[*1] 3) 6 mol/L 硝酸と30% 過酸化水素水を体積比3：1で混合した液に浸漬して洗浄する.
蛋白質	蛋白質洗浄用中性洗剤[*2]
金属塩類	硝酸と水を1：1で混合した液，塩酸と水を2：1で混合した液

*1：微細構造の器具やキズのある器具は破損することがあるので注意する.
*2：アルカリ性洗浄剤はガラスを腐食するので注意する.

表3 天びんの種類

機械式天びん	秤量	読み取り限度
上皿天びん	0.1〜10 kg	0.1 g〜10 g
自動上皿天びん	0.1〜10 kg	0.1 g〜10 g
化学天びん	100 g〜200 g	0.1 mg
直示天びん	30 g〜200 g	0.001 mg〜0.1 mg
上皿直示天びん	100 g〜200 g	0.1 mg
電子式天びん	**秤量**	**最小表示**
電気抵抗線式天びん 電磁力平衡式天びん	60 g〜6,000 g	10 mg〜1.0 g
電子微量天びん	100 mg〜数 g	1 μg
電子分析天びん	50 g〜500 g	0.01 mg〜0.1 mg
精密電子天びん	10 g〜数 kg	0.01 mg〜1 g
音叉式天びん	100 g〜200 kg	0.1 mg〜1 g

2. 質量と重量

質量はその物体固有のものであるから，1 kgの物体はどこにあっても1 kgである．しかし，重量は引力の作用によってその物体が引っ張られる力であるから，その場の引力によって異なる．

力は質量と加速度の積で表され，1 kgの質量をもつ物体に1 m毎秒毎秒(s^2)の加速度を生じさせる力を1ニュートン(1 N)と定義される．

$$力(N：ニュートン) = 質量(kg) \times 加速度(m/s^2)$$

地球上の物体の重量は力の一種として表され，次のようになる．

$$重量(N：ニュートン) = 質量(kg) \times その場の重力の加速度(m/s^2)$$

また，重量を重量キログラム(kgf)で表せば，kgf = 9.80665 Nと定義づけられていることから，次のようになる．

$$重量(kgf) = 質量(kg) \times その場の重力の加速度(m/s^2)/9.80665$$

振子式はかりでは，既知質量の分銅と未知質量の物体に同時に作用する重力を比較して質量を測定するので，重力加速度の影響を受けない．しかし，電子天びんの大半は重量を測定する重量計であり，重力が異なる場所では指示値が異なる．そのため，その場所でのキャリブレーション(校正)が必要となる．

3. 天びんの種類

天びんは機械式天びんと電子式天びんに分けられる(表3)．機械式天びんは「てこによる釣合」を原理とするもので，化学天びん，等比上皿天びん，自動上皿天びん，直示天びんなどがある．電子式天びんは重量を電気信号に変換する方式を用い，電気抵抗線式(ロードセル式)天びん，電磁力

平衡式(フォースバランス式)天びん，音叉式天びんなどがある．このように天びんはいろいろな種類のものがあるが，応答性の速さと扱いやすさにより，現在では電子式天びんが使われている．

4. 計量に関する用語

- **ひょう(秤)量**：はかり取れる最大の質量．
- **目量(めりょう)**：隣接する目盛標識(計量値を表示するための数字や点，線のこと)のそれぞれが表す量の差．最小表示と同じ．
- **最小表示(読取限度)**：重さを読み取ることができる最小の値．電子天びんではディジタル表示の最小ステップ．
- **感量**：はかりに負荷をかけたとき，そのはかりが応答することができる質量の最小の変化の量．
- **不確かさ**：測定値の真の値が存在する範囲を示す推定値．JCSS ロゴマーク付証明書には，この値が記載され，協定値がどれほどの信頼性をもつのか客観的にわかるようになっている．
- **協定値**：JCSS ロゴマーク付証明書に記載されている分銅の校正された値．
- **分解能・内部分解能(精度)**：接近した質量値の差を識別できる能力．最小表示/ひょう量で表す．慣習的に精度といっている．小さいほど分解能が高い．
- **偏置誤差(四隅誤差)**：被計量物をのせ皿の中央にのせてはかったときの計量値と任意の位置にのせてはかったときの差．

5. 主な天びん

a. 上皿天びん

皿に載せた計量物の質量と分銅を直接つり合わせて測定する．上皿天びんはさほど精度を必要とせず，迅速さと簡便さを要求されるときに用いられる．上皿天びんの構造は，支点を中心としてさおの左右同じ距離に皿がある(等比型，図6)．また皿に試料をのせたとき，皿が転覆しないように，さおのほかに副かんとよばれる補助のてこが

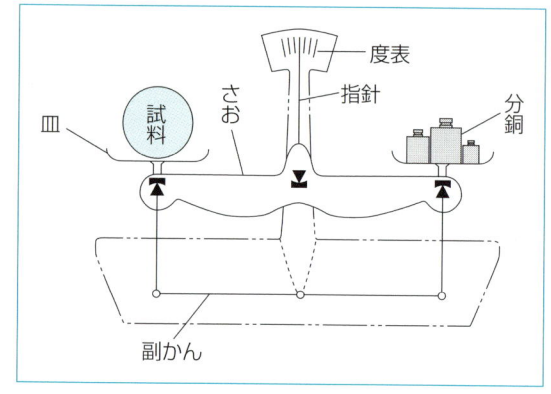

図6 等比上皿天びんの構造

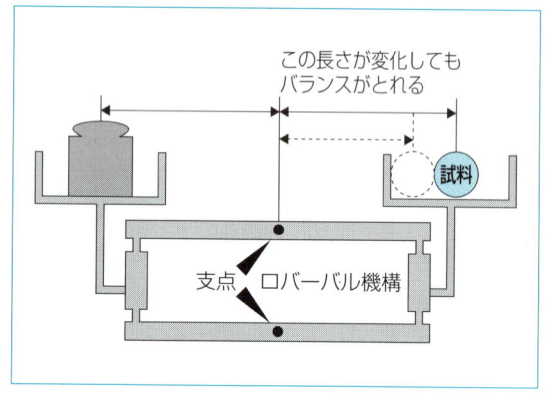

図7 ロバーバル機構

あり(ロバーバル機構という)，試料(左)とつり合うだけの分銅(右)を皿に積むことにより，ひょう量値が得られる．遠心分離時のバランスをとるときにも用いられる．

ロバーバル機構はそれぞれが自由に動ける平行四辺形の枠組みを形成している(図7)．縦の柱の部分に皿を取り付け，試料と分銅が同じ重さなら置く位置にかかわらずつり合う．重さが違えば，皿は平行に上下に移動するだけで傾かない．電子式天びんにもロバーバル機構が用いられる．

1) 自動上皿天びん

上皿天びんの簡易さを，さらに向上させたもので，分銅は天びん本体内に内蔵されており，つまみの操作で分銅の加除ができ，計量物の質量は，加えた分銅の質量と指針で目盛板に表示される質

量の和で表される．定感量型であり精度（最小目盛/ひょう量）は 1/1,000 のものが多い．

b. 化学天びん

化学天びんは等比型で両皿の吊り下げ形である．化学天びんでは，荷重が大きいと重心は下がり感量が増し，荷重が小さいと感量が減じる．以前は精密な重量測定に多用され，また重量測定の原理を学ぶのに適した天びんであるが，熟練が必要で，測定に時間を要するなどの理由で，現在は電子式天びんに置き換わった．

c. 直示天びん

直示天びんは，化学天びんの操作の煩雑さを改良した天びんで，試料の質量を直読できる．原理は図8のようにさおのなかほどに支点があり，皿の上部にダイアル操作で加除できるリング型の分銅が懸垂されている．一方のさおにはおもり（重錘）が，さおの端に目盛板が取り付けられ，両方が水平でつり合っている．この状態で皿に試料をのせるとさおが傾くので，分銅掛けにかかっている内蔵分銅を取り除くと，ガラス板の投影目盛0の近くでさおが傾斜した状態でつり合う．その傾斜角は試料の質量と分銅掛けから除去した内蔵分銅の質量の差に比例するので，除去した内蔵分銅の量は表示窓に示され，ガラス板の投影目盛より，除去された内蔵分銅との差が読み取れる．試料の質量は，

> 試料の質量＝除去した分銅の質量
> 　　　　　＋目盛から読み取った質量

で直読できる．直示天びんは，支点にかかる質量は常に一定であるので感量は一定である．また，支点と皿までの距離と支点とおもりまでの距離が等しくなく不等比型天びんである．

d. 電子式天びん

現在では電子式天びんが最も汎用されている．電子式天びんは重量を電気信号に変換する原理を用いている．本稿では，代表的な種類である電気抵抗線式（ロードセル式）天びん，電磁力平衡式（フォースバランス式）天びん，音叉式天びんを取り上げる．

1) 電気抵抗線式（ロードセル式）天びん

ロードセルとは，起歪体（きわいたい）ともよばれ，荷量に応じて発生する電気信号から荷量の大きさを知る装置をいう．図9のように起歪体のアルミでできた弾性体の片方を固定しておき，もう片方に試料をのせると試料の重みで起歪体がたわ

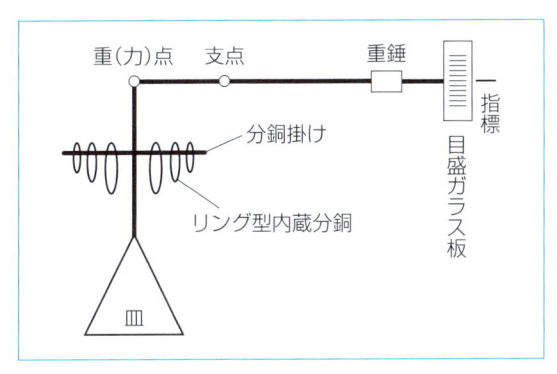

図8　直示天びんの原理図（産業技術総合研究所）

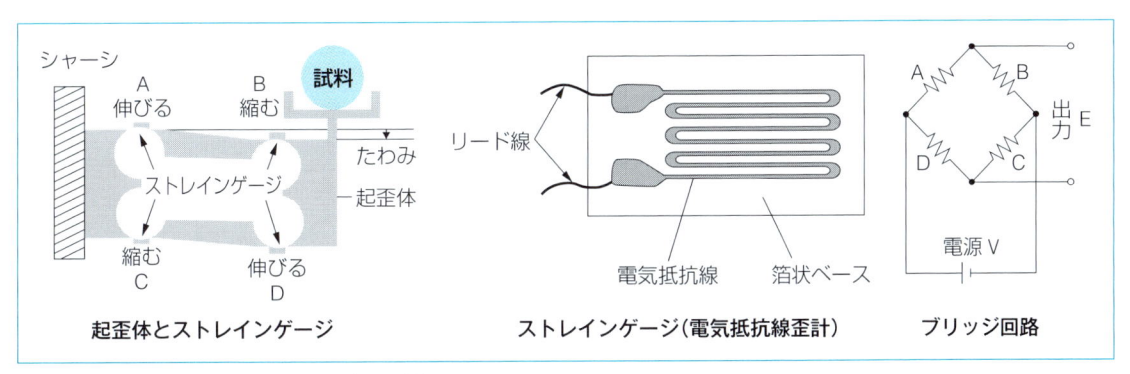

図9　電気抵抗線式（ロードセル式）天びんの原理図

み，起歪体の薄肉部分に張ってあるストレインゲージが伸び縮みする．このときストレインゲージの抵抗値が変化するので，これらをブリッジ回路に組み，信号を取り出し A/D 変換後，質量に換算して表示する．精度は 1/3,000～10,000 であるが，構造が簡単であり，安価である．

2) 電磁力平衡式（フォースバランス式）天びん

現在，電子天びんとして最も多く製造されており，試料の重量と電磁力をつり合わせる原理を利用している．つり合うのに必要な電磁力を発生させ，そのときの電流の大きさを検出して，質量を求める．

コイルに電流を流すとフレミングの左手の法則に従い電磁力が発生する（図10）．コイルに荷重が加わった状態で，電流を徐々に増加していくと，ある電流値でコイルがもち上がる．電流を調整してちょうどつり合ったとき，コイルに発生する力と荷重が一致することになる．

構造は図11のようになっている．
① まず皿に試料をのせるとさおは右上がりに傾斜する．
② さおの右端にある位置センサー（光源と光電変換素子）によって，さおの右端が上方に移動したことを検出し，信号を発生する．
③ 信号によってコイルに流れる電流が増加する．
④ コイルに発生した力により，さおが下方に引っ張られ，元の位置にさおが戻される．
⑤ あらかじめコイルに流す電流値と試料の質量値を校正しておくと，電流値より質量を求めることができる．

電磁力平衡式は，精度が最も高い方式で，1/10,000～1/2,000,000 となり，最小目盛は 0.1 mg～1g である．用途は工業用，試験研究用，分析用などである．

3) 音叉式天びん

音叉式天びんの原理は，音叉振動子（2つの音

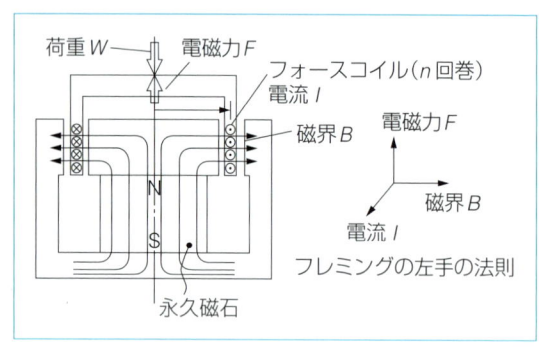

図10　電磁力発生機構

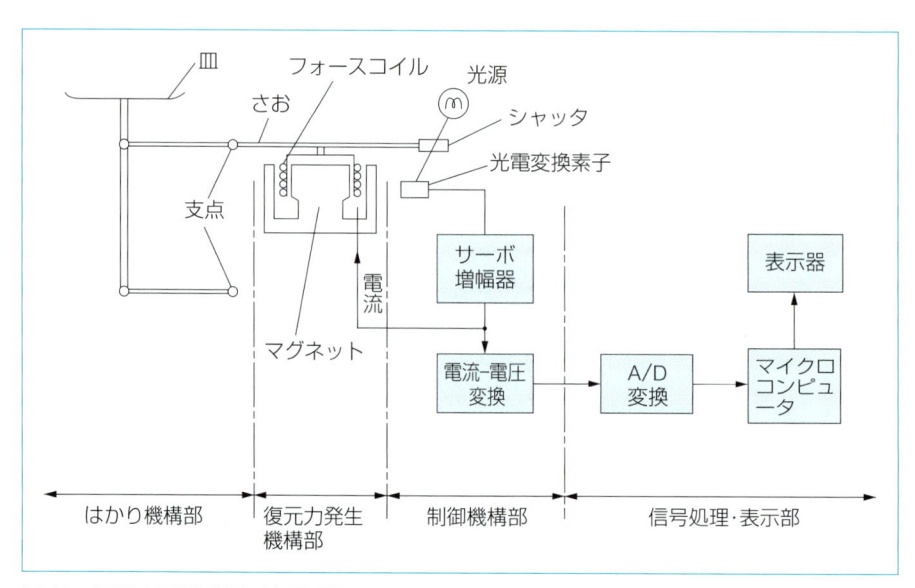

図11　電磁力平衡式天びん原理図

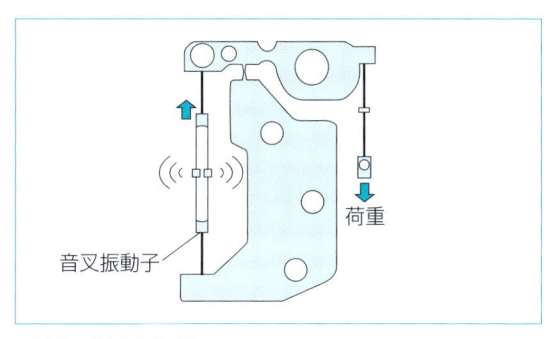

図12 音叉センサ

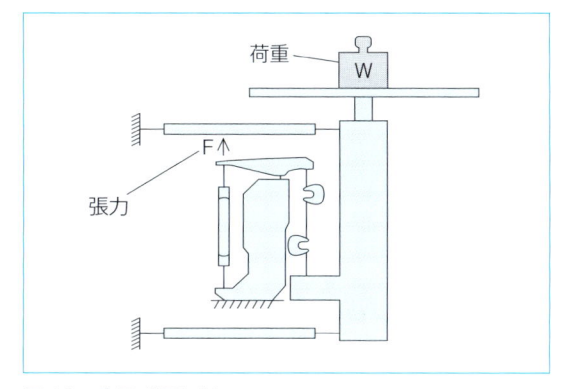

図13 音叉式天びん

叉を上下に組み合わせた構造，**図12**）に付けられた圧電素子に電圧を加え，あらかじめ音叉振動子を一定の周波数で振動させておく．計量皿に荷重が加わると音叉振動子が引っ張られ，振動周波数が増加する．これは弦楽器の弦の張力を強くすると音が高くなるのと同じ原理である．この周波数の増加分を水晶発信器の周波数を使って正確に取り出す．この取り出した信号を演算して荷重を計算し，質量に換算する（**図13**）．振動エネルギーはすべて振動子に閉じ込められ，外に振動力が働かず，安定した共振が持続する．主な長所は経時変化が少ないことである．精度は 1/1,000〜1/10,000,000 となり，最小目盛は 0.01 mg〜1 g である．用途は試験研究用，調剤用などである．

6. 電子式天びんの使用上の注意

a. 天びんの設置場所

①人が出入りし，気流を生じる場所やエアコンの気流のある場所は避ける．
②振動が少ない場所を選び，天びん台は頑丈なものを選ぶ．
③腐食性のガスがない場所を選ぶ．
④室温は約 20℃ であることが望ましく，温度を一定に保つ．温度が変化すると感度が変わる．
⑤湿度は相対湿度が 65%±10% が望ましい．あまり低すぎると帯電現象を生じ，高すぎると結露が起こり，電子基板がショートして故障することがある．
⑥天びんの設置場所を変えたときや室温が変化したときは感度校正をする．
⑦直射日光を避ける．
⑧磁場を避ける．

b. 操作上の注意

①指定されたウォーミングアップ時間をとる．
②水平を調整する．
③分銅は素手で触れない．扱うときは木製のピンセットか，先端に樹脂やゴムのカバーが付いたピンセットを用いる．

c. 日常の点検

①分銅を使った点検：国家基準とトレーサビリティーがとれている JCSS 分銅を用い，その表示値（はかりが示す値）と分銅の質量値（JCSS 証明書の協定値）との差が点検基準（点検公差あるいは使用公差）以内であれば正常として点検を終了する．
②ひょう量皿やその周囲が汚れていないかを点検する．

サイドメモ：JCSS 分銅

JCSS（Japan Calibration Service System）ロゴマーク付証明書の付いた分銅のことをいう．国（経済産業省）から認定を受けた校正登録事業者は分銅の校正を行い，この証明書を発行することができる．JCSS ロゴマークは，国家標準とトレーサビリティーがとれている（国家標準と関連付けられる）ことを示す．

③表示の安定性：なにものせない状態で，ゼロ表示が安定していることを確認する．

d. 定期点検
1) 繰返し性

同じ分銅を 10 回程度のせ降ろしし，空のときの読み値と分銅の読み値からそれぞれの標準偏差を求める．標準偏差が取扱説明書の点検基準以内なら合格とする．

2) 四隅誤差（偏置誤差）

同じ試料を皿の中央にのせたときと，前後左右にずれた位置にのせたときの値の違いを調べる．

3) 感度の点検，直線性の点検

メーカーや機種で点検の方法が異なるので，取扱説明書に従い実施する．

C 恒温装置

1. 恒温水槽

恒温水槽は水の温度を一定に保っておくことのできる水槽である．臨床検査では，臨床化学検査，免疫・輸血検査，血液凝固検査，微生物検査などに用いられる．恒温水槽は一定の温度環境を維持するため次の機能より成り立っている．

a. 構造・機能
1) 水を貯めておく容器

槽内の温度を一定に保持し，設置場所の室温に左右されないために重要となる．保温材としてグラスウール，ロックウールなどが用いられる．

2) 加熱部，冷却部

使用温度範囲が常温～100℃の恒温水槽は，水温を上げるために電熱ヒーター（電熱線を電気絶縁体で覆い，これを金属管に入れた構造）を用いる．温度範囲が常温以下の恒温水槽は冷凍機（コンプレッサー）で冷却し，水を恒温維持する．

3) 温度制御装置

ヒーターや冷凍機を制御して温度を調節する装置である．水温を温度センサーで槽内の温度を感知し，その信号でヒーターの ON/OFF を行う．以前はヒーター出力の制御は ON/OFF であったが，現在は設定温度に対して偏差が少ない PID 制御方式が主流となってきた．

恒温水槽の温度センサーは各種あるが，最も広く使用されているのは測温抵抗体である．主な温度センサーの種類と特徴を表 4 に示す．

4) 攪拌装置

槽内の温度を一定に保つために，ヒーターで加熱された水を均一に拡散させるものである．攪拌法は恒温水槽の形や大きさ，温度範囲により最適な方法がとられる．

a) ポンプ攪拌

ポンプにより槽内の水を吸い込んで押し出すことにより水槽内部を攪拌する．ポンプの噴き出し口の方向や噴き出しの強さで攪拌効率が変わる．

b) プロペラ攪拌

モーターでプロペラを回転させ水槽内を攪拌する．プロペラの羽根の枚数や角度により攪拌効率が変わる．

c) 噴流攪拌

プロペラをケースで覆い，プロペラを回転させることでケースに液を吸い込んで噴き出すことにより攪拌する．噴き出しの方向や強さにより攪拌効率が変わる．

サイドメモ：PID 制御方式

現在の温度と設定温度との偏差に比例した出力を出す比例動作（P）と，その偏差の積分に比例した出力を出す積分動作（I）と，偏差の微分に比例した出力を出す微分動作（D）の和でヒーターの出力を制御して，目標の温度に向かって調節する方式である．PID 制御方式は ON/OFF 方式に比べ，設定温度に対しての偏差が少なく，恒温水槽の温度制御の主流となっている．

表4 温度センサーの種類と温度調節法

温度センサー	温度調節法	特徴
バイメタル式	2つの熱膨張率の異なる金属板を張り合わせたもの(例:黄銅とニッケル)で、温度による熱膨張の違いによる金属板の曲がりにより電源の接点を開閉する.	安価であるが温度精度が悪い.
液体膨張式	トルエンやシリコン油などの液体の膨張圧力の変化をダイアフラムやベローズに直接伝え、電源の開閉を行う.	比較的安価であるが温度精度があまりよくない.
熱電対（ゼーベック効果）	2種類の金属線を接続して回路をつくり、両端の接合部に温度差を与えると起電力を生じる. これを温度制御回路に送りヒーターの出力を制御する.	温度の応答性、精度がよい.
測温抵抗体	温度により電気抵抗が変化する白金線やサーミスターを定電圧回路に組み込み、抵抗変化による電位差を信号として温度制御回路に送りヒーターの出力を制御する.	温度の応答性、精度がよい.

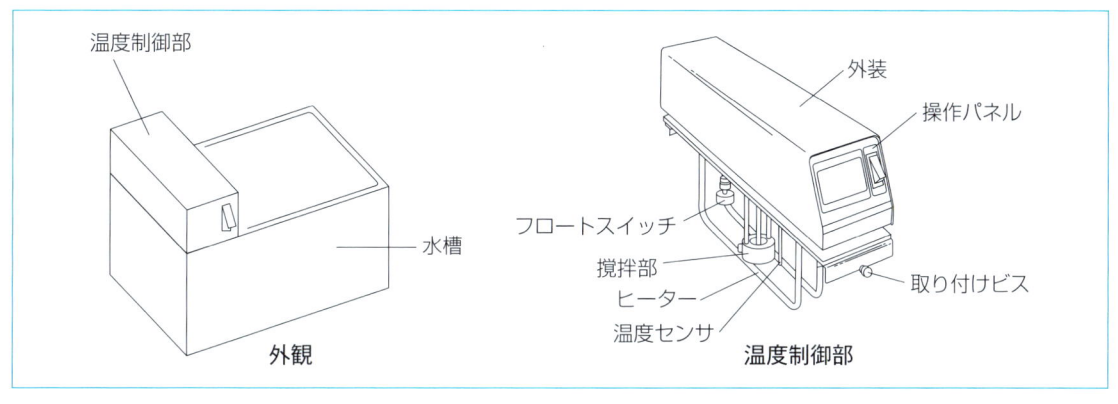

図14 恒温水槽

b. 恒温水槽の種類

1) 恒温水槽

臨床検査室で一般的に広く使用されているもので、温度範囲が常温以上から100℃以下で、ヒーターの熱源を制御して槽内の水を恒温維持する（図14）.

特殊な恒温水槽として、水槽からの熱放出を少なくするため蓋で覆う形のもの（ワッサーバード型恒温水槽）がある. また、槽内に入れた容器を振盪させながら加温する装置が附属しているものもある.

2) 外部循環機能付恒温水槽

ポンプを利用して恒温維持される水を外部に循環送流できる恒温水槽である. 使用例として、分光光度計のセルホルダーの保温などがある.

3) 低温恒温水槽

温度範囲が常温以下のもので、一般に冷凍機（コンプレッサー）などで冷却し、槽内を恒温維持する. また温度を精密に維持するためにヒーターを併用するものもある.

c. 取り扱い上の注意

① アース線を接続する.
② 引火性、爆発性のあるガスが発生している所では使用しない.
③ 水を補給するとき、操作パネルに水がかかった場合は水をよくふき取る.
④ 水槽内の水位を確認する. ヒーターが水位から出ている状態で運転しない.
⑤ ヒーターや撹拌部に触らない.
⑥ 使用後は電源を切り、コンセントを抜く. さらに、水槽の水を捨て、清掃する.

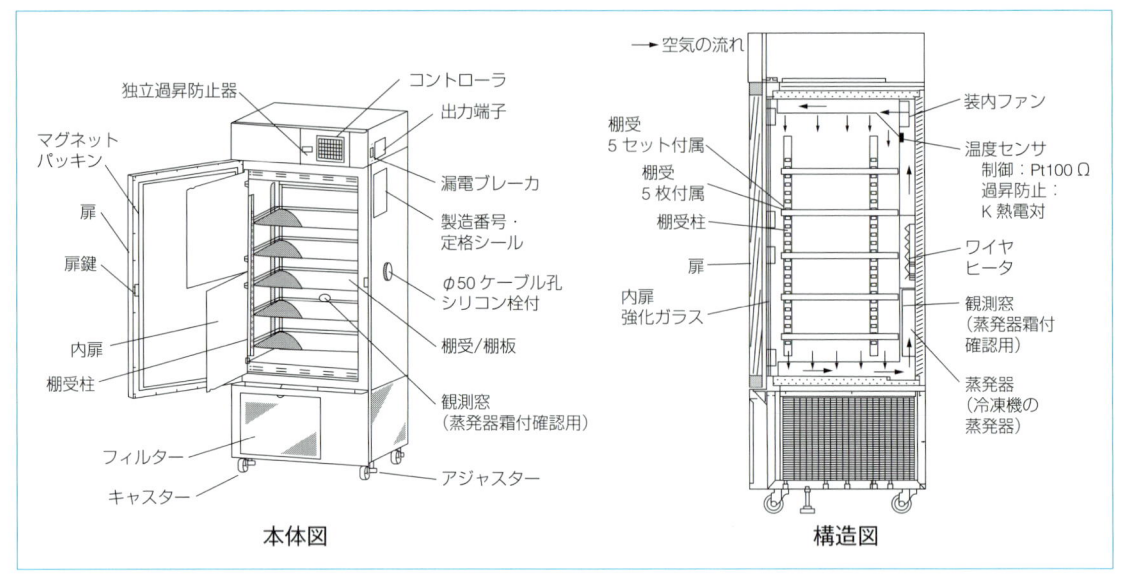

図15　ふ卵器の構造(ヤマト科学 INE800型)

2. ふ卵器

機器内を一定温度の環境下に保つ機器を一般にふ卵器という．ふ卵器は，恒温培養器，常温器とよばれることもある．臨床検査領域では微生物の培養に用いられ，医学領域では組織細胞の培養にも用いられる．

一般に5〜60℃くらいまでの使用温度範囲をもった機器が恒温器またはインキュベータと呼称され販売されている．JIS T 1702で規定されているふ卵器は，35〜40℃を性能範囲としている．一般的な細菌の培養温度は37℃であるが，培養目的により，より低温設定またはより高温設定でも使用される．

a. 種類と構造

ふ卵器は，対象とする微生物の増殖に適した環境をつくるため，いくつかの種類がある．低温培養が可能な冷凍機を搭載したもの，嫌気性菌の培養のためガスの供給装置を備えたもの，培養を均一にかつ迅速にする振盪機を組み込んだものなどである．

基本的構造は内槽，外装，電熱ヒーター，温度制御器で構成されている．保温のためのエアージャケット付き，循環ファン付きの機種もある．

広い領域で使用される低温恒温器の例を図15に示した．器内の空気は器内のファンにより器内下部の整流板に吸い込まれ，背面の空調部に送られる(図15, 構造図)．空調部には，冷却器(冷凍機の蒸発器)，電熱線(ヒーター)がある．空調部を通過して温度調節された空気は，器内ファンにより送られ，器内上部の整流板より下に吹き出されて器内を循環する．温度調節器は温度センサの信号を元に，冷却器，ヒーターをコントロールして器内温度を調節する．室内の温度が外気に影響されないよう，厚い断熱材発泡(スチロール・ノンフロン)で覆っている．器内の温度分布精度は，37℃設定で ±0.5℃である．

主なふ卵器の概要を表5に示す．

b. 取り扱い上の注意

①引火性，爆発性のあるガスが発生している所では使用できない．
②アース線を正しく設置する．
③装置により決められている設置スペース(前面，背面，左右両側)を確保する．
④棚板に試料をのせすぎると正常な温度制御ができなくなる．30%以上のスペースを空け

表5 主なふ卵器の種類

種類	用途	備考
ふ卵器	通常37℃の培養温度で使用	大気温度から60℃くらいの範囲で使用できる.
低温培養器(低温ふ卵器)	真菌(20℃前後)や一般細菌の培養	5～60℃範囲で使用できるもので,低温用または一般のふ卵器として使用できる.
CO_2培養器(CO_2インキュベータ)	細菌の炭酸ガス培養,組織細胞の培養	混合ガス吸入機構で器内環境を保つ.温水ジャケット付きのものが多い.
嫌気性培養器(ふ卵器)	嫌気性菌培養	真空吸引装置,嫌気性用ガス供給装置を備える.
振盪培養恒温器(ふ卵器)	細菌の培養,組織細胞の培養	振盪機を組み込み,培養を均一に速く行う.
回転培養恒温器(ふ卵器)	微生物の培養,組織細胞の培養	回転装置を組み込み,培養を均一に速く行う.

表6 乾燥機の特徴

分類	長所	短所
自然対流型乾燥機	・構造が単純 ・比較的低コスト	・空気の流速が低く熱伝導が悪い ・温度分布精度,温度制御精度が悪い ・大型化や高温度での利用に適さない
強制送風型乾燥機	・迅速に設定温度が得られる. ・温度分布精度,温度制御精度がよい ・温度制御可能範囲が広い ・小型から大型まで対応できる	・構成部品が多い ・高価である

て試料を設置する.

3. 乾燥機

臨床検査領域で用いられる乾燥機とは,室温から250℃程度の温度環境を制御する機能を有するもので,定温乾燥機ともよばれている.使用目的は各種ガラス器具,金属器具,粉末試薬,実験試料の乾燥などである.

a. 構造

基本的構造は内装(鋼板),外装(鋼板),電熱ヒーター,温度制御器からなる.内装と外装の間はグラスウールなどの断熱材で覆っている.また,槽内に送風用のファンを有するものもある.

サイドメモ:ガラス器具の乾燥

ガラス体積計の乾燥は,熱による変形を避けるため自然乾燥とし,乾燥機による乾燥を行わない.ガラス体積計以外のガラス器具も微細構造を有するものは加熱を避ける.ガラス器具の乾燥を急ぐ場合は,30～40℃で乾燥機を使用することもある.

乾燥機はファンの有無により強制送風型と自然対流型に分類できる(表6).

1) 自然対流型乾燥機

比較的小型で,機内下部に取り付けられたヒーターで空気を暖め,自然対流により機内温度を均一にする.一般的な乾燥機として利用される.

2) 強制送風型乾燥機

機内に多翼ファン(シロッコファン)があり,強い風を起こし,熱伝導を高くして機内の温度を均一にする方式である(図16).温度分布精度,温度制御精度のよい高性能の乾燥機で,小型から大型まで対応できる.

b. 取り扱い上の注意

基本的には取り扱い説明書に従わなければならないが,ふ卵器と同様な取り扱い上の注意が必要である.

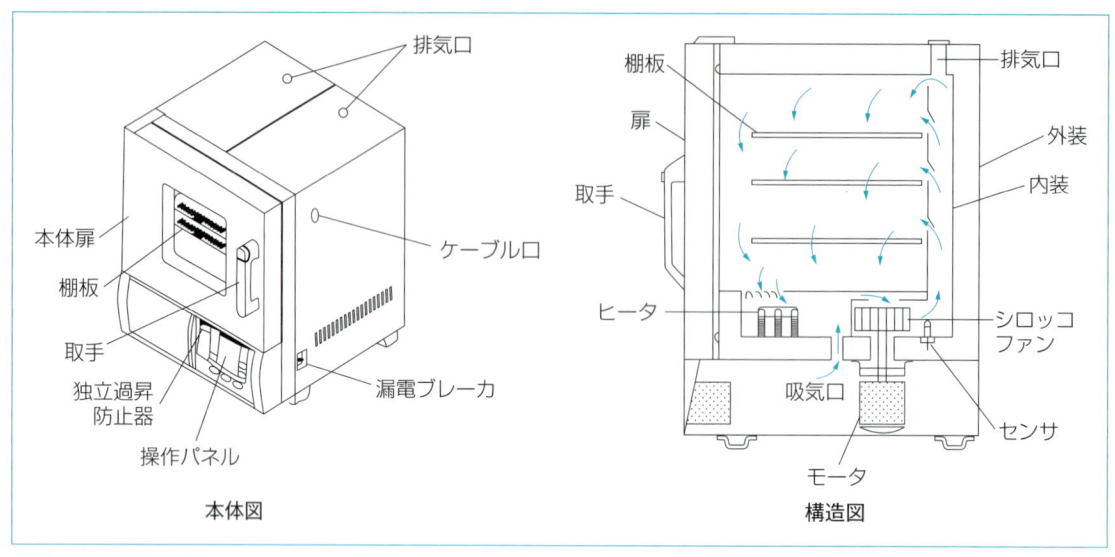

図 16　乾燥機の構造 (ヤマト科学 DN400)

D 滅菌装置 (sterilizer)

　滅菌 (sterilization) とは，病原性，非病原性を問わず，すべての微生物を芽胞も含めて完全に死滅・除去し，無菌の状態にすることをいう．滅菌処理を行う装置を滅菌装置という．滅菌法は，加熱法，照射法，ガス法の3つの方法に大別される．日常的に汎用されている方法は加熱法であり，その代表的な装置には，乾熱滅菌器と高圧蒸気滅菌器がある．

1. 乾熱滅菌器 (dry heated sterilizer)

　160℃以上の乾熱空気中で被滅菌物に存在する微生物を死滅させる装置である．乾燥状態で滅菌操作が必要な被滅菌物に適用される．その例をあげると，ガラス製器具，磁製器具，金属製器具がある．乾熱滅菌に用いられる設定温度と滅菌時間の関係を表7に示した．ただし，エンドトキシンの除去には250℃，1時間以上の条件が必要とされている．滅菌時間は被検物の内部まで設定温度に達してからの条件である．すなわち，被検物の種類，量により設定温度に達するまでの時間が異なるので注意が必要である．

表7　滅菌温度と時間の条件

乾熱滅菌法		高圧蒸気滅菌法	
温度(℃)	時間(分)	温度(℃)	時間(分)
160〜170	120	115〜118	30
170〜180	60	121〜124	15
180〜190	30	126〜129	10

(厚生労働省ホームページ，第16改正日本薬局方より引用)

　乾熱滅菌器は約80〜300 Lの空気槽内を鉄-クロムワイヤヒータなどで160〜190℃に加熱して滅菌する装置である．その構造は図17に示すようにおおむね立方体で，槽の内側は一般的にステンレス鋼板で囲まれており，その外側は断熱材で，その上が外装である．槽内は数段の棚板が設置できる．多くは底部にヒータとコントローラーが位置している．温度制御は熱電対センサで行われ，温度や時間はディジタル設定ができ，プログラム運転も可能である．

2. 高圧蒸気滅菌器 (autoclave sterilizer)

　密閉された缶体(圧力釜ともよぶ)内で，適切な温度と圧力の条件下で発生させた飽和水蒸気中で加熱して，微生物を死滅させる方法をいう．この滅菌法は純水，液体培地，試液など液状の試料に

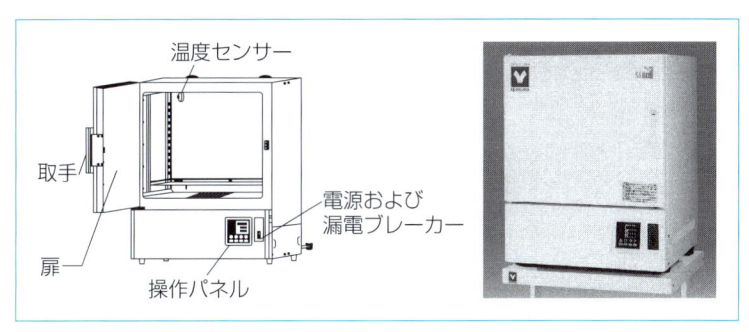

図17　乾熱滅菌器(ヤマト科学 SI601 型, 159 L)

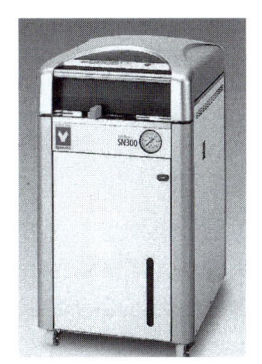

図18　ラボ用オートクレーブ缶体容積：32 L, 最高使用圧：0.255 MPa(ヤマト科学 SN300)

適用できるのが特徴である．さらに，ガラス，金属，ゴム，プラスチック，磁製などの器具，材料にも適用される．設定温度と滅菌時間の関係を表7に示した．

　高圧蒸気滅菌器は，缶体，ヒーター(缶体底部)，蓋(缶体上部)，圧力・温度制御系から構成されている．標準的な缶体はおおよそ直径300 mm×高さ450 mm の円筒形(31 L)で，高圧に耐えられるように設計されている．一般的な機器の缶体容量は約20〜50 L である．実際の滅菌においては，被滅菌物を金属籠に入れて缶体内にセットする．一般的に汎用されている条件は，121〜124℃，15 分間である．121℃を示す飽和蒸気圧は 0.21 MPa(絶対圧)で，気圧で表すと 2.02 atm (絶対圧)であり，そのゲージ圧は 1.02 atm である．高圧蒸気滅菌器には最高使用圧力が規定されているので使用前に確認することが必要である．

　高圧蒸気滅菌器の外観の一例を図18に示した．

E 純水製造装置

　純水製造装置は検体検査室において，試薬調製，培地調製，器具洗浄，自動分析装置の洗浄などに使用する水を製造する装置である．

　純水は純度による厳密な分類と定義づけはないが，一般的に比抵抗率や電気伝導率を指標とした純度により「純水」「高純水」「超純水」の3つに分けられる．それぞれの水の純度を表8に示した．

　純水製造装置に供給される原水(水道水)に含まれる不純物は次のような物質があるといわれている．①無機物質(イオン，無機の塩類，金属など)，②有機物(タンニン，エンドトキシンなど)，③微粒子(鉄さびなど)，④微生物(細菌，真菌，藻類など)である．超純水を得るにはすべての不純物に対応した処理が要求される．

　原水を純化する基本的な方法には，①蒸留法，②脱イオン法，③逆浸透法がある．

1. 蒸留法

　水を沸騰させ，このとき発生する水蒸気を冷却し，凝縮させることで得られる水を蒸留水という．標準気圧(101.325 kPa)下における超純水の沸点は100℃(厳密には99.974℃)である．蒸留法とはすなわち，沸点の差を利用して純化する方法である．装置はヒーターの外側，ボイラー，凝縮器などはすべて硬質ガラスを用いるのが一般的である．水道水から1回の蒸留法で得られる純度はおおよそ 0.2〜1.0 μS/cm である．この方法では

表8 純粋な水の種類と純度との関係

水の種類	比抵抗率($M\Omega \cdot cm$)	電気伝導率($\mu S/cm$)
純水	1~5	0.2~1.0
高純水	5~15	0.07~0.20
超純水	17.5~18.2	0.055~0.057

（オルガノ社のデータより作表）

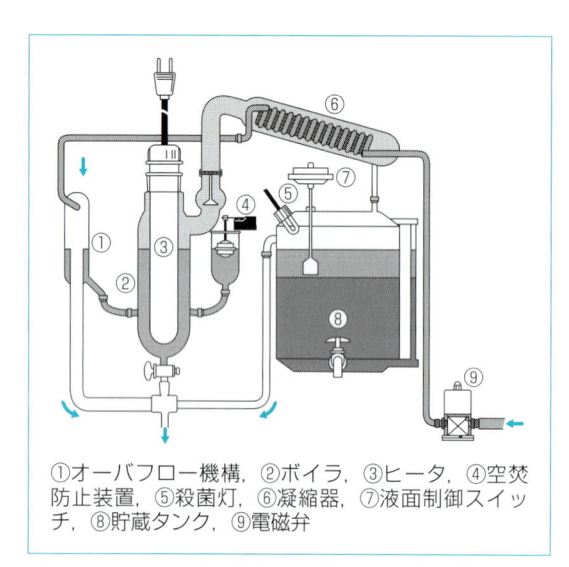

①オーバフロー機構，②ボイラ，③ヒータ，④空焚防止装置，⑤殺菌灯，⑥凝縮器，⑦液面制御スイッチ，⑧貯蔵タンク，⑨電磁弁

図19 オートスチル(ガラス製蒸留装置)の構造
（ヤマト科学 WAG-24）

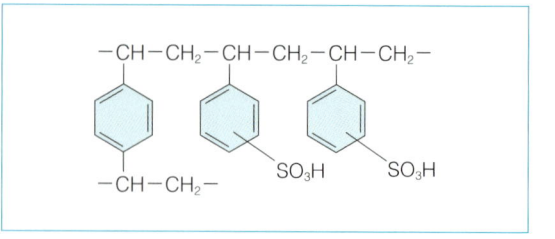

図20 強酸性陽イオン交換樹脂の基本構造

共沸現象を起こすような物質(たとえば，エタノールなど)が存在すると分別することは難しい．また，本法は蒸留直後には炭酸ガスをほとんど含まないことから，冷却・凝縮の過程で炭酸ガスの吸収管を付けて貯水すれば炭酸をほとんど含まない蒸留水を得ることができる．さらに純度を上げるには，供給水をイオン交換水などにすると効果がある．市販蒸留装置の一例を図19に示した．

2. 脱イオン法(deionized method)

a. イオン交換樹脂カラム法(ion-exchange resin column method)

各種イオンと親和性が高いイオン交換樹脂が充填されているカラムへ原水(水道水)を通し，イオンを除去する方法である．得られた水を脱イオン水(deionized water)という．イオン交換樹脂は交換能力がなくなった時点で再生が必要である．

使用済み樹脂はメーカーや供給業者が回収して，再生設備のある場所へもち帰り再生を行い，再提供するシステムが一般的である．自施設で塩酸と水酸化ナトリウムを使用して再生することも可能である．

b. イオン交換樹脂(ion exchange resin)

イオン交換基を有する高分子重合体(固体)で，その大きさは直径約0.6mmの球状細粒の樹脂である．陽イオンと陰イオン交換樹脂があり，それぞれに強酸性，強塩基性および弱酸性，弱塩基性がある．R-はイオン交換樹脂の母体である．強酸性イオン交換樹脂の基本構造の一例を図20に示した．SO_3Hは陽イオン交換基であり，H型イオン交換樹脂ともよばれる．次に陽イオン交換樹脂(H型)の反応例を示した．

$$R\text{-}SO_3H + NaCl \rightarrow R\text{-}SO_3Na + HCl$$
$$2R\text{-}SO_3H + CaCl_2 \rightarrow (R\text{-}SO_3)_2Ca + 2HCl$$
$$R\text{-}SO_3H + NaOH \rightarrow R\text{-}SO_3Na + H_2O$$

陰イオン交換樹脂は第4級アンモニウム基であるトリメチルアンモニウム($R\text{-}CH_2\text{-}N^+\text{-}(CH_3)_3$)などの陰イオン交換基を有する交換樹脂である．$N^+$に$OH^-$が結合した形になるのでOH型イオン交換樹脂ともよばれる．R-は樹脂母体である．強塩基性イオン交換樹脂の基本構造の一例を図21に示した．その反応を次に示した．

$$R\text{-}N\text{-}OH + NaCl \rightarrow R\text{-}N\text{-}Cl + NaOH$$
$$R\text{-}N\text{-}OH + HCl \rightarrow R\text{-}N\text{-}Cl + H_2O$$

c. 二床式と混床式純水装置

二床式(2 bed)とは，陽イオン交換樹脂(H型)を充填したカラム(塔)を前段とし，陰イオン交換

図21 強塩基性陰イオン交換樹脂の基本構造

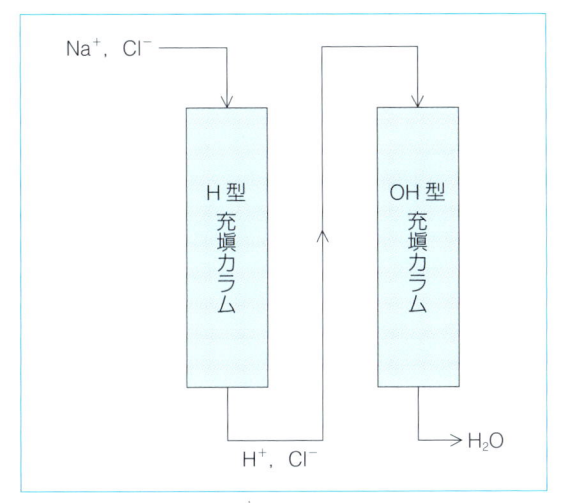

図22 二床式イオン交換システム

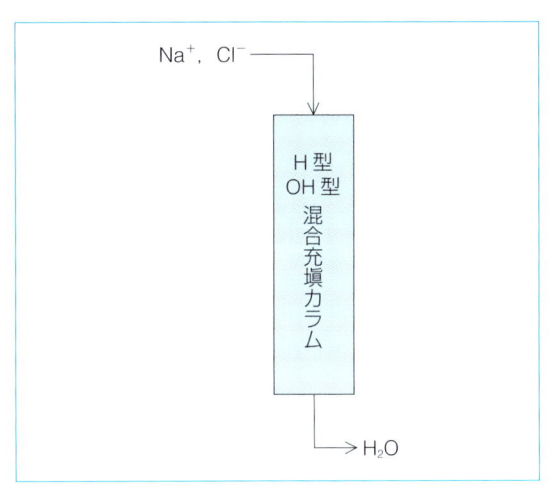

図23 混床式イオン交換システム

樹脂（OH型）を充填したカラムを後段とした純水製造システムである（図22）．

混床式（mix bed）とは，陽イオンと陰イオン交換樹脂を混合して同一カラム（塔）へ充填し，そこに原水を通し純水を製造するシステムである（図23）．この方法は比較的純度の高い純水が得られることや設置スペースが少ないなどの特徴がある．しかし，この方式は陽イオン樹脂と陰イオン樹脂が混合されているので，再生時には両者の樹脂を分離する手間がかかる．イオン交換樹脂のみの交換よって得られる水の純度はおおよそ0.1～2 μS/cm である．

d. 電気再生式脱イオン装置（electric deionization；EDI）

EDIは，イオン交換樹脂，イオン交換膜，電気泳動の原理を組み合わせた装置である．NaClの処理を例とすると，Na^+は陽イオン交換樹脂に，Cl^-は陰イオン交換樹脂にトラップされる．その外側にイオン交換膜を置いた状態で，電場をかけると陽イオン交換樹脂に結合していたNa^+は陽イオン交換膜を透過して陰極側に移動し，次いで排液へ向かう．一方，Cl^-は陰イオン交換膜を透過して陽極側に移動し，次いで排液される．この方法はいったんイオン交換樹脂にトラップされたイオンがイオン交換膜と電気泳動の作用で遊離し，排出される（図24）．この方法の最大の特徴はイオン交換樹脂が連続的に再生されることである．従来のイオン交換樹脂システムのように，酸，塩基を使用して定期的に再生操作を行う必要はない．

3. 逆浸透法
（reverse osmosis method）

希薄溶液と高濃度溶液を図25-①に示すように半透膜で隔てると，時間が経過すると希薄溶液側の水が半透膜を透過して高濃度溶液側方向へ向かって移動する．この現象を浸透 osmosis という．その結果，図25-②に示すように高濃度側の水位が上昇する．上昇した高さ（h）を浸透圧 osmotic pressure という．生ずる浸透圧に逆らって外部から圧力を加えると，図25-③に示すように高濃度溶液側の水が希薄溶液側へ移動する．これ

を逆浸透 reverse osmosis という．ここで使用する半透膜のポアサイズは約 0.2 nm 以下で，イオン，塩類，水以外は透過できない性質がある．この膜を逆浸透膜（reverse osmosis membrane；RO膜）とよぶ．この現象を利用して水を純化する方法を逆浸透法という．得られる純度は 10 μS/cm 程度で，あまり小さくならない．しかし，この方法は先に述べた 4 つの不純物のすべてについて除去できることと，再生操作などのメンテナンスが不要であるのが最大の特徴である．各種純化法の組み合わせ処理システムでは前段の処理方法に適している．

4. 超純水製造装置

1 つの純水製造方法では超純水を得るのは難しい．たとえば，イオン交換法はイオンの除去率は高いが，有機物の除去率は低い．交換後の TOC は約 1 mgC/L と高値である．たとえば，JIS K 0557「用水・排水の試験に用いる水」では TOC が規定されている（**表 9**）．ちなみに種別 A4 の TOC は 0.05 mgC/L 以下とされている．各種純水と純度との関係を**図 26**に示した．

図 24　EDI 原理の模式図

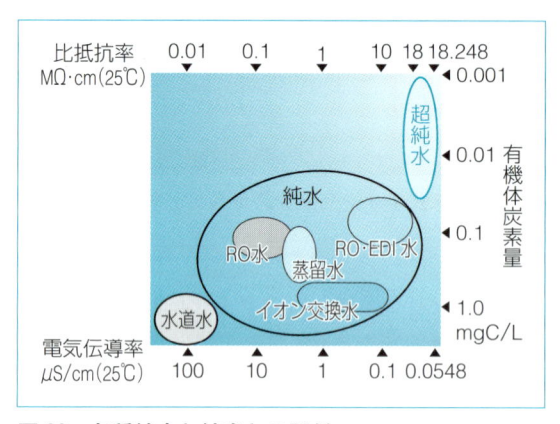

図 26　各種純水と純度との関係
（ミリポア社ホームページより一部改変）

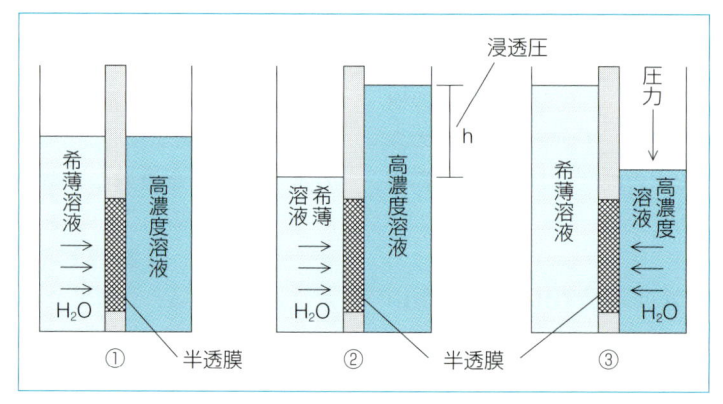

図 25　浸透，浸透圧，逆浸透の原理

表9 用水・排水の試験に用いる水

項目	種別および質			
	A1	A2	A3	A4
電気伝導率 mS/m(25℃)	0.5 以下	0.1 以下	0.1 以下	0.1 以下
電気伝導率 μS/cm(25℃)*	5.0 以下	1.0 以下	1.0 以下	1.0 以下
有機体炭素(TOC) mgC/L	1.0 以下	0.5 以下	0.2 以下	0.05 以下
亜鉛 μg Zn/L	0.5 以下	0.5 以下	0.1 以下	0.1 以下
シリカ μg SiO_2/L	—	50 以下	5.0 以下	2.5 以下
塩化物イオン μg Cl^-/L	10 以下	2 以下	1 以下	1 以下
硫酸イオン μg SO_4^{2-}/L	10 以下	2 以下	1 以下	1 以下

(JIS K 0557 より一部改変, http://www.jisc.go.jp/)
* 単位を変えて追記

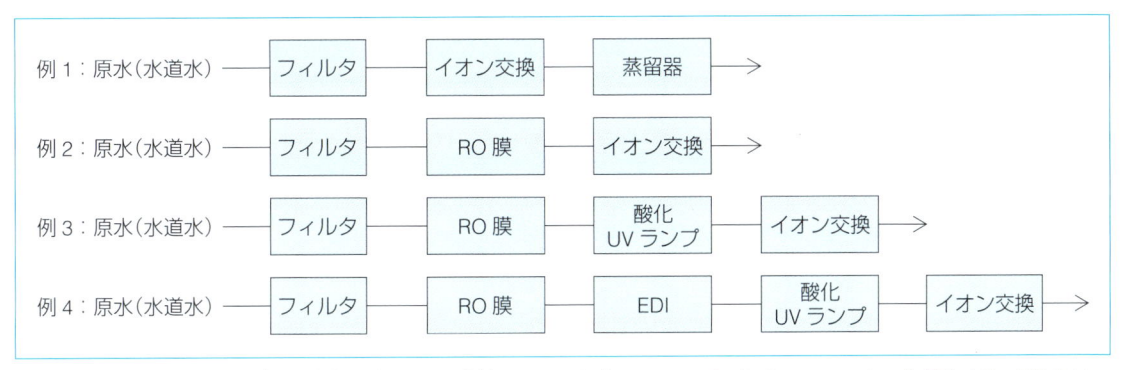

図27 純水の製造方法の組み合わせシステム例(ただし,殺菌UVランプ,ミクロフィルタ,比抵抗率計,TOCモニターの記載は省略している)

a. 組み合わせ純水装置

実際の純水製造装置は,水の基本的な純化方法である蒸留,逆浸透,イオン交換樹脂,EDI法のなかから2〜3方法の組み合わせで構成されている.その代表的な4例を図27に示した.超純水を得るには基本的な純化方法のほかに有機物質の処理方法が必要である.メタン,エタンなどの有機物のC-H,C-C結合を切断させるための解離エネルギーは約400 kJ/molである.そこで,647 kJ/molエネルギーを有する185 nmの紫外線(UV)を純水製造過程の水に照射することにより有機物を分解,除去する.

b. 微粒子,微生物の除去

微粒子,微生物の除去には逆浸透ろ過,限外ろ過,精密ろ過用のフィルタが純化プロセスの過程に組み込まれる.主に前処理と後処理に組み込まれることが多い.各種粒子物質の粒子径と適用フィルタとの関係を図28に示した.

F 温度計・湿度計

化学反応や物理現象は温度に依存することが多い.臨床検査に使用される多くの機器や器具は温度制御されている.検査にあたっては温度を設定したり,確認したりすることが多い.温度計は膨張式,電気式,輻射式温度計の3つに大別される.

1. 棒状温度計

棒状温度計下部の球部に液体の感温液を封入したものを液体封入ガラス棒状温度計という.感温液の種類には,水銀,石油エーテル,ペンタン,クレオソートなどがある.水銀を使用したものを水銀温度計とよび,常用使用範囲は−35〜360℃である.感温液が石油エーテルなどの有機液体を使用するものを有機液体封入ガラス温度計とい

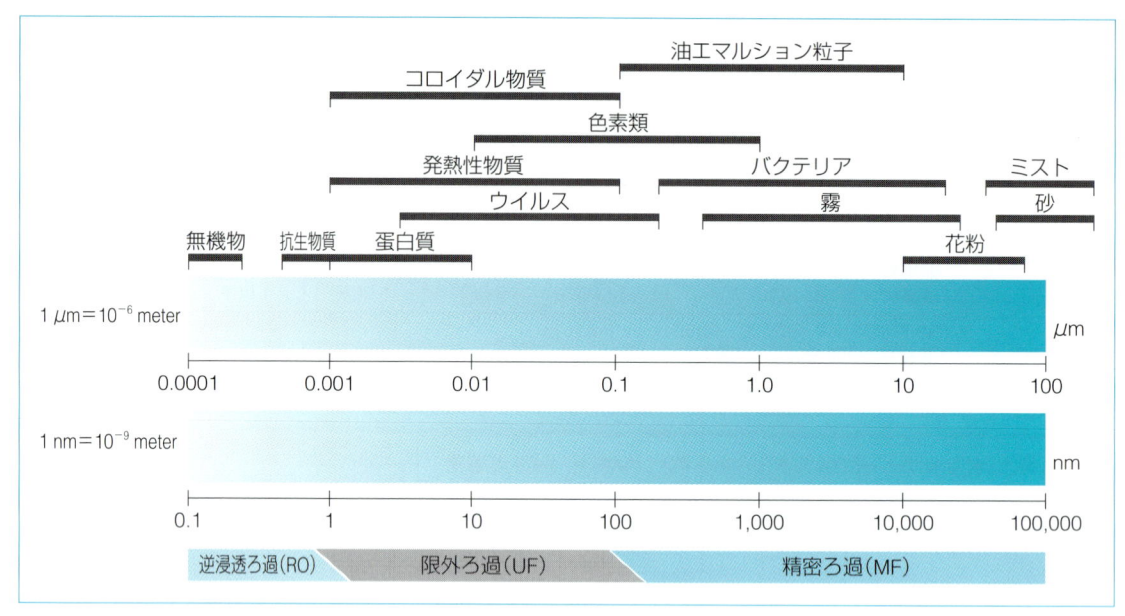

図28　各種粒子物質の粒子径と適用フィルタとの関係〔オルガノ(株)カタログより〕
RO；reverse osmosis, UF；ultrafiltration, MF；microfiltration

表10　一般用ガラス製棒状温度計の要件（比較的低い正確さでの測定用）

公称目盛範囲	目盛	長目盛線	全長	目盛部の長さ	全浸没 目盛の最大許容誤差	部分浸没 目盛の最大許容誤差	露出部の平均温度
℃	℃	℃	mm 以下	mm 以上	℃	℃	℃
−100〜+30	1	5	305	180	2	—	—
−35〜+30	0.5	1	305	180	1	1.5	20
0〜+60	0.5	1	305	180	0.5	0.5	20
0〜+100	1	5	305	180	1	1.5	35
0〜+160	1	5	305	180	2	3	35
0〜+250	1	5	305	180	2	3	35
0〜+360	2	10	305	180	4	6	50
0〜+500	5	10	350	180	10	15	75

(JIS B 7411 より抜粋，http://www.jisc.go.jp/)

う．有機液体は無色のため赤色素で着色させるので赤液温度計ともよばれる．石油エーテルを感温液とする温度計の常用使用範囲は−100〜+100℃である．JISでは「一般用ガラス製棒状温度計」として詳細な規定をしている（表10）．

ガラス製棒状温度計は使用時に感温液を液体中に全部浸し示度を読みとるものを「全浸没」型という．また，球部の約6cm上部に浸線が入っているものを「部分浸没」型という．実際の温度計には「浸」または「没」が刻まれている（図29）．この場合，露出部分の平均温度は表10に示すように温度範囲によって異なる．日本薬局方温度計は浸線付き温度計である．

全浸没型温度計で測定する際，被測定溶液中に感温液をすべて浸せない場合は正確に測定できない．その場合は液面より上部に露出している部分の平均温度を測定して露出部分の膨張率から補正を行う必要がある．補正は次式で補正する．

$$\Delta t = n\alpha(t - t_s)$$

Δt：補正値
n：露出部分の長さを度数で表した値
α：感温液のガラスに対する見かけの膨張

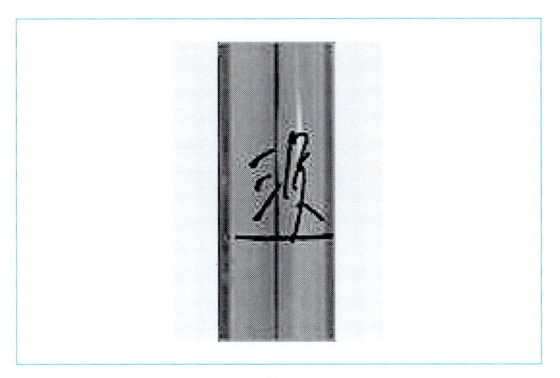

図29 浸線付き温度計の「没」
〔(株)安藤計器製工所ホームページより〕

率(Hg, 有機体の α はそれぞれ 0.00016, 0.0010deg^{-1})
t：温度計の示度
t_s：露出部分の平均温度

2. 棒状標準温度計

標準温度計は一般的に棒状ガラス水銀温度計であり，トレーサビリティ体系に則った検査成績，JCSS校正証明書付き，あるいは製造業者の検査成績書，校正証明書が付いている．温度範囲は-50～360℃で，50℃間隔で8本の温度計がある（図30，表11）．この温度計は日常的に使用している温度計の定期的な正確度のチェックに用いる．品質管理関連のISO 15189などの取得には常備が必要である．

正確な示度を読みとるには使用温度計の時定数の5倍の時間（99%まで到達）を置いてから読みとる．ちなみに，棒状ガラス温度計の循環水中での時定数は2～10秒である．静止している空気中では100～500秒である．温度計が測定温度に到達するまでの時間（温度到達率%）と時定数との関係を図31に示した．たとえば，時定数5秒の棒状ガラス温度計で計測する場合は，被検液へ挿入後25秒以上待ち時間をとり，示度を読みとる．

3. サーミスタ温度計

サーミスタ温度計は測温抵抗体を用いた電気抵抗温度計である．サーミスタはマンガン，ニッケル，コバルトなどの金属酸化物の粉末を焼結させたもので，電気的には半導体の一種である．白金などの測温抵抗に比べて，温度による抵抗変化が大きいのが特徴である．このことから僅少な温度変化の検出に向いている．また，熱量容量も小さく小型につくることができ，小さい個所の測温に適している．一般的に測定範囲は，おおよそ-30～200℃であり，その精度は約0.3～1.0℃で

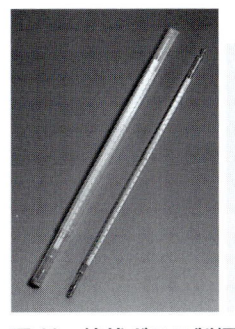

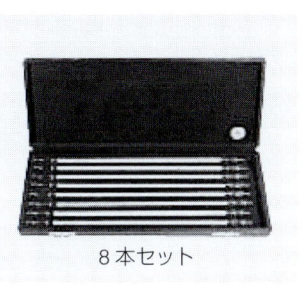

図30 棒状ガラス製標準温度計の例
〔(株)安藤計器製工所ホームページより〕

表11 標準温度計の測定範囲

No.	温度範囲	目盛	長さ
0	-50～0℃	0.1℃	300 mm
1	0～50℃	0.1℃	300 mm
2	50～100℃	0.1℃	300 mm
3	100～150℃	0.1℃	300 mm
4	150～200℃	0.1℃	300 mm
5	200～250℃	0.1℃	300 mm
6	250～300℃	0.1℃	300 mm
7	300～360℃	0.1℃	300 mm

指定No.の1本でも8本セットでも購入可能
（株式会社安藤計器製工所ホームページより）

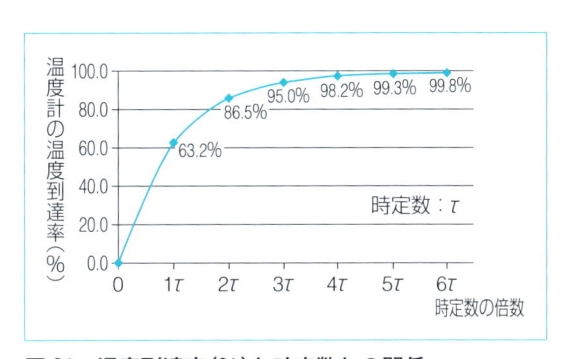

図31 温度到達率(%)と時定数との関係

表12 サーミスタ温度計の仕様

サーミスタ	型式：4611 フレキシブルチューブ型 太さ：φ1.0 mm レスポンス(水中)：1秒以下
温度計本体	型式：4610 型 計測範囲：20〜50℃ 分解能：0.01℃ 正確度：±0.05℃ 電源：電源(9Vアルカリ電池, 20 hrs) 外形寸法(mm)：210(H)×100(W)×38(D) 重量：340 g

(日機装サーモ社のデータより作表)

表13 1990年国際温度目盛(ITS-90)

番号	定義定点	T_{90}/K	t_{90}/℃
8	水銀の三重点	234.3156	−38.8344
9	水の三重点	273.16	0.01
10	ガリウムの融解点	302.9146	29.7646
11	インジウムの凝固点	429.7485	156.5985
12	スズの凝固点	505.078	231.928
13	亜鉛の凝固点	692.677	419.527
14	アルミニウムの凝固点	933.473	660.323
15	銀の凝固点	1,234.93	961.78
16	金の凝固点	1,337.33	1,064.18
17	銅の凝固点	1,357.77	1,084.62

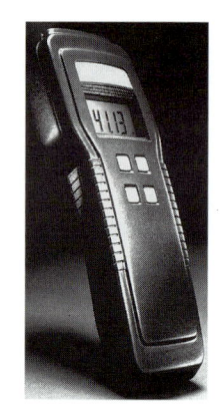

図32 サーモメータ(日機装サーモ社4610型)

ある．200℃以上の温度については熱電対温度計を用いる．酵素活性測定においては，吸収セル中の温度を37±0.1℃に制御することが要求される．このような場合には，測定温度範囲を0〜50℃と狭くした高性能な温度計が使用される．その性能の一部をあげるとサーミスタの太さが1 mmφ以下，分解能0.01℃，正確度0.05℃，時定数1秒以下である．サーミスタ温度計の仕様の一例を表12に，その外観を図32に示した．

4. 基準温度計

温度の基準はITS-90により17種類の定義定点が定められている．温度領域に適した複数の定義定点を用いて基準温度計に目盛付けを行う．10種類の定義定点を表13に示した．基準温度計は測温抵抗体と計測器から構成されている．13.81 K〜630.74℃の温度範囲は標準白金抵抗温度計で，630.74〜1,064.43℃の範囲は標準白金・10%ロジウム/白金の熱電対温度計へ目盛を付ける．この基準温度計は温度のトレーサビリティの頂点に位置する温度計である(図33)．実施できる施設は産業技術総合研究所，日本電気計器検定所，登録・認定事業者(JCSS)である．

5. 湿度計

湿度とは気体中に含まれる水蒸気の量である．その表し方には相対湿度(relative humidity)と絶対湿度(absolute humidity)がある．天気予報や建築領域で一般的に使用されるのは前者である．相対湿度はある温度条件下での気体中の水蒸気圧とその気体の飽和蒸気圧との比をパーセントで表したもの．その単位は%RHで表す．絶対湿度はある温度条件下での気体の単位体積(m^3)中に含まれる水蒸気の量(g)で表したものである．その単位はg/m^3で表す．

湿度計には多くの種類がある．日常的に汎用されている方法をあげる．

a. アウグスト乾湿計(August psychrometer)

2本の有機液体封入ガラス温度計から構成されている(図34)．左側が乾球温度計で，乾球周辺の空気の温度を測る．右側が湿球温度計である．湿球部をガーゼで包んで，そのガーゼを純水タンクに浸して湿らせる．湿球部の純水が蒸発する際

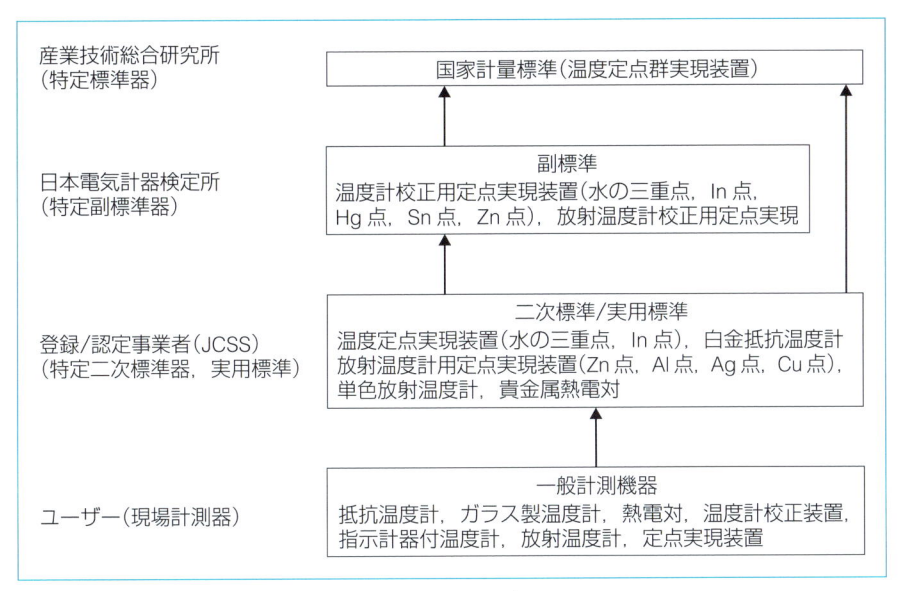

図33 JCSSが提供する温度に関するトレーサビリティ
(関口光夫：技術講座 生化学―臨床化学基礎技術シリーズ―3．分析ツールその2：温度．検査と技術 36：477-484, 2008)

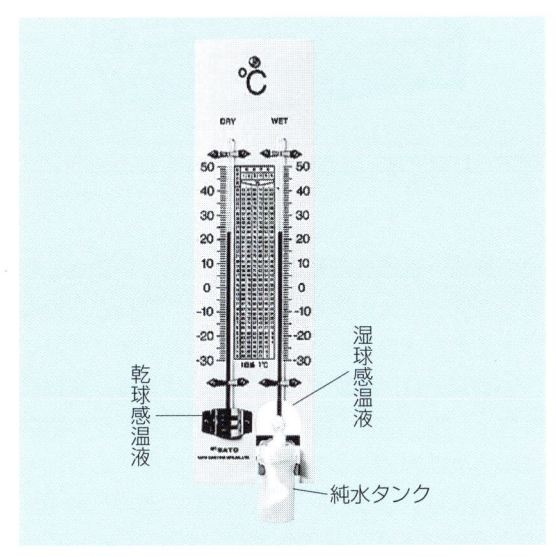

図34 アウグスト乾湿計

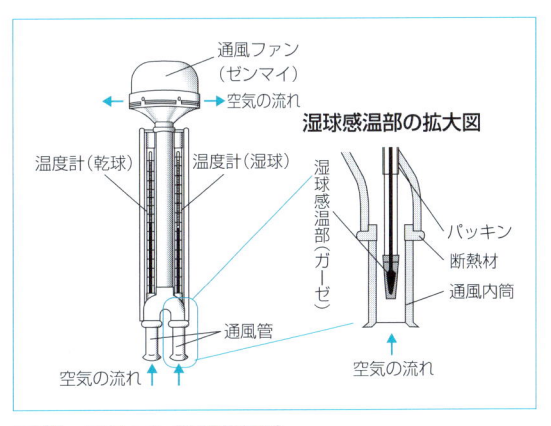

図35 アスマン通風乾湿計
〔日置電機(株)技術資料より〕

に気化熱が奪われ温度が低下する．その結果，乾球温度計と湿球温度計との示度に差が生ずる．その差を湿度換算表に当てはめ湿度を読みとる．この湿度計の測定範囲は−30〜50℃，最小目盛は±1℃(0〜30℃)程度である．この方式は湿球部より蒸発した蒸気が乾球部に影響を与える要因となる．さらに，湿球部に不均一な風が当たると誤差を発生するなどの欠点がある．

b. アスマン通風乾湿計(Assmann ventilated psychrometer)

2本の二重管水銀温度計が平行に取り付けられ，その周囲が金属製の筒で覆われている．上部に通風するためのファンが付いた構造をしている(図35)．ファンの駆動はゼンマイ式と電動式とがある．左側の温度計は周囲温度をはかる乾球温度計である．右側は感温部に網状の布(通称

ウィック，wick）またはガーゼを装着し，スポイトを用いて純水で湿らす．測定時は，ファンを駆動し乾球，湿球の周囲に 2～4 m/s の通風を与える．10～15 分程度静置してから乾球と湿球温度計の示度を読みとり，その差を求める．湿潤空気の水蒸気圧を e，その温度における飽和蒸気圧を e_w とすると相対湿度 %RH は次式で表される．

$$\%RH = \frac{e}{e_w} \times 100$$

水蒸気圧を e は乾球，湿球温度，大気圧など因子を用いて，次のスプルング（Sprung）の式にあてはめ算出する．

$$e = e_{sw} - Ap(t - t_w)$$

e：求める水蒸気圧(Pa)
e_{sw}：t_w における水の飽和蒸気圧(Pa)
A：乾湿計係数(K^{-1})
　（湿球が氷結していないときは，0.000662 K^{-1}）
　（湿球が氷結しているときは，0.000583 K^{-1}）
p：気圧(Pa)．（標準大気圧は 101,325 Pa である．）
t：乾球温度(℃)
t_w：湿球温度(℃)

アスマン通風乾湿計は乾球部と湿球部に優れた精度と安定性を有する二重管水銀温度計と通風を組み合せていることから安定した湿度計といわれている．JIS（Z 8806）においても詳細かつ具体的な記載がなされている．測定範囲は－30～50℃で，その精度は温度で約 0.2℃（湿度で約 2%）である．実際的には煩雑な計算をしなくても，JIS には乾球温度，温度差（乾球－湿球）から湿度を求めることができる「通風乾湿計用湿度表」（付表 2.1）が用意されている．

c. 毛髪湿度計（自記温度・湿度計）

毛髪は湿度が高くなると吸湿して伸び，湿度が低くなると脱湿して縮む性質を有する．その伸縮を長いペン先に伝えて振幅させ，ドラムに巻き付けた記録紙に記録する仕組みになっている（図 36，37）．毛髪はヒトの脱脂毛髪が用いられる．

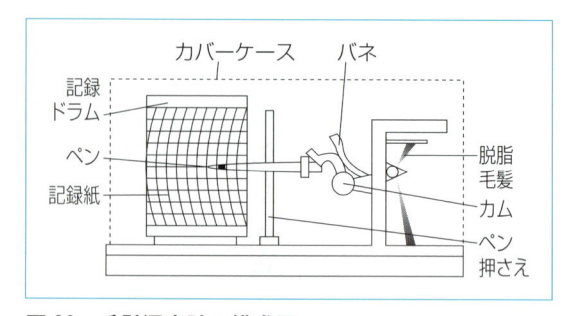

図 36　毛髪湿度計の模式図
〔(株)第一科学の技術資料より〕

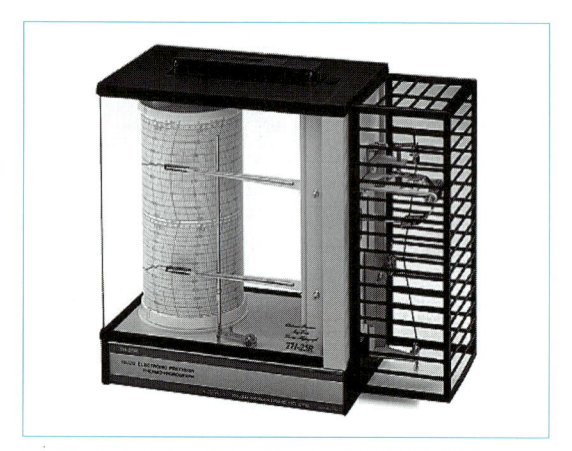

図 37　自記湿度・温度計（いすゞ製作所 TH25R）

その振幅への湿度の目盛付けは，高い精確さを有する湿度計で校正する．一方，この機種の多くはバイメタル式の温度計が一緒に組み込まれていることから，自記温度・湿度計とよばれる．記録日数は，1 日，7 日，31 日用などがあり，その駆動は乾電池電源によるクオーツ円筒時計である．測定範囲は，温度が－20～50℃，湿度が 0～100%RH である．その精度は，温度が ±1.0℃ 以内，湿度が ±3%RH 以内である．本装置は温度と湿度を同時に継時的記録ができることが最大の特徴である．性能の維持には感湿部である毛髪の汚れに注意を払う．

G 冷蔵庫・冷凍庫

検査のために生体から採取した試料（血液，血

漿，血清，尿，組織片など)中の成分をできるだけ変性させないように保存するには冷蔵庫・冷凍庫が必要不可欠である．冷蔵・冷凍する基本的な原理は，液体(冷媒)が気体に変化するときに気化熱を発生するが，その発生に伴いその周辺から吸熱する．この吸熱を利用して冷却するものである．気化した冷媒は加圧して凝縮させ液体に戻す．冷蔵庫・冷凍庫はこの気化・凝縮の変化を繰り返すサイクルをつくり，長時間安定した冷却を発生させる装置である．冷媒は古くはアンモニアガスが使用されていたが，現在は効率の高い冷媒である代替フロンであるハイドロフルオロカーボン(HFC)が使用されている．さらに，最近ではオゾン層破壊係数の低いノンフロン系であるイソブタンなどが使用される傾向になっている．

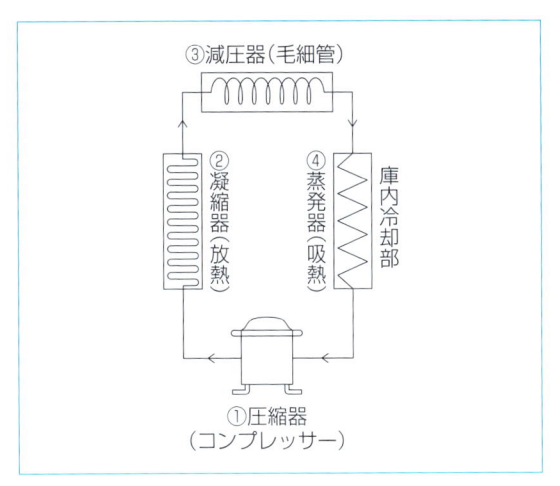

図38 冷蔵庫の模式図

1. 冷蔵庫（薬品保冷庫）

冷蔵庫は一般的に4℃付近で生体試料を保存する用途に使用される．血清や血漿を1週間程度保存する目的で使用されることが多い．また，検査に使用する試液は試薬，酵素類，抗体などが溶解された溶液であることから，1～8週間程度の保存用として運用されている．薬品や試液の保存用に設計されたものを薬品保冷庫とよぶこともある．温度制御系の性能から見れば両者は同等であり，どちらの目的にも使用できる．冷蔵庫は図38に示した模式図のように，圧縮器(コンプレッサー)，凝縮器(コンデンサー)，減圧器(毛細管)，蒸発器(エバポレータ)の4つの部分から構成される．①圧縮器は蒸発器から供給される気体状の冷媒を圧縮して高圧・高温の冷媒(気体)にする．②凝縮器は高圧・高温になった冷媒の熱を放熱板へ導き放熱し，冷媒を液体にする．③減圧器は凝縮器で液化した冷媒を毛細管(キャピラリチューブ)へ通し減圧し，低温でも気化しやすくする．④蒸発器は液化された溶媒を気化する．その過程で気化熱を奪うことを利用して庫内を冷却する．この気化された冷媒は再び圧縮器へ導かれ，サイクルシステムとなる．市販の冷蔵庫の一例の外観を図39に示した．

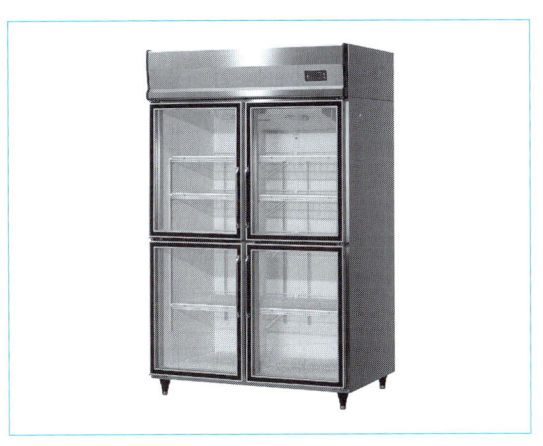

図39 ガラス扉冷蔵庫（日本フリーザー NRG-875EC型）
（冷却性能：0～+10℃，内容積：約960L，消費電力：290W）

2. 冷凍庫

一般的に冷却性能が-20～-50℃付近の冷却性能を有する装置を冷凍庫とよぶ．さらに，-60～-90℃付近の冷却性能を有するものは超低温槽とよばれる．内容積は約70～700Lのタイプがあり，それらの槽の構造は縦型と横型がある．縦型は試料を棚に整理して保管しやすいが，ドアの開閉時に冷気が逃げやすい．横型は冷凍層が低いため保存アクセスに難があるが，冷気が逃げにくく，長期の安定保存に向いている．

冷凍庫と超低温槽の冷却システムの基本的な構

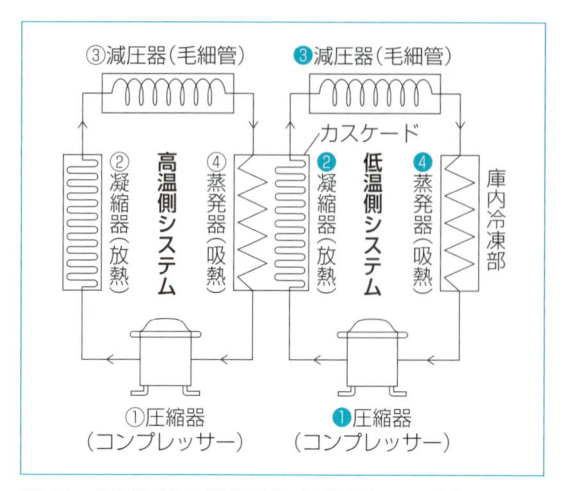

図40　超低温槽の模式図(二元冷却システム)

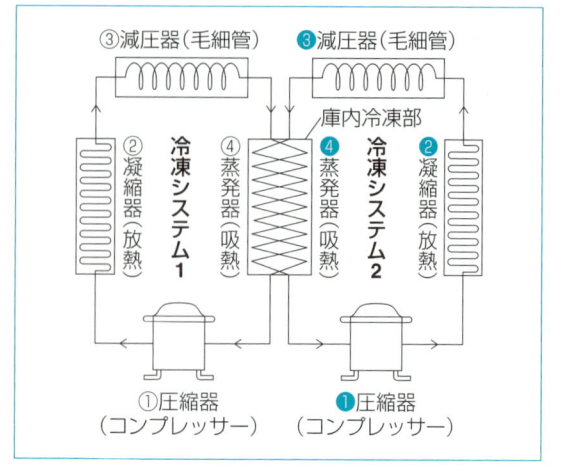

図41　超低温槽の模式図(ダブル冷却システム)

造は同じである．−50℃くらいまでの冷却には圧縮器1台のシステムで可能であるが，超低温槽は圧縮器2台を搭載する二元冷却システムが用いられている(図40)．このシステムは，高温側冷却システムでカスケード(段階冷却部)を約−40℃程度に冷却し，さらにカスケード内の凝縮器を介して低温側システムへ導き−80℃付近の温度が達成される．近年，圧縮器と冷媒の進歩により，1台の圧縮器(シングルコンプレッサーシステム)でも−80℃付近の温度を達成するものも登場している．さらに，蒸発器内のみは並列配置した2つのシングルコンプレッサーシステムを1台の超冷凍槽へ搭載し，安定した冷却を得るシステムも開発されている(図41)．このシステムはダブルあるいはデュアル冷却システムとよばれている．このシステムは万が一，1台のコンプレッサーが故障しても残りの1台で−70℃程度の温度は維持することができる利点がある．故障側を修理後，再起動することで温度上昇させずに安定稼働させることができる．その一例を図42に示した．

　冷蔵庫や冷凍庫は凝縮器から大量に放熱することから，放熱する部分を壁から30〜40cm程度離して設置する．また，送風周辺の網カバーにはホコリが付きやすいので，定期的な清掃が必要である．

　臨床検査薬(試薬キット類)の貯蔵あるいは生体試料の保存は，その種類，含有成分，保存期間な

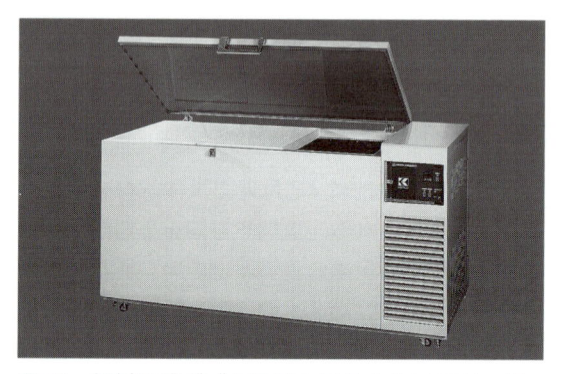

図42　超低温槽ダブル冷却システム(日本フリーザー CLN-70CW型)
(冷却性能：−90℃/常用−75〜−85℃，内容積：701 L，消費電力：1.92 KW，槽の構造：横型)

表14　保存試料，対象物の種類と保存温度との関係

保存試料，対象物の種類	保存温度
全血，血清，血漿，生培地，臨床検査薬，医薬品，試薬，揮発性薬品，他	2℃〜10℃
血清，血漿，抗体，試薬，酵素類，細菌，真菌(酵母)，ワクチン，他	−10℃〜−60℃
血清，血漿，抗体，大腸菌，ウイルス，細胞，臓器，DNA，RNA，RI，他	−60℃〜−90℃

どにより，どの程度の保存温度にすればよいかは過去の実験的・経験的データの積み重ねからおおむねの指標がある．保存試料，対象物の種類と保存温度の関係を表14に示した．

H 顕微鏡

1. 光学顕微鏡

a. 光学顕微鏡の種類

生物学的用途に広く用いられる光学顕微鏡は，標本を上方から観察する正立型顕微鏡である．標本に下方から光を透過させて上方から観察する透過照明型の光学顕微鏡が最も一般的であるが，照明装置の種類により，位相差顕微鏡，偏光顕微鏡，蛍光顕微鏡などがある．また，標本に上方から光を当て，標本の立体像を観察しながら，標本に対して作業が行える実体顕微鏡も正立型顕微鏡である．標本を下方から観察する倒立型顕微鏡は，シャーレ底の培養細胞の状態やマルチウエルプレート，マイクロプレートなどを観察する際に用いられる．

以下に，特殊な用途に用いられる光学顕微鏡を列挙する．

1) 位相差顕微鏡

培養細胞など，通常の光学顕微鏡では見ることができない透明な標本を観察するときに使用する．位相差顕微鏡では，標本を光照射し，対物レンズの代わりに位相差レンズを用いて観察する．位相差レンズを使用すると，透明な標本を通った光と標本を通らなかった光の位相を区別することができ，透明な標本でも観察できる．水溶液中の無色透明な試料などスライドガラスに乗せることができるものは，位相差正立顕微鏡で観察できる．シャーレなどに入れた培養液中の生きた細胞を観察する場合には，位相差倒立顕微鏡を用いる（図43）．

2) 偏光顕微鏡

対物レンズと接眼レンズの間に偏光板を取り付け，さらに光源と標本の間にも偏光板を取り付けて観察する．こうすることで標本に偏光を照射し，標本を透過した光は，レンズの間に取り付けられた偏光板で干渉されて，干渉度の違いで，標本をさまざまな色で観察することができる．コンゴーレッド染色を施した標本を偏光顕微鏡で観察することにより，複屈折性を示す緑色蛍光を検出することで，アミロイドを証明できる（図44）．

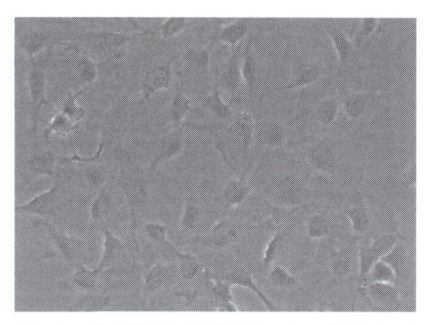

図43 位相差倒立顕微鏡による培養細胞の観察

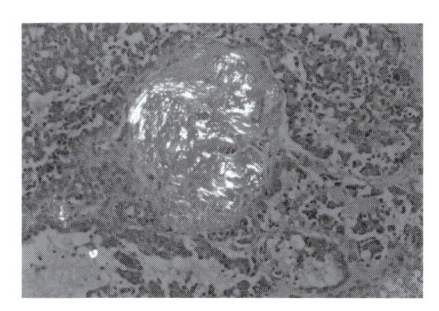

図44 偏光顕微鏡によるアミロイドの観察（甲状腺髄様癌）

3) 蛍光顕微鏡

一般的な光学顕微鏡に使用されている可視光線を用いた光源とは異なり，紫外線を標本に照射して，標本から発する蛍光を観察する顕微鏡である．蛍光色素で標識した標本に，ある特定波長の紫外線を照射すると，蛍光色素が励起されて蛍光を発する．蛍光顕微鏡では，その蛍光を検出する（図45）．通常は，暗室内で使用する．

4) 実体顕微鏡

標本の上から光を照射する．対物レンズからステージまでの距離が長く，虫や小動物などの比較的大きな標本を観察できる．

b. 光学顕微鏡の原理

　光学顕微鏡は，標本を照明する機能と，標本を拡大する機能の2つの機能で構成される．標本を照明する機能は，「光を供給する」「明るさを変える」「光を集める」という3つの基本機能からなり，これらの役割を果たす光学系を照明光学系という．標本を拡大する機能は，「標本の拡大像を作る」「倍率を変える」「ピントを合わせる」という3つの基本機能からなり，これらの役割を果たす光学系を観察光学系（結像光学系）という．光学顕微鏡の観察光学系（結像光学系）では，対物レンズを用いて標本の拡大像（実像）をつくり，その拡大像を接眼レンズによってさらに拡大する．接眼レンズで拡大されるのは虚像である．図46において，標本ABを対物レンズの焦点距離の外側（焦点距離の2倍よりは内側）に置くことによって，倒立の一次拡大像A'B'がつくられる．次に，このA'B'を接眼レンズの焦点距離の内側に置くことによって，二次拡大像A″B″がつくられる．つまり，観察される最終拡大像は倒立の虚像となる．このように2つのレンズを組み合わせて拡大像をつくる形式の顕微鏡は複式顕微鏡とよばれる．

c. 光学顕微鏡の構造と使用上の注意

　代表的な光学顕微鏡の構造を図47に示す．

1) 照明光学系

　「光を供給する」機能は光源ランプが担う．光源

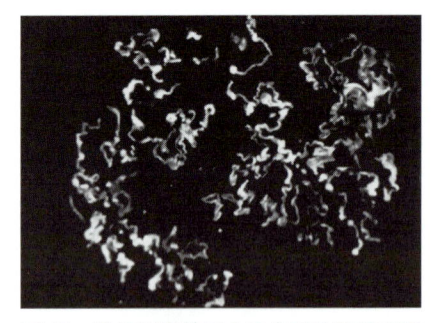

図45　蛍光顕微鏡による糸球体抗基底膜抗体（IgG）の観察（グッドパスチャー症候群）

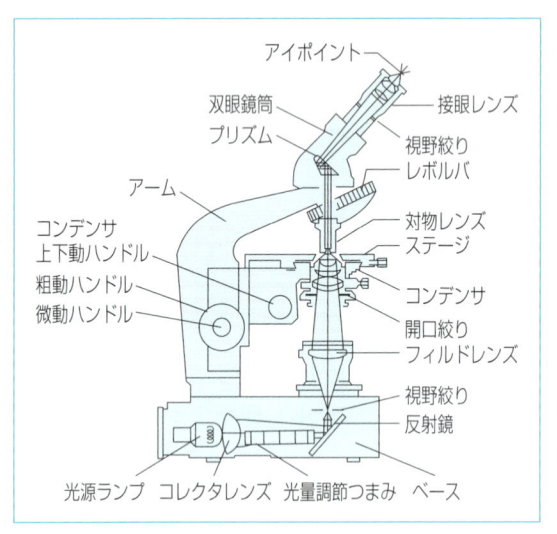

図47　光学顕微鏡の基本構造

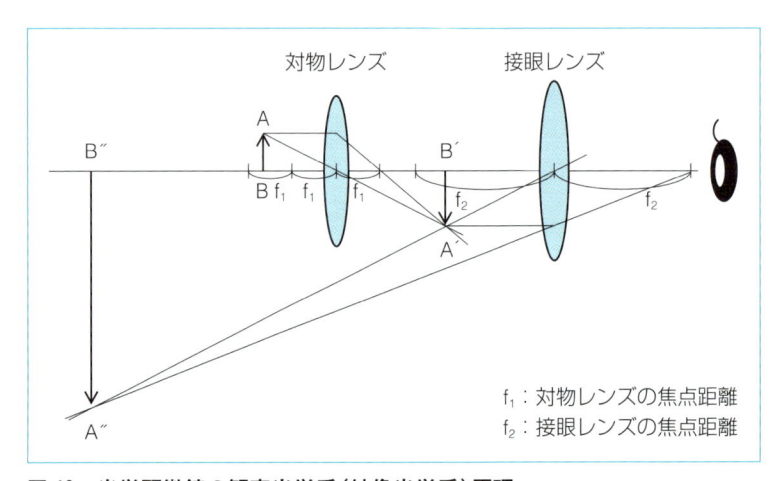

図46　光学顕微鏡の観察光学系（結像光学系）原理

f_1：対物レンズの焦点距離
f_2：接眼レンズの焦点距離

ランプは顕微鏡本体に内蔵されている場合と，外付けの場合がある．「明るさを変える」機能は光量調節つまみが担う．光源ランプの保守のため，光量が最小となっていることを確認してから電源を入れ，観察時に光量を調節し，電源を切るときには，光量を最小にしてから電源を切る．「光を集める」機能は，コレクタレンズ，反射鏡，視野絞り，フィルドレンズ，開口絞り，コンデンサが担う．視野絞り，開口絞り，コンデンサの位置は，何を観察するかにより調節する必要がある．

2) 観察光学系（結像光学系）

「標本の拡大像をつくる」原理についてはすでに述べた．「倍率を変える」場合には，レボルバに装着された対物レンズを，レボルバを回転させて交換する．通常，弱拡大レンズ(2～4倍)，中拡大レンズ(10～20倍)，強拡大レンズ(40～100倍)がレボルバに装着されている．100倍の対物レンズを使用する場合には，レンズの先端と標本の間に専用のオイルを充塡して観察する．拡大倍率の低いレンズから観察を始め，順次倍率の高いレンズに交換していくのが原則である．対物レンズを交換するときには，レボルバの周囲にある把持部を持ち，レボルバを回転させる．対物レンズの鏡筒を持って回転させてはいけない．「ピントを合わせる」ためには，標本を乗せるステージを上下させるハンドルを回す．ハンドルには粗動ハンドルと微動ハンドルがある．はじめは弱拡大の対物レンズを用意し，対物レンズとステージに乗せた標本の距離を目視しながら，粗動ハンドルを使ってステージを一番上まであげる．接眼レンズを自分の目の幅に合わせ，接眼レンズを覗きながら，粗動ハンドルを使ってステージを下げていく．標本の輪郭がある程度はっきりしてきたら，微動ハンドルを使ってピントを合わせる．左右の目でピントが合わない場合には，どちらかの接眼レンズの前後方向の位置を調節することにより，ピントを合わせることができる．

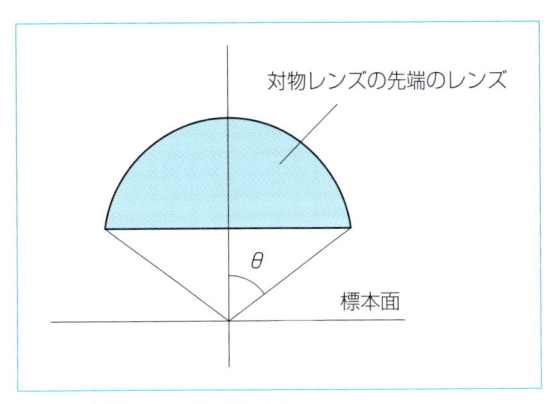

図48 対物レンズの開口数

d. 光学顕微鏡の性能を表す指標

1) 対物レンズの開口数 (NA; numerical aperture)

開口数とは，対物レンズの分解能や焦点深度などの性能を判断するための指数であり，次の式で表される．

$$NA = n \times \sin\theta$$

n は標本と対物レンズ先端の間の媒質がもつ屈折率で，空気の場合は 1.0，オイルの場合は 1.52 である．θ は光軸とレンズの一番端を通る光線とがなす角度である(図48)．

2) 分解能

分解能とは，標本上で分解しうる最小の間隔を指す．一般的に，分解能を表すには Reyleigh の式が用いられる．

$$分解能\ \varepsilon(\mu m) = 0.61 \times \lambda / NA$$

λ は波長を表し，可視光線の場合は $0.55\ \mu m$ である．この式より，開口数が大きいほど，分解能がよいことがわかる．

3) 焦点深度 (depth of focus)

焦点深度とは，標本上でピントが合っている位置から対物レンズと標本との距離を変えても，ピントが合っている範囲を指す．一般的に，焦点深度を表すには Berek の式が用いられる．

$$\text{depth of focus}(\mu m) = \omega \times 250{,}000/NA \times M + \lambda/2 \times (NA)^2$$

ω は目の分解能を表す．目の分解能には個人差

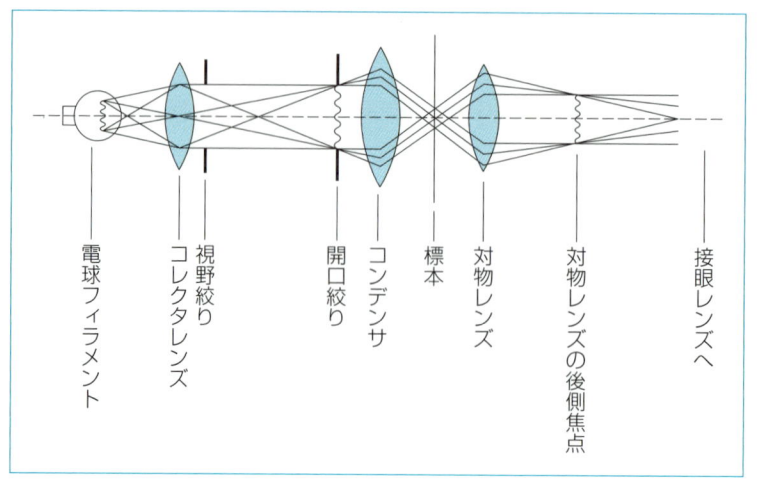

図49 ケーラー照明法

ラベル（左から右）：電球フィラメント／コレクタレンズ／視野絞り／開口絞り／コンデンサ／標本／対物レンズ／対物レンズの後側焦点／接眼レンズへ

があるため，焦点深度には個人差がある．Mは対物レンズと接眼レンズの倍率を掛け合わせた総合倍率を表す．λは波長を表し，可視光線の場合は 0.55 μm である．この式より，開口数が大きいほど，焦点深度は浅くなることがわかる．

4）視野数と実視野

視野数とは，接眼レンズの視野絞りの直径をmmで表した値を指す．標本上のどれだけの範囲を観察できるかは，視野数によって決まる．実際に接眼部で観察されている標本上での範囲（実視野，field of view）は次式で表すことができる．

field of view(mm)
＝接眼レンズの視野数／対物レンズの倍率

ある程度広い範囲の標本を観察する必要がある場合には，視野数の大きい接眼レンズを使うと有利である．

5）収差

収差とは，理想的な結像と，実際に光学系を通った結像とのずれを指す．

a）球面収差

光軸上の結像位置が，レンズへの光線の入射角により異なるために生じるずれである．これはレンズの周辺部の光が中央部の光よりも強く屈折されるために生じる．

b）コマ収差

光軸外から斜めに入る光が，光軸に近いところを通る場合と光軸から離れたところを通る場合で結像位置が異なることにより生じるずれである．

c）非点収差

レンズの縦の断面で集められた光と横の断面で集められた光の結像位置が異なるためにより生じるずれである．

d）像面彎曲収差

光軸に近い部分と遠い部分とでは結像面が異なるために，平面物体の像が彎曲すること．

e）歪曲収差

像が物体と相似形にならないこと．レンズの中央と周辺とでは拡大力が異なるために生じる．四角の物体を見る場合，辺縁部の直線が弧状に見え，糸巻き状になったり，樽状になったりして見える．

f）色収差

光の波長によりレンズの焦点距離が異なることにより生じるずれ．

e．照明法

一般に使用されているのは，視野絞りと開口絞りの2つの絞りを使用するケーラー照明法である（**図49**）．ケーラー照明法は，電球フィラメント像を対物レンズの後側焦点面に，視野絞り像を標本面にそれぞれ結ばせるものである．その結果，

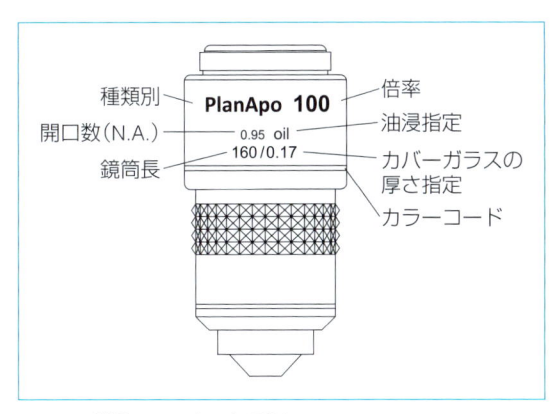

図50　対物レンズの表示例

ムラのない，明るく均一な照明が可能となる．

f. コンデンサー

コンデンサーには，光源からの光束を集め，標本を強く照射する役割や，高倍率の対物レンズの開口数をコントロールし，解像度をよくする役割がある．

g. 対物レンズ

対物レンズの表示例を図50に示す．対物レンズの種類には，アクロマート，アポクロマート，プラン・アクロマート，プラン・アポクロマートなどがあり，それぞれ特徴を有している．使用には，目的に応じたレンズを選択する．

h. 接眼レンズ

接眼レンズは，対物レンズによってできた像をさらに拡大するためのルーペの役割をするレンズである．接眼レンズには，倍率や視野数の異なるいくつかの種類がある．使用には，目的に応じたレンズを選択する．

i. プレパラート

通常の光学顕微鏡で観察する標本をプレパラートという．スライドガラスの上に，細胞や組織切片を乗せ，封入剤とともにカバーガラスで覆う．カバーガラスは，厚さ0.17 mm，屈折率 n = 1.52のものが一般的であり，通常の対物レンズはカバーガラスで覆われた標本を観察するように設計

されている．しかしながら，塗抹標本のようにカバーガラスを用いないプレパラートもある．この場合には，NC (no cover) 対応の対物レンズを用いる必要がある．

2. 電子顕微鏡

a. 電子顕微鏡の種類

電子顕微鏡では，光線の代わりにきわめて波長が短い電子線を用いて標本を観察する．光学顕微鏡では見ることができない何十万倍という倍率で標本を観察することができる．細胞内の微細構造を観察する場合などには，透過型電子顕微鏡を用いる．試料表面の微細構造を観察する場合には，走査型電子顕微鏡を用いる．

1) 透過型電子顕微鏡

光学顕微鏡と同様に，標本を透過してきた電子線を蛍光板で捕捉し，濃淡で描出する．

2) 走査型電子顕微鏡

標本に電子線を照射して，反射される二次電子を増幅させ，観察する．

b. 電子顕微鏡の原理と構造

ガス分子(空気)との衝突は電子線を散乱させるため，電子顕微鏡の鏡体内は真空状態になっている．

1) 透過型電子顕微鏡

光線の代わりにきわめて波長が短い電子線を標本に当て，標本を透過した電子線を蛍光板で検出する．電子線を発生させてレンズの方向に加速させる「電子銃」，電子線を収束させて標本に照射させる「照射系(収束レンズ)」，標本を透過した電子線を拡大する「結像系(対物レンズ，中間レンズ，投射レンズ)」からなり，観察は最終的に投射レンズが蛍光板上に投影した像を観察する(図51)．

2) 走査型電子顕微鏡

電子銃で発生した電子線を収束させた細い電子

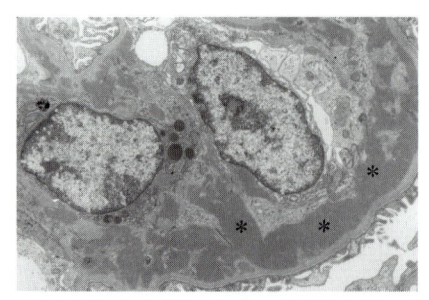

図51 透過型電子顕微鏡による糸球体への沈着物の観察(ループス腎炎)
＊糸球体基底膜と内皮細胞の間に沈着する免疫複合体

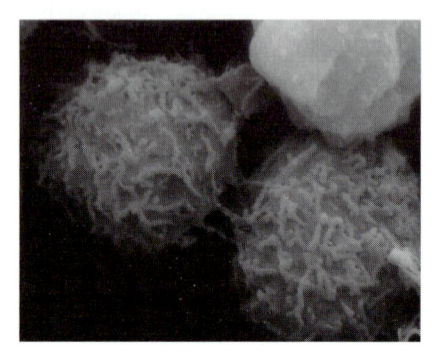

図52 走査電子顕微鏡によるリンパ球の観察

線で標本表面を走査し，照射された部位から発生する二次電子(凹凸情報を含む)を検出し，増幅拡大させて記録する(図52)．「電子銃」「照射系(収束レンズ，対物レンズ)」と標本表面で電子線を走査するための「走査コイル」，二次電子を検出する「二次電子検出器」から構成される．

3. ディジタル撮影装置

顕微鏡画像を記録するため，顕微鏡に連結したCCD(charge coupled devices)を用いて光情報をディジタル情報に変換する．一般的なファイル保存形式として，非圧縮形式のTIFFまたは圧縮形式のJPEGが用いられる．

ディジタル画像は色をもった点が集まって構成されている．この点のことをドットまたはピクセルという．画像がもつドット/ピクセルの総数を画素数という．1インチ(2.54 cm)あたりのドット/ピクセル数を解像度(dpi；dot per inch)という．一般に，印刷したときに人間の目が違和感を感じない解像度は200 dpiといわれるが，医学写真の場合は300 dpi以上の解像度が推奨される．L版(横127 mm，縦89 mm)の用紙に300 dpiの解像度で印刷する場合，およそ150万画素が必要となる．

参考文献

1) 関東化学株式会社(編)：試薬に学ぶ化学分析技術．ダイヤモンド社，2009
   ※ガラス体積計の検定について詳しく記述されている
2) (社)日本計量機器工業連合会(編)：はかり．(社)日本計量機器工業連合会，1991
   ※天びんについての入門書でもあり，幅広く詳しく記述されている
3) 入江照四：科学機器入門．東京科学機器協会，2011
   ※各種の科学機器の原理，仕組み，用途などを周辺機器との関連を含めわかりやすく解説している
4) オルガノ社純水装置・超純水装置カタログ(CAT. NO. S-144-3)．オルガノ株式会社，2011
   ※純水および純水装置に関する基礎知識，技術についてわかりやすく解説されている
5) ミリポア社超純水装置・純水装置ホームページ (http://www.millipore.com/lab_water/clw4/learn)
   ※「超純水・純水技術を学ぶ」というタイトルのページで超純水と純水の定義，技術解説，規格，水の基礎用語集などについてわかりやすく解説されている
6) JIS B 7411-1997，一般用ガラス製棒状温度計(http://www.jisc.jp/)
   ※適用範囲，温度目盛，目盛範囲，構造などについて詳細に記述されている
7) 関口光夫：技術講座 生化学—臨床化学基礎技術シリーズ—3．分析ツールその2：温度．検査と技術 36：477-484，2008
   ※温度の基礎，定義定点(ITS-90)，温度のトレーサビリティ，温度計の種類と特徴，サーミスタ温度計，温度測定の応用例について紹介されている
8) 湿度—測定方法，JIS Z 8806：2001(http://www.jisc.jp/)
   ※適用範囲，湿度測定法の種類，アスマン通風乾湿計，毛髪湿度計，電子式湿度計，水の飽和蒸気圧，通風乾湿計用湿度表などについて詳細かつ具体的に解説されている
9) 野島博(編)：無敵のバイオテクニカルシリーズ 改訂第3版 顕微鏡の使い方ノート．羊土社，2011
   ※顕微鏡の歴史から，各種顕微鏡の構造と機能，それらの応用まで，わかりやすくまとめられている

第2章 前処理装置

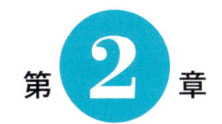

学習のポイント

1. 遠心分離は検体の前処理作業として臨床検査室では日常頻繁に実施される．
2. 回転運動によって発生する遠心力を利用して比重差のあるものを分けることができる．
3. 遠心機は使用目的や回転数，遠心時間，温度などの使用条件に応じて数種類に分かれている．
4. 遠心機で高速に回転するロータは大きなエネルギーをもっている．ロータが破壊，また中心部分のシャフトから外れると大きな事故につながる．取り扱いに注意して使用する．
5. マグネティックスターラは磁力を利用して容器中の攪拌子を回転させ，溶液に渦を巻くようにして試料と溶液を混ぜ合わせ，溶解する．
6. 試験管ミキサーは，水平円振盪する振動部に試験管の底部が触れることで，試験管に渦巻きを発生させて内容物を攪拌する．

本章を理解するためのキーワード

1 遠心力
円運動の場で物体はその回転半径の方向に遠心加速度の作用を受ける．この遠心加速度（回転運動）によって発生する力を遠心力といい，Gで表す．

2 遠心機の種類
回転数に応じて低速遠心機，低中速遠心機，高速遠心機，超遠心機に分けられる．

3 マグネティックスターラ
攪拌子による試料と液体との混ぜ合わせ，溶解する作業に利用される．

4 試験管ミキサー
ボルティックミキサーあるいはタッチミキサーとして，振動部の水平円振盪による試験管の内容物の攪拌に利用される．

A 遠心分離装置（遠心機）

遠心分離の操作は，古くは19世紀後半から牛乳を分離してクリームをつくることを目的として利用されていた．1930年代に生化学領域での細胞内成分の分離の研究で，高い遠心力が得られる遠心機が求められ，日本国内でも1955年に日立工機（株）より超遠心が可能な装置が製造された．

遠心分離操作は検査目的のための検体の前処理作業として必要とされるほか，遠心分離自体を検査法とするなど，臨床検査室では日常頻繁に実施されている．したがって臨床検査室には目的に応じた性能の遠心機が設置され利用されている．

a. 遠心分離の原理

バケツに水を入れて振り回すと，水はバケツの内部に位置してこぼれない．このように物質が円運動をすると中心に向かって向心加速度が生じる．作用・反作用の法則から向心加速度と反対方向の遠心加速度が発生する．円運動の場におかれた物体はその回転半径の方向に遠心加速度の作用を受ける．この遠心加速度，すなわち，回転運動によって発生する力を遠心力（G）という．遠心分離はこの遠心力を利用して比重差のあるものを分けることをいう．

b. 遠心力の求め方

遠心機が発生することのできる遠心力の大きさ

は，回転数の2乗に比例して，また，回転半径に比例して大きくなる．その値は地球の重力の倍数で表され，次式から導かれる．

遠心力$(G) = R\omega^2$

地球の重力加速度の何倍かを求めるため，遠心力を地球の重力で割る．

遠心力$(G) = R\omega^2/g$ ……❶式

ここで ω = 角速度 rad/sec
R = ロータの回転半径(cm)
g = 980 cm/sec² (地球の重力値)とすると

$\omega = N \times 2\pi/60$ ……❷式

N = ロータの回転数(revolution per minute ; rpm)

❶式に❷式を代入する．

遠心力$(G) = R \times (N \times 2\pi/60)^2 / 980$
$= 11.18 \times (N/1000)^2 \times R$

この計算式をもとに回転数と回転半径から遠心力が簡単に求められる遠心G表(図1)が作成されている．

c．遠心機の構造と原理

卓上型遠心機の構造を示す(図2)．インダクションモータが中央の下部分に位置して，インバータ回路によって一定の回転数になるように制御されている．モータはダンパ(防振機構)により振動が遠心機に伝わり共鳴しないように設計されている．中央部分の上部はチャンバでモータからつながる(ドライブ)シャフトに(スイング)ロータが取り付けられ，さらにロータに専用のバケットが架設されている．遠心中はドアロックが機能して，チャンバ蓋は開閉できないようになっている．チャンバ蓋の中央にはシャフトの真上にタコメータポートなる小窓がある．これは遠心回転数が正確であるか，ハンディタコメータ(回転計)を用いて，検証して校正するために利用される．

試料をセットするロータは使用目的からスイングロータ(図3)，アングルロータ(図4)およびホリゾンタルロータ(図5)に大別される．

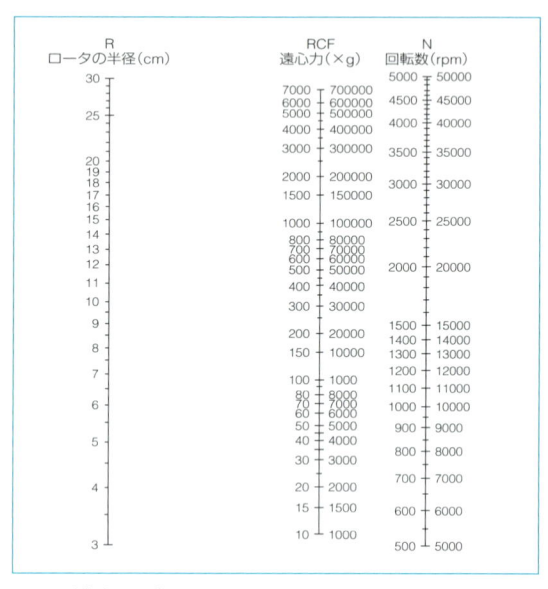

図1　遠心G表

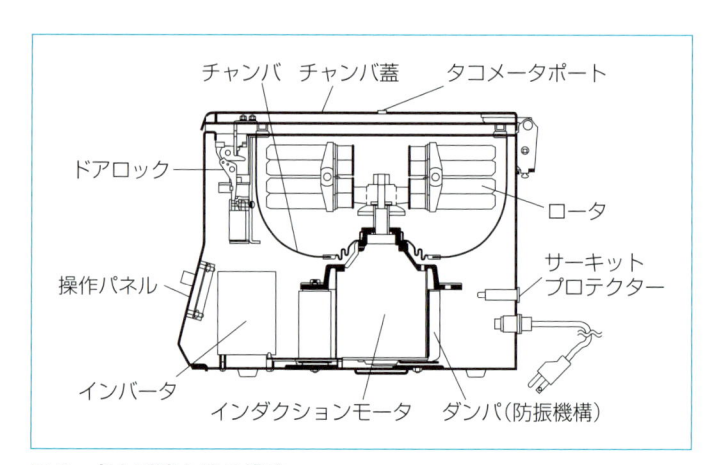

図2　卓上型遠心機の構造

スイングロータは遠心管の底に向かって遠心力をかけることができ，遠心方向が常に一定に働くため，分離性能がよいことが特徴である．ただし，回転速度が低く沈降距離が長いので分離時間が長くなる．アングルロータはロータの形状が空気抵抗の少ない形であるため，高速な遠心が可能で，沈殿物の分離に使用される．ホリゾンタルロータはスイングロータと同様に底面に向かって遠心力をかけることができ，構造が簡単でスイングロータより空気抵抗が少ないため，アングルロータのように高速な遠心が可能である．ただし，遠心管が常に水平に固定されているため，遠心終了後の沈殿物が崩れ落ちる試料については不向きである．なお，ロータには寿命があり，使用できる時間と使用回数が決まっている．したがってその範囲内で使用することが安全である．

d. 遠心機の種類

遠心機はその使用目的や回転数，遠心時間，温度などの使用条件に応じて数種類に分かれている．回転速度についてその低いものから高いものの順に，低速遠心機，高速遠心機，超遠心機に大別される．ただし，これらは便宜的な分類で，明確な理由があるわけではない．また，さらに用途から卓上遠心機，ヘマトクリット遠心機，マイクロチューブ遠心機，多本架遠心機，冷却遠心機，フロアタイプ遠心機など多様である．

1) 低速遠心機は最高回転数が 4,000～5,000 rpm までの遠心機である．卓上型(図 6)，冷却型，多本架型(図 7)など多種類が用意されている．臨床検査室ではこの低速遠心機が多用される．臨床化学検査では血液から血清(血漿)の分離には 3,000～3,500 rpm(およそ 1,500～2,000 G)にて 10～15 分間程度の遠心が行われる．凝固検査での血漿分離では 3,000 rpm(約 1,500 G)

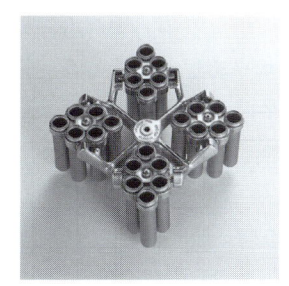

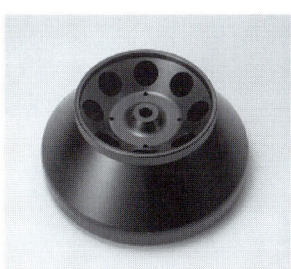

図3　スイングロータ　　図4　アングルロータ　　図5　ホリゾンタルロータ

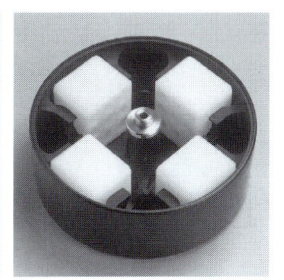

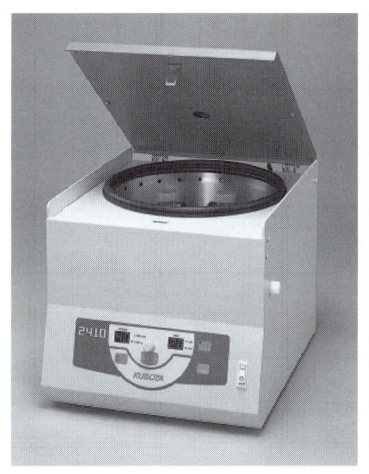

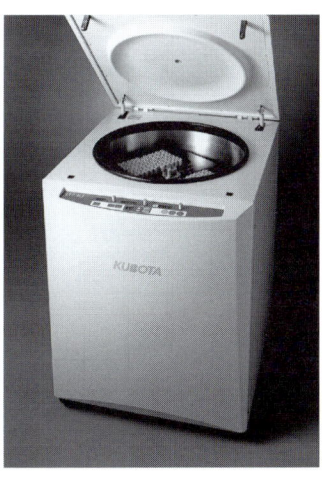

図6　低速卓上遠心機　　図7　多本架型低速遠心機

にて15分間以上，温度が上昇しないように遠心が行われる．
2) 低中速遠心機は最高回転数が8,000 rpmまでの遠心機である．ゲノム解析の前処理に使用される．
3) 高速遠心機は，最高回転数が30,000 rpmまでの遠心機である．培養液からの菌体の分離に使用される．細胞成分の分離などに使用される．
4) 超遠心機は30,000 rpmを超える遠心機である．蛋白質やリポ蛋白質，DNAの分離に使用される．その他に用途別には次のような遠心機が使用されている．
5) 自動血球洗浄用遠心機(図8)は免疫検査や輸血検査での不規則性抗体の検出での検査で，血球を自動洗浄するのに利用されている．
6) ヘマトクリット遠心機(図9)は微量に採血したガラス毛細管(キャピラリチューブ)の遠心用に製造されたもので，血液検査でのミクロヘマトクリット法において回転半径9 cmで11,000～12,000 rpmにて5分間，遠心して測定が行われる．また，通常量の採血ができない小児や新生児での臨床化学検査，免疫検査でも使用されている．
7) 連続遠心機は遠心用の容器に小分けすることが困難な多量の試料を分離するために使用される．

e. 遠心機の使用上での注意

遠心機はロータが高速で回転している．高速で回転するロータは大きなエネルギーをもっているため，ロータが破壊したり，また，中心部分のシャフトから外れると大きな事故，怪我につながる．そのために以下の事項に注意する．
1) 床置き型，卓上型のいずれも，ガタ付きがないように水平を保ち設置する．遠心機のまわりに空間を設ける．
2) ロータは確実に中心部のシャフトに固定する．さらにバケットはロータに正しく確実に装着する．
3) 遠心中は遠心機の蓋部分を絶対に開放しない．ほとんどの遠心機では遠心中はドアロックが

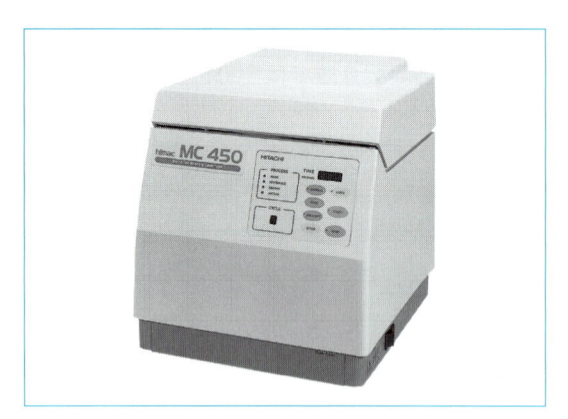

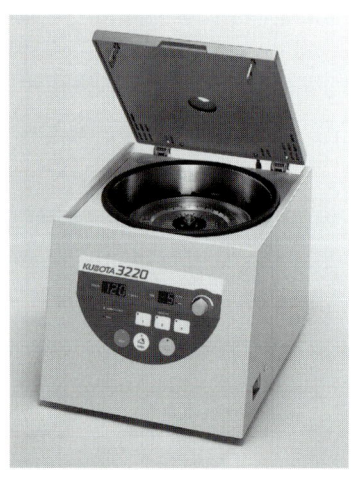

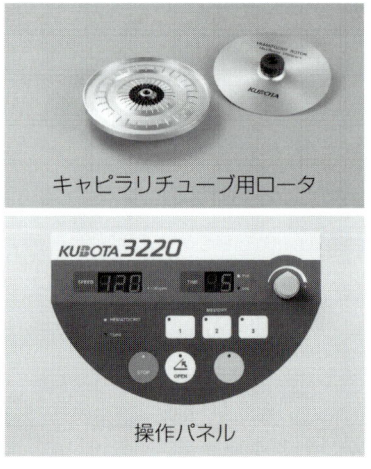

図8　自動血球洗浄用遠心機

図9　ヘマトクリット遠心機

働き，蓋部分が開くことはない．しかし，蓋部分を開くとロータに巻き込まれる事故につながる．
4) 最高回転数以下で使用する．最高回転数はロータやバケットの強度で決められているため，最高回転数を超えて使用するとロータやバケットが破損する．
5) 対称としての負荷のバランスはできるだけ合わせる．最近の遠心機では負荷のバランスを吸収する機構が搭載されているが，それを超えるインバランスでは遠心機が停止してしまい，また故障や事故の原因にもなる．
6) 引火性物質の遠心は行わない．遠心機内で引火性物質が引火して爆発する危険性がある．
7) 遠心機内に異物を残さない．遠心機内に異物が残っていると，遠心中に巻き上がり，試料を破壊する原因となる．
8) 製造メーカーの指定の安全対策を実施して，定期的な保守点検(厚生労働省令第32号「労働安全衛生規則」)を実施する．

B 撹拌装置

撹拌は検査結果に影響する大事な作業工程である．撹拌のよしあしは撹拌の対象が試料や試薬であっても，検査結果の再現性に大きく影響する．臨床検査で撹拌に用いられる代表的な装置は，マグネティックスターラー，試験管ミキサーである．

1. マグネティックスターラー

マグネティックスターラーは試薬を液体とよく混ぜ合わせて溶解する作業に用いられる．磁力を利用して容器中の磁石である撹拌子(スターラーバー)を溶液中で渦を巻くように回転させて溶解させることを動作原理としている．溶解しにくい試料も長時間かけて一定の速度で撹拌することができ，日常検査でよく用いられる装置である．

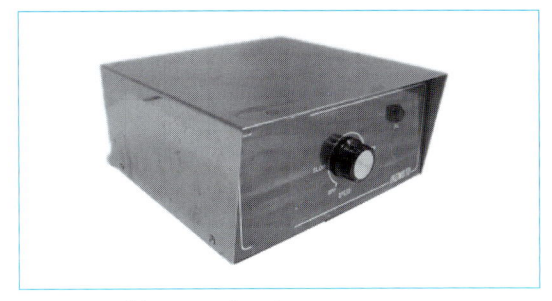

図10 マグネティックスターラー

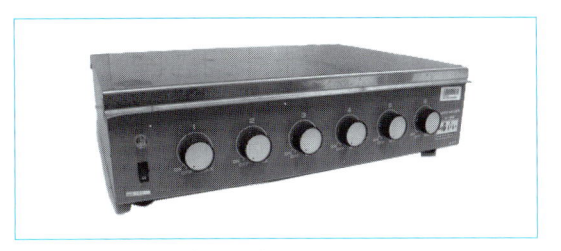

図11 連式タイプのマグネティックスターラー

a. 種類

一般的に使用される小型から中型タイプ(図10)は撹拌容量が50 mLから2,000 mL程度であり，DCモータの電子制御方式で，回転数が約80〜1,500 rpmで長さ30 mmの撹拌子を用いての安定した撹拌が可能である．大型のタイプは50 mLから10,000 mLまで，磁力の強い磁石を使用して，大容量の撹拌や高粘度液の撹拌が可能なものがある．その他に複数の溶液が同時に，同じ撹拌条件，あるいは異なった撹拌条件で使用できる連式タイプ(図11)，さらに容器と接触する天板部分をヒータで加温して撹拌ができる加温機能を有するタイプなどがある．

b. 構造と原理

マグネティックスターラーの構造は躯体の中にモータとその上部の磁石，速度調整ツマミ，そのほかに回転についての制御用基板からなる(図12)．天板は多くは耐薬品性に優れた素材が使用されている．最近はモータを使用せずに電磁誘導方式のタイプもある．

撹拌子は棒磁石をテフロンで覆ったものである．一般的な長楕円形のもののほかさまざまな形

図12　マグネティックスターラーの構造

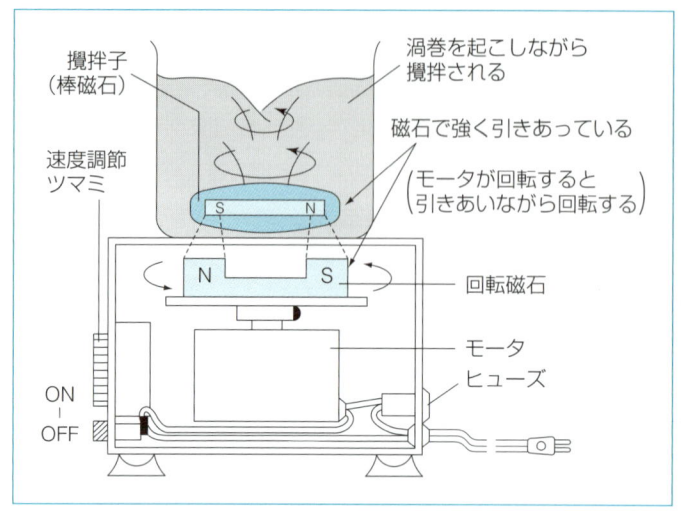

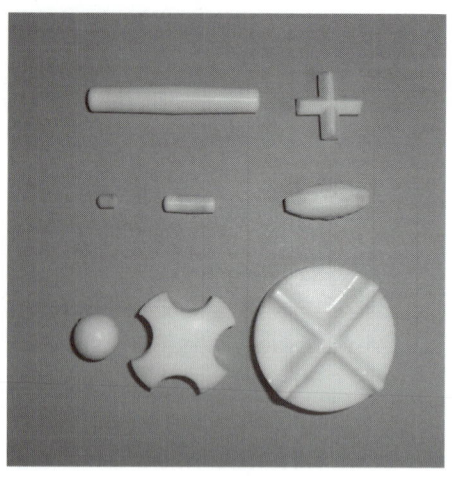

図13　さまざまな形状の攪拌子

状（図13）があり，使用目的に応じて選択が可能である．

可動の原理は躯体内でモータと連結した磁石が回転すると天板上の容器内部の攪拌子が磁力で引き合って，これに合わせて回転して溶液の攪拌が起こる．回転数は回転調整用ボリュームと制御用基板でコントロールされる．

c. 使用方法での注意

マグネティックスターラーを用いて効率のよい攪拌を行うために以下の事項に注意する．

1) 攪拌の容器は磁力により攪拌を行うため，磁性体は使用不可である．一般的にガラス製品，プラスチック製品を用いる．天板と接触する底部分は平らでないと安定して置くことができず，また，容器内部で攪拌子が安定して攪拌するためにも底部分が平らな容器が用いられる．また，容量に対して，容器が大きすぎると溶液が飛び散る場合があり，装置の天板より大きな底部分も不安定である．
2) 攪拌子の回転調整用ボリュームを最初はゆっくりと回し，徐々に目的のスピードに上昇させる．いきなり回転を上昇させると溶液が飛び散ることがある．また，攪拌子が溶解したい試料に埋もれている場合などでは，この試料が飛び散ることにもなる．
3) 溶液をこぼした場合は，速やかに拭き取る．天板が汚れていて平らでないと攪拌が安定せず，溶液が装置の内部にしみ込んだ場合など，故障の原因になる．
4) 攪拌子は使用する容器や攪拌する容量を考慮して選択する．大きな容器で大容量の場合に小さな攪拌子では効率が悪く，攪拌子が安定せず，飛び回る場合がある．また，小さい容器で少量の場合に大きな攪拌子では試料や溶液が飛び散る場合がある．

2. 試験管ミキサー

試験管ミキサーはボルテックスミキサー，あるいはタッチミキサー（図14）の名称で，試験管などの細長い形状の容器について内容物に渦巻きを発生させて，均一にして攪拌することに用いられる．ボルテックスミキサーは振動部の中央にくぼみがあり，試験管の底部分が固定されやすくなっている．タッチミキサーは振動部が平らで，試験管以外の容器でも使用できるようになっている．

操作性は振動部に上部から試験管を軽く押さえ付けると自動的に振動部が水平の円振盪を開始して，離すと停止する，あるいはスイッチ・オンで

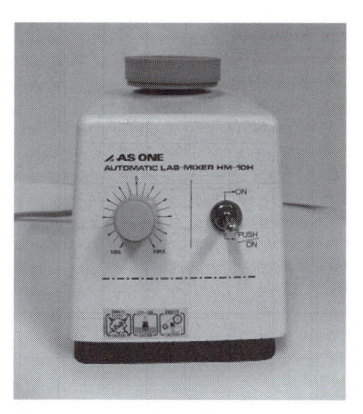

図14 タッチミキサー

連続して振動するなどのタイプが一般的に使用されている．また，円振盪数を連続的に可変させることができる速度可変方式などがある．

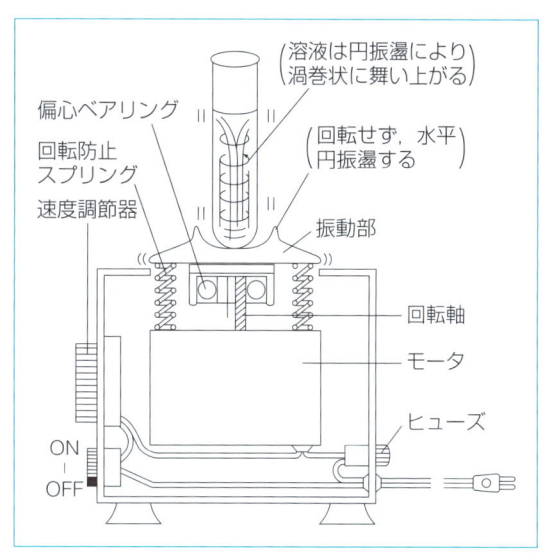

図15 タッチミキサーの構造

a. 構造と原理

タッチミキサーの構造は躯体内にくま取り形あるいはDCモータを置き，約600から3,000 rpmの回転数の円運動を振動部に発生させる．それが試験管内の内容物に伝わり，渦巻きを発生する（図15）．上級な装置では速度可変ダイアルにて円振盪数を連続的に変化させることができる．

b. 使用方法での注意

試験管ミキサーを用いて効率のよい撹拌を行うために以下の事項に注意する．
1) ミキサーはしっかりした水平の机に設置する．
2) 試料は入れすぎないようにする．渦巻きが発生して内容物が周りに飛び散る場合がある．蓋付きの容器を使用する．
3) 容器は上部をしっかり持つ．振動部の中心部分に容器の底部分をあてる．
4) 試料の粘度が高いと，渦巻きが発生しない場合がある．振動部へ押し付ける力を強くするとよい．
5) 速度可変方式では，いきなり高い円振盪数で撹拌すると内容物が周りに飛び散る場合があるので，円振盪数を注意して選択する．
6) 振動部に薬品をこぼさないようにする．もし，こぼした場合はただちに拭き取る．機械内にしみ込むと思わぬ故障になる場合がある．

参考文献
1) 科学機器入門（増補改訂版）．東京科学機器協会，2010
※東京科学機器協会から発行され，各種の理化学機器について原理・仕組み・用途などを周辺機器との関連を含めて解説している

第3章 分離分析装置

学習のポイント

① 電気泳動は蛋白質，酵素，遺伝子の分離に欠かせない方法である．
② 電気泳動には荷電の差により分離する方法と分子量の差により分離する方法がある．
③ クロマトグラフィは特定物質の分取・精製・同定に欠かせない．
④ クロマトグラフィの種類としてゲル濾過法，イオン交換法およびアフィニティ法などがある．

本章を理解するためのキーワード

① **電気泳動**
荷電粒子・分子が電場中を移動する現象．
② **電気浸透**
荷電粒子・分子の電気泳動の方向と逆方向の溶媒分子の流れ．
③ **クロマトグラフィ**
固定相（担体）の表面あるいは内部を，移動相とよばれる物質が通過する過程で物質が分離される現象．

A 電気泳動装置

1. 電気泳動の目的

電気泳動（electrophoresis）とは，荷電粒子あるいは分子が電場中を移動する現象を示し，またこの現象を利用した分析手法を電気泳動法という．セルロースアセテート膜，アガロース，ポリアクリルアミドゲルなどを用いた支持体電気泳動に加え，毛細管（キャピラリー）に充填された液相内で行われる電気泳動などさまざまである．電気泳動法を用いた臨床検査における試料としては全血液，血漿，血清，尿，脳脊髄液など，遺伝子増幅（polymerase chain reaction ; PCR）産物などが対象となり，蛋白質，酵素，遺伝子などがそれぞれ分子量，荷電などの差によりバンド状，沈降線，スポット状などに分離され定量化あるいはパターン認識される．代表的な分析例として，ヘモグロビン分画，血清蛋白分画，異常蛋白同定，リポ蛋白分画，アイソザイム分画などがある．

2. 電気泳動の原理

両性イオン物質である蛋白質にはそれぞれ固有の等電点があり，等電点において荷電はゼロとなる．図1に示すように，等電点より酸性側では正の荷電を，アルカリ性側では負の荷電をもつことになる．電気泳動に際して，蛋白質（酵素）のような荷電している物質に直流電流を流すと，それらの荷電は蛋白質の種類により大きく異なることから移動度に差が生じる．荷電粒子や分子は荷電とは反対の極に向かって移動する．この移動度は，蛋白質分子の大きさ，形状，表面荷電数によって変わり，また溶媒中（電気泳動緩衝液）の電解質，イオン強度，pHにより左右される．通常，電気泳動緩衝液はアルカリ側に設定されるため蛋白質の泳動方向は陽極側となる．

これに対して，液体と固体が接しているところに電圧をかけた場合には，荷電粒子・分子の電気泳動現象とは反対方向に陽性荷電した液体が移動する電気浸透現象（electroosmosis）が発生する（図

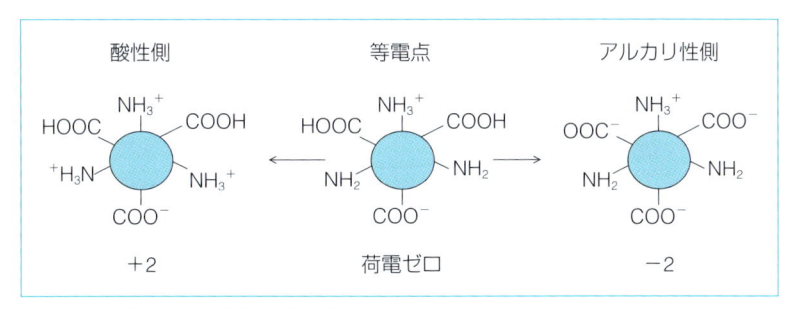

図1　蛋白質分子の荷電と等電点

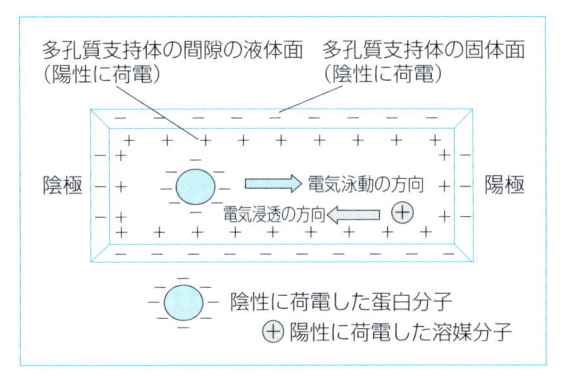

図2　電気泳動現象と電気浸透現象

2).すなわち液体(電気泳動緩衝液)と個体(支持体)が接すると，その界面に正負の電気二重層が生じる．図2に示すように支持体側は負に帯電し，液体側は正に帯電する．ここに直流電流を流すと，正に帯電した溶媒分子が陰極側へ移動する．この現象は，セルロースアセテート膜電気泳動やアガロースゲル電気泳動において顕著にみられる．電気浸透現象は，それぞれの支持体が固有の値をもつことから，支持体の種類によって，試料の原点(塗布位置)が異なることになる．

一方，陰イオン性界面活性剤であるドデシル硫酸ナトリウム(sodium dodecyl sulfate ; SDS)で蛋白試料を加熱処理し，蛋白分子を均一に負に荷電し(固有の荷電を失う)直鎖状にして分子ふるい(分子篩)効果で電気泳動するSDS-ポリアクリルアミドゲル(polyacrylamide gel electrophoresis ; PAGE)がある．この場合，低分子蛋白ほど陽極側に泳動され，分子量が既知の分子量マーカーの相対移動度と分子量との検量線を用いて未知の蛋白の移動度から分子量が推定可能となる．

3. セルロースアセテート膜電気泳動装置

セルロースアセテート膜とは，セルロースの水酸基をアセチル基に置換し，アセトンやメチレンクロライドのような有機溶媒で可溶化することによってつくられた均一の膜であり，材質が不活性なため，蛋白質などの試料が吸着されないことから電気泳動用の支持体として用いられてきた．血清蛋白分画を目的に考案された電気泳動装置が，セルロースアセテート膜電気泳動装置である．図3にそのプロトタイプとなる電気泳動槽の断面図を示す．泳動槽は，泳動用緩衝液を入れる陽・陰極槽，陽・陰極用白金電極，セルロースアセテート膜を保持する支持板，押さえ板よりなる．電気泳動用緩衝液として通常，ベロナール緩衝液(pH 8.6)を用いる．電源として，定電圧・定電流装置(最大200 V，100 mA程度)が必要となる．加えて，染色液(ポンソ3R)バット，酢酸，脱色バット，染色された泳動結果を解析する濃度計(デンシトメーター)が必要となる．これらの装置を用いた基本的な操作の流れは以下のようになる．

①支持体の緩衝化，②試料の塗布，③電気泳動，④染色，⑤脱色，⑥乾燥，⑦デンシトメトリー

血清蛋白電気泳動の実際については，日本電気泳動学会により詳細な標準操作法が勧告されている．泳動槽もこれに準じて設計されており，泳動中に支持体が乾燥することのないように泳動槽の

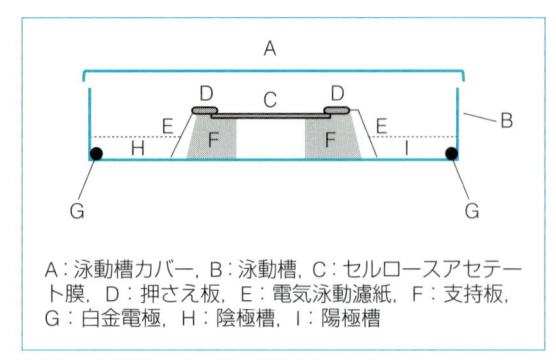

A：泳動槽カバー，B：泳動槽，C：セルロースアセテート膜，D：押さえ板，E：電気泳動濾紙，F：支持板，G：白金電極，H：陰極槽，I：陽極槽

図3 セルロースアセテート膜電気泳動装置の断面図

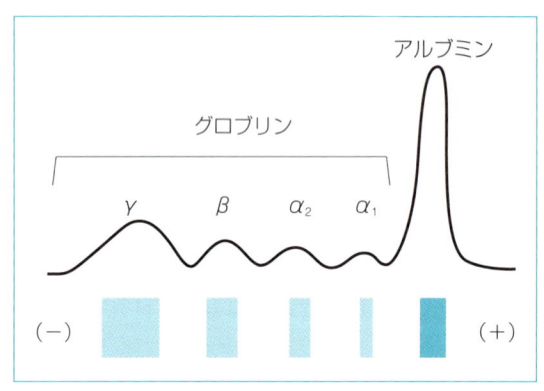

図4 正常ヒト血清の電気泳動パターンおよびデンシトメトリーパターン

湿度の維持と膜水分の保持が重要となる．

これまでに支持体の電気浸透現象の度合いから塗布位置が α_1 位あるいは β 位のものがあったが，近年，電気浸透ゼロの支持体がわが国で初めて開発され，ポスト γ 位のものが利用されている．図4に正常ヒト血清の電気泳動パターンおよびデンシトメトリーパターンを示す．正常血清を試料とした場合，普遍的に陽極側から，アルブミン，α_1-グロブリン，α_2-グロブリン，β-グロブリン，γ-グロブリンの5分画に分離される．また，樹脂製の薄層プレートにセルロースアセテート膜を張り付けた支持体を利用した血清蛋白電気泳動やアイソザイム電気泳動も普及している．

これに対して，実際の臨床検査室においては上述の①～⑦までの工程をすべて自動化した自動電気泳動装置により血清蛋白分画を実施している．

4. アガロース電気泳動装置

アガロースとは寒天の主成分をなす多糖類で，このゲルは多糖類の水素結合によって生じる大きな網目構造をもつ特徴がある．蛋白をはじめ核酸などの高分子でも比較的自由に拡散できることから，使用用途の広い電気泳動用支持体となる．試料の荷電と分子量により移動度が決まり，核酸の場合は荷電の個数は分子の大きさに比例し泳動距離は分子量の大きいものほど短く，小さいものほど長いことになる．電気泳動用ゲルは，目的に応じて0.4～4％アガロース濃度ゲルを自家調製して用いることが基本となるが，ヘモグロビン分画，リポ蛋白分画，免疫電気泳動，免疫固定法を目的とした専用アガロースゲルフィルムが市販されている．通常これらの電気泳動の原点は電気浸透現象を考慮して β 位となるが，特に免疫電気泳動用ゲルとして精製アガロースと寒天（アガー）を混合して原点をより陽極側にすることも可能である．アガロース電気泳動は応用範囲が広く，血清蛋白電気泳動，アイソザイム電気泳動，リポ蛋白電気泳動，免疫電気泳動，ロケット免疫電気泳動，交差免疫電気泳動，等電点電気泳動などに応用されている．図5にアガロース電気泳動によるLDアイソザイム電気泳動パターンおよびIgAロケット免疫電気泳動パターンを示す．

装置の構成は，電気泳動槽，定電圧・定電流装置（最大500 V，200 mA程度），ゲル作成器が基本となり，アガロースフィルムを使用する場合にはゲル乾燥器が必要となる．また目的に応じた染色槽を用意しなければならない．泳動槽は，セルロースアセテート膜電気泳動装置（図3）の支持体の支持板をゲル用に代えたものを使用できるが，支持体ゲルのジュール熱の発生を緩和する工夫がとられている．定番の泳動槽として平板の冷却ユニット上で電気泳動する装置がある．特にPCR産物など遺伝子の電気泳動においては，作製されたゲルを泳動用緩衝液中に沈め電気泳動を実施するサブマリンタイプがある．電源と一体化した同タイプの簡易電気泳動装置も普及しているが，安全設計はされているものの電源部分を濡らさな

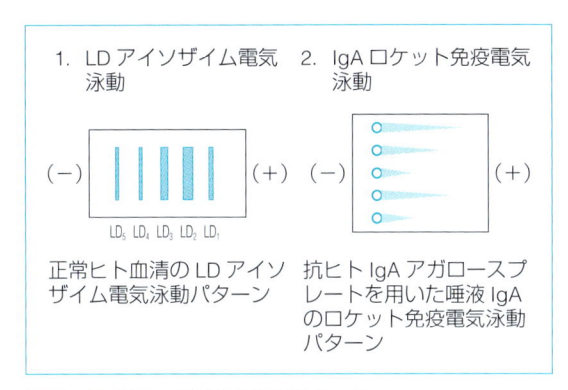

図5 アガロース電気泳動パターン

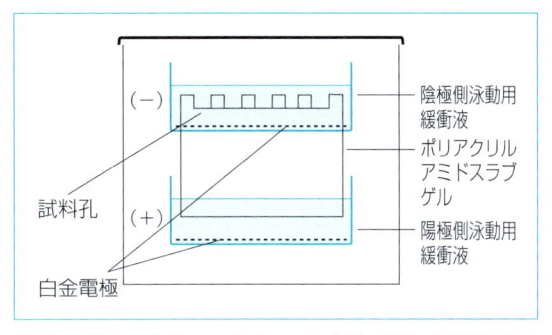

図6 ポリアクリルアミドスラブゲル電気泳動装置の断面図

い，洗浄の際に電極（白金線）を傷つけないなどの注意が必要となる．臨床検査室では，近年，アガロースフィルムを支持体としたアイソザイム分画やリポ蛋白分画専用の自動電気泳動装置も開発され臨床応用されている．

5. ポリアクリルアミドゲル電気泳動装置

ポリアクリルアミドゲルとはアクリルアミドと架橋剤である N,N′-メチレンビスアクリルアミドが重合促進剤〔過硫酸アンモニウムと N,N,N′,N′-テトラメチルエチレンジアミン（TEMED）〕のもとでポリマー化したものである．アクリルアミドと架橋剤の濃度および濃度比を変えることで分子ふるい効果の調節が可能となる．ただし重合したポリアクリルアミドゲルは安定であるが，アクリルアミドモノマーとビスアクリルアミドは神経毒であることから，取り扱いには厳重に注意する．ポリアクリルアミドゲルはアガロースゲルよりもさらに分子ふるい効果が大きく，蛋白質や比較的低分子量の核酸を分離するのに適している．ゲルの形状によってディスク電気泳動法（円柱状ゲル）とスラブゲル電気泳動法（平板状ゲル）がある．またゲルの濃度により任意の均一ゲルおよび濃度勾配ゲル（グラジエントゲル）が作製され，目的によって使い分けられる．またいずれのアクリルアミドゲルも各社より既成ゲルとして市販されており，それぞれ専用の電気泳動装置が用意されている．

装置の構成は，電気泳動槽，定電圧・定電流装置（最大 1,000 V，200 mA 程度），ゲル作成器が基本となる．電気泳動槽は図6に示すような垂直式が一般的であり，上層が陰極槽，下層が陽極槽となる．電気泳動後の支持体は一般的には蛋白染色し，脱色後に観察（計測）して写真撮影する．ゲルを乾燥保存する場合には専用のゲル乾燥器が必要となる．一方，分離された蛋白をニトロセルロース膜などの支持体に電気泳動的に転写し，特異抗体を用いて免疫学的に検出する方法（ウエスタンブロット法あるいはイムノブロット法）がある．この場合，転写用の電気泳動槽と定電圧・定電流装置として数百 mA オーダーの電流を通電できる装置が新たに必要となる．

また蛋白質をより詳細に解析するためには二次元電気泳動法があり，特に近年のプロテオミックス（網羅的解析）分野の必須な電気泳動法である．この方法は，一次元目の電気泳動に等電点電気泳動により蛋白を等電点に準じ分離し，さらに二次元目に SDS-PAGE を実施し分子サイズに準じ分離を行うものである．等電点電気泳動を実施する場合には，等電点電気泳動用の泳動槽と安定化電源として数千ワットの出力が可能な装置が必要となる．二次元電気泳動されたゲルは，そのまま蛋白染色したり，分離された蛋白をウエスタンブロットによって解析したり，さらに蛋白スポットを材料に質量分析計に供すことが可能となる．このようにしてプロテオミックスが実施されている．

6. キャピラリー電気泳動装置

毛細管（キャピラリー）に充塡された電解溶液（泳動液）の中で実施される電気泳動を，キャピラリー電気泳動という．一般に利用されるキャピラリーは，内径25～100 μm で有効長30～50 cm の溶融石英（フェーズドシリカ）製のものであり高電圧下で蛋白質や核酸などの分離に実施される．装置の概略図について図7に示すが，従来の電気泳動法で分離してきたもののほとんどはキャピラリー電気泳動でも応用可能となる．本法の最大の利点に，分析試料が微量でも可能であり，泳動時間が短く検出感度が高いことがあげられる．キャピラリーの容積に対して表面液が大きいことからジュール熱の拡散が大きく高電圧下での電気泳動が可能となる．キャピラリーの内径が小さいことから対流も起きにくい．検出はキャピラリー外部から吸光度が直接測定され，光路長が短いので濃度単位で μmol，絶対検出感度で pg 以下となり超微量分析が可能となる．電圧は一般に試料注入側に高圧（±30 kV）を掛け検出側を接地する．電流は100 μA 以下で操作することが望ましい．

分離モードの違いにより，キャピラリーゾーン電気泳動，キャピラリーゲル電気泳動，キャピラリー等電点電気泳動，キャピラリー等速電気泳動などがある．理化学研究分野において普及，発展してきたが，キャピラリーゾーン電気泳動（CZE）を血清蛋白分画専用に設計された装置が日常検査にも利用されている．また，遺伝子検査の分野においても，DNA シークエンサーに応用されている．

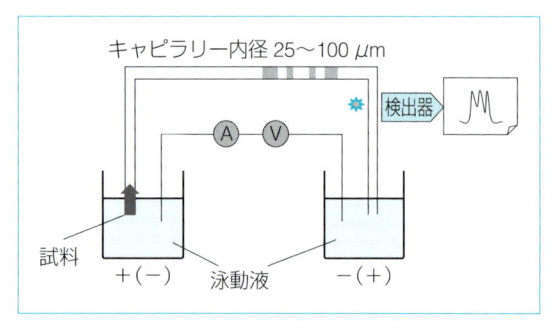

図7　キャピラリー電気泳動装置の概略図

7. Micro total analysis system

Micro total analysis system とは，近年，新しく開発された，マイクロチップ内においてキャピラリー電気泳動を用いて実施される分離分析法である（→ p.21）．

B クロマトグラフィ

1. 高速液体クロマトグラフィ

高速液体クロマトグラフィ（high performance liquid chromatography；HPLC）とは，高性能ポンプにより移動相に高圧に加圧した緩衝液・液体を用い，高圧に耐えうるカラムによる高分解能のカラムクロマトグラフィである．試料のカラムへの注入をはじめ同カラムの原理に基づく分画と分取，溶出パターンの記録まで，すべて自動化した HPLC 装置が普及している．従来のオープンカラムによるゲル濾過法クロマトグラフィ，アフィニティクロマトグラフィ，イオン交換クロマトグラフィおよび吸着・逆相など各種のカラムクロマトグラフィは，HPLC 装置により高性能かつ短時間で実施可能になっている．

HPLC は，分離分析，特定の物質の分取・精製および物質同定に欠かせない存在となっているが，臨床検査ではアミノ酸分析，カテコールアミン分画，血中薬物濃度測定，ヘモグロビン A1c 測定などに応用されている．また血清クレアチニンおよび尿酸の実用基準法としても HPLC 法が採用されている．

HPLC 装置は基本構成として，送液部（溶離液），試料導入部，カラム，検出部，フラクションコレクター，記録部よりなる（図8）．検出部には目的成分によって紫外・可視分光光度計はもとより蛍光分光光度計，示差屈折計，電気伝導度検出器，電気化学検出器，化学発光検出器，質量分析計が用いられる．特に近年，エレクトロスプレーイオン化法（electro-spray ionization；ESI）お

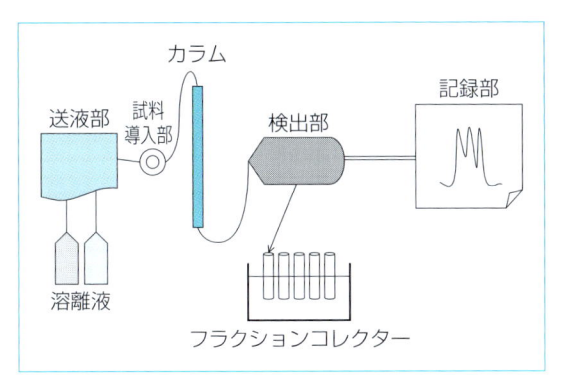

図8　高速液体クロマトグラフィ装置の概略図

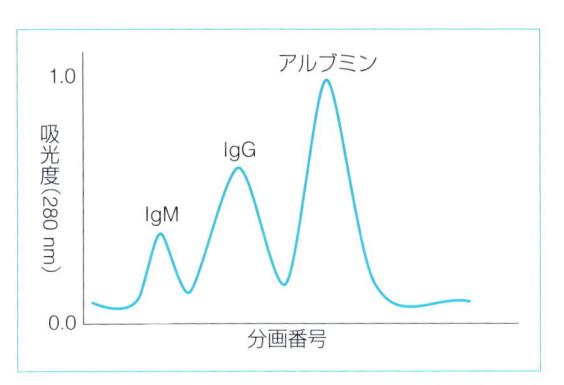

図9　正常ヒト血清のSuperose 12ゲル濾過法HPLCパターン

よび大気圧化学イオン化法(atmospheric-pressure-chemical ionization；APCI)の質量分析計(mass spectrometry)と連結したLC-MSは，臨床化学分野の研究はもとより広く生命科学分野に応用されている．また，直結して使用はできないが，HPLCにて分離精製された試料は，マトリックス支援レーザー脱離イオン化法(matrix assisted laser deposition ionization；MALDI)にも使用可能となる．

a. ゲル濾過法クロマトグラフィ

　ゲル濾過法クロマトグラフィとは，分子ふるい効果をもつ担体を充填されたカラムを用い蛋白質分子の大きさで分離する手法である．すなわち高分子はゲル粒子内には入り込めず排除され，低分子はゲル粒子内に浸透しつつ移動する分子ふるい効果の結果，試料中の高分子物質は先行して，低分子物質は遅延して溶出されることになる．ゲル濾過法の担体は，反応性や吸着性をもたない化学的・物理的に安定した多孔性のマトリックス(セファデックスゲル，ポリアクリルアミドゲル，アガロースゲルなど)が用いられる．さまざまな分画範囲・選択性の各種ゲル濾過担体(充填済カラム)が市販されており，ペプチドのような低分子から，巨大蛋白質まで分画が可能となる．図9にSuperose 12カラム(サイズ1.0×30 cm，分画分子量範囲1,000〜300,000)を用いた正常ヒト血清のゲル濾過HPLCパターンを示す．

b. イオン交換クロマトグラフィ

　イオン交換クロマトグラフィとは，荷電基をもつ交換体と反対の荷電基をもつ蛋白質とを静電的に結合させたあと，同様に交換体荷電基に静電的に静電結合する対イオン(カウンターイオン)の濃度を段階的あるいは直線的に高め，交換体に結合した蛋白質を対イオンと置換し溶出する手法である．対イオンとして一般に一価中性塩の食塩(Na^+Cl^-)が用いられ，蛋白質は交換体への静電結合の弱い順番に溶出される．陰イオン交換クロマトグラフィと陽イオン交換クロマトグラフィがあり，一般に陰イオン交換クロマトグラフィには荷電基としてジエチルアミノエチル基[DAEA，$-(CH_2)_2N^+H(C_2H_5)_2$]が，陽イオン交換クロマトグラフィにはカルボキシメチル基(CM，$-CH_2COO^-$)がそれぞれ樹脂に結合している．

　イオン交換クロマトグラフィの場合，試料蛋白質をカラムのイオン交換体に結合させるべく開始緩衝液のpHが重要となる．通常は目的の蛋白質の等電点±1〜2のpHでイオン交換体へ結合させる．等電点より低いpHでは蛋白質は(＋)に荷電することから陽イオン交換体が用いられ，等電点より高いpHでは蛋白質は(−)荷電することから陰イオン交換体が用いられる．緩衝液は開始緩衝液に加えてたとえば終濃度1.0 mol/L NaClを含む同pHおよび同組成の緩衝液が必要となり，これら両者の緩衝液をグラジエントミキサーによりNaClの濃度勾配を作成し溶出することになる．もう1つ重要なこととして，試料液は原則と

して脱塩処理あるいは開始緩衝液にて置換(緩衝液交換)しておく必要がある．図10に陰イオン交換帯 Mono Q カラム(5×50 mm)を用いた正常ヒト血清のイオン交換 HPLC パターンを示す．pH 8.0 の開始緩衝液で血清蛋白は総じて陰性に荷電し，0～0.3 mol/L NaCl の直線濃度勾配で溶出すると最も荷電の弱い IgG から最も荷電の強いアルブミンにかけて順に溶出される．

c. アフィニティクロマトグラフィ

アフィニティクロマトグラフィとは生体高分子(蛋白質・核酸)同士または低分子物質との親和性(アフィニティ)を利用し試料中から特異的に結合する目的物質を分離する方法である．化学的・物理的に安定な担体に親和性物質を結合させたゲルをカラムに充填し，試料を通し緩衝液で十分に洗浄した後，結合した目的物質を溶離させる(バッチ法も可能)．溶離液として，酸，高濃度の塩溶液，より親和性の高い物質を含む溶液や各種変性剤を含む溶液が用いられる．図11にプロテインGとヒト IgG との親和性を利用したアフィニティ HPLC によるヒト血清 IgG の分離精製パターンを示す．

2. ガスクロマトグラフィ

ガスクロマトグラフィとは気化しやすい試料を対象にし，移動相に気体を用い特定の化合物を分離同定・定量する方法である．測定感度は高感度な検出器を用いれば 10 fg/sec オーダーレベルまで分析可能とされ，微量分析技術として利用されている．

ガスクロマトグラフィ装置の基本構成としては，試料導入部，キャリアガス導入部(気化室)，恒温槽(加熱・冷却装置)，カラム，検出部，ガス排出部よりなる．キャリアガスとして一般にヘリウム，窒素，アルゴンなどの不活性ガスが用いられる．カラムは，直径数 mm のカラムにシリカゲル，活性炭，ゼオライト，珪藻土が固定相として充填されたものを分取用として，直径 1 mm 以下のキャピラリーカラムの内壁に固定相を塗布したものを分析用として用いる．検出器として熱伝導度型検出器，水素炎イオン型検出器，電子捕獲型検出器，炎光光度検出器さらに質量分析計を直結した GC-MS がある．ガスクロマトグラフィ装置はほぼあらゆる物質を検知でき，特に有機化学分野で多用されているが，臨床化学分析においては脂肪酸の分析に応用されている．

3. イムノクロマトグラフィ

イムノクロマトグラフィとは主として POCT (point-of-care testing)用に開発された簡易免疫学的検査法である(→ p.118)．検査法は基本的にドライケミストリー(→ p.111)を原理とする方法を採用しており，限りなく簡易でメンテナンスフリーであることが基本となる．このリアルタイム検査は，患者の病態把握のうえで最低限で最重要

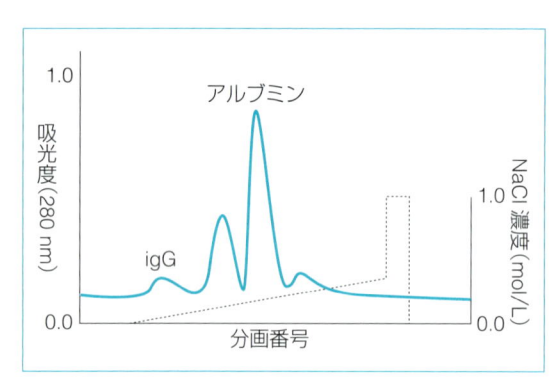

図10 正常ヒト血清の Mono Q 陰イオン交換 HPLC パターン

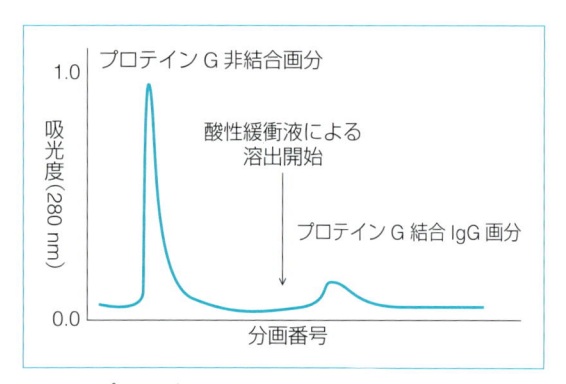

図11 プロテイン G アフィニティ HPLC によるヒト血清 IgG 分離精製パターン

な項目のみとなり，得られた検査結果は迅速な診断・治療に活かされることから文字どおり「患者中心の検査」である．血糖測定関連機器を用いたPOCT以外で用いられる主たる測定原理がイムノクロマトグラフィである．

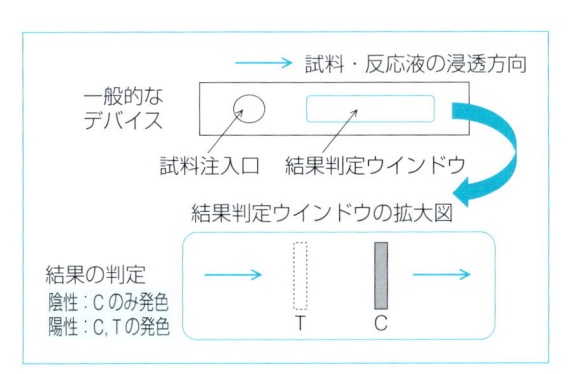

一般的なイムノクロマトグラフィの原理を図12に示すが，ペーパークロマトグラフィ法をイメージすると理解しやすい．すべての反応は，デバイス中の多孔質膜上で展開される．イムノクロマトグラフィは，ごく微量（μLレベル）の試料により短時間（平均10分程度）でなおかつ比較的高感度で検査結果が得られることが大きな利点となる．試料注入口に，血清をはじめとしたさまざまな試料（場合によっては前処理された試料）を注入すると，同位置にあらかじめ塗ってある測定対象物質に対する特異抗体を感作した着色したラテックス粒子もしくは金コロイド粒子（反応液）とともに図12の矢印方向へ浸透していく．ここで，サンプリングした試料と反応液の量が適切であり矢印方向へ確実に浸透した場合には，C（コントロール）ラインにあらかじめ塗っておいた反応液の抗体の補捉抗体と反応し発色することになる（正常反応）．したがって，もしCラインが発色しなければ検査は無効となり再測定となる．一方，試料中に測定対象物質があった場合は免疫複合体が形成され浸透していく．そしてT（テスト）ライン（判定ライン）であらかじめ塗っておいた測定対象物質の特異抗体により捕捉されサンドイッチを形成し発色することになる．したがって結果の判定は，Cラインのみの発色は陰性，CおよびTラインが発色した場合は陽性となる．イムノクロマトグラフィを応用したPOCTは表1

図12　イムノクロマトグラフィの原理
試料と特異抗体感作着色ラテックスが矢印方向に浸透する．T（テストライン）にはあらかじめ試料中の抗原物質の捕捉抗体が，C（コントロールライン）には特異抗体感作着色ラテックスに対する捕捉抗体がそれぞれ塗ってある．

表1　イムノクロマトグラフィを応用したPOCT

分野	検査項目
感染症（ウイルス感染症）	HBs抗原，HBs抗体，HCV抗体，HIV抗体，インフルエンザウイルス抗原（A型，B型），RSウイルス抗原，ロタウイルス抗原，アデノウイルス抗原，ノロウイルス抗原
細菌感染症	肺炎球菌抗原，レジオネラ抗原，A群β溶血性連鎖球菌，結核菌群特異抗原MPB64，ヘリコバクター・ピロリ抗原，ヘリコバクター・ピロリ抗体，大腸菌O157，クロストリジウムA抗原，
クラミジア感染症	クラミジア抗原
スピロヘータ感染症	トレポネーマ抗体（TP抗体）
その他	プロカルシニン
腫瘍マーカー	尿中核マトリックス蛋白質（NMP22），がん胎児性抗原（CEA）
心筋マーカー	心筋トロポニンT，ミオグロビン，Dダイマー，N末端プロ脳性ナトリウム利尿ペプチド（NP-proBNP），ヒト心臓由来脂肪酸結合蛋白（H-FABP），脳性ナトリウム利尿ペプチド（BNP）
アレルギー	IgE（卵白，卵黄，牛乳，オボムコイド，スギ花粉，ヤケヒョウダニ，ネコ上皮）
ホルモン	尿中ヒト絨毛性ゴナドトロピン（hCG），尿中黄体化ホルモン（LH），尿中エストロン-3-グルクロニド
薬物	血中テオフィリン，尿中覚醒剤
その他	尿中微量アルブミン，便ヘモグロビン，子宮頸管粘液中顆粒球エステラーゼ，腟分泌液中ヒトインスリン様成長因子結合蛋白1型（IGFBP-1）

に示すように,感染症,薬物・毒物検査などさまざまな領域の迅速・簡易検査に応用されている.

参考文献

1) 日本電気泳動学会(編):最新 電気泳動実験法. 医歯薬出版, 1999
   ※臨床検査に必要な各種の電気泳動の基礎理論と臨床応用について詳しく述べられている
2) SPJ Higson(著), 阿部芳廣・他(訳):分析化学. 東京化学同人, 2006
   ※生物化学分析に必要な各種の機器分析および分離分析法の基礎理論について解説されている

第4章 測光・電気化学装置

学習のポイント

❶ 被検試料に単色光を透過させ，そこでの吸収をとらえて定量する方法を吸光光度法という．その吸収を計測する装置を分光光度計という．

❷ ある種の物質が紫外線，可視光線などの刺激を受けて励起一重項状態に励起し，それが基底状態へ遷移する際に放射する光を蛍光という．その蛍光強度を計測する装置を分光蛍光光度計という．

❸ 金属化合物をフレーム（炎）のなかへ導き熱エネルギーを与え原子化させる．その基底状態原子に分析線を照射し，その吸収を計測する方法を原子吸光分析法という．金属元素の分析には有用な方法である．

❹ マイクロプレート上の約 300 μL のウエル内で，約 200 μL の反応液で検出反応を行い，その反応を吸収や発光としてとらえて計測する装置をマイクロプレートリーダーという．

❺ 溶液中の水素イオン濃度を水素イオン選択電極である pH ガラス電極で測定し，その濃度を pH に変換 $[\log(1/C_{H^+})]$ して表示する装置を pH メータという．

❻ 溶液中の陽イオンや陰イオンをイオン選択電極(ISE)と参照電極を検出器として測定する方法を ISE 法という．血液検査で主に測定されているイオンは，Na^+，K^+，Cl^-，Ca^{2+} である．

❼ 電極の先端に固定化酵素膜を貼り，試料中の物質に酵素を反応させ，生成物を電極で検出する方法を酵素電極装置という．酸化酵素と過酸化水素電極を組み合わせた測定系が多用されている．

❽ 動脈血の pH，酸素分圧(Pa_{O_2})，炭酸ガス分圧(Pa_{CO_2})をそれぞれ pH ガラス電極，Clark 電極，Stow-Severinghaus 電極で実測し，さらに，pH と Pa_{CO_2} の測定値を用いて計算により重炭酸イオン(HCO_3^-)濃度を算出する装置を血液ガス測定装置という．

本章を理解するためのキーワード

❶ 回折格子(diffraction grating)
光の回折効果を利用した分散素子で，モノクロメーターに広く利用されている．

❷ 光学フィルター(optical filter)
特定波域の光を透過させ，他の波長域の光を吸収する物質からなる層を用いて，特定波長域の光を取り出すために用いる光学素子．

❸ モノクロメーター(monochrometor)
分散素子（プリズム，回折格子）とスリットの組み合せにより特定波長の単色光を取り出す装置．

❹ モル吸光係数(molar absorptivity)
特定物質の 1 モル溶液(1 mol/L)を特定波長について，光路長 1.0 cm で計測したときの吸光度で表したもの．すなわち，モル吸光係数(ε)は次式で表される．

$$\varepsilon = \frac{Abs}{C \times d}$$

そのデメンジョンは $L \cdot mol^{-1} \cdot cm^{-1}$ で表される．SI 単位では，$m^2 \cdot mol^{-1}$ 表される．両者の関係は，次式で示すことができる．

$$L \cdot mol^{-1} \cdot cm^{-1} = 10^{-1} \cdot m^2 \cdot mol^{-1}$$

❺ 化学発光(chemiluminescence)
主に酸化反応によって励起された分子が基底状態へ遷移する際，エネルギー($h\nu$)を光として放射する現象．

❻ 生物発光(bioluminescence)
生物が光を放射する現象で，生物細胞中の酸化酵素などの反応による発光である．ホタルの発光が

その代表例である．

❼ 共鳴線（resonance line）
基底状態の原子が外部からの光を吸収して励起状態になり，元の状態へ遷移するとき放射されるスペクトル線をいう．1つの元素に対して複数の共鳴線が存在する．

❽ 吸光度測定（マイクロプレートリーダー）
呈色反応をウエル内で行い，ウエルに垂直方向に透過光を通し，検出器で受けた後吸光度信号に変換して計測する．

❾ pH
pH（ピーエッチまたはピーエイチと読む）は，溶液中の水素イオン活量（a_{H^+}）の逆数を対数で表したものである．すなわち，$pH=\log(1/a_{H^+})$で表される．実用分析では水素イオン濃度（C_{H^+}）として扱ってもよい．すなわち，$pH=\log(1/C_{H^+})$で表してもよい．

❿ 液絡部（liquid junction）
参照電極の内部液と被検液とをセラミックなどを介して接続させる部分である．液（内部液）と液（被検液）が直接接する方式のものを液—液ジャンクションという．

⓫ イオン選択電極（ISE）
溶液中の特定イオンに選択的に感応し，そのイオン活量に応答して起電力を発生する電極．

⓬ 活量（activity）
活量（a）はイオン間の相互作用を考慮した濃度である．

⓭ 活量係数（γ）
活量係数（γ）は濃度（C）と活量（a）との違いの割合を係数で示すものであり，次式で表される．

$$a = \gamma \cdot C$$

たとえば，100 mmol/L 程度の電解質溶液の活量係数は約 0.8 である．一方，1 mmol/L 以下の希薄溶液中のイオンはイオン間の相互作用を受けず，活量係数はおおよそ 1.0 である．

⓮ ネルンスト定数（Nernst constant）
ISE と参照電極をイオン溶液に浸漬するとイオン活量（濃度）に応答してネルンストの式に従って起電力を発生する．$2.3026(RT/zF)$をネルンスト定数，スロープ値あるいは理論勾配とよぶ．

$$E = E_0 + 2.3026 \frac{RT}{zF} \log a \cdots\cdots ネルンストの式$$

E：起電力，E_0：測定系の基準電位，z：イオン価数，a：イオン活量，R：気体定数（8.31447 J mol^{-1}K^{-1}），T：絶対温度（273.15+℃），F：96,485 C mol^{-1}

⓯ 固定化酵素膜（immobilized enzyme membrane）
高分子膜に酵素を共有結合などの手法を使いつなぎ止め，固定化したものである．たとえば，グルコースオキシダーゼ（GOD）を固定化したものを GOD 固定化膜という．

⓰ ヘンダーソン-ハッセルバルヒの式（Henderson-Hasselbalch equation）
この式は緩衝液の pH 計算や動脈血の酸塩基平衡を把握するための式である．さらに，pH と炭酸ガス分圧（P_{CO_2}）の実測値から重炭酸イオン濃度を❹式より算出できる．

$$pH = pKa + \log \frac{[HCO_3^-]}{[H_2CO_3]} \cdots\cdots ❶$$

$$pH = 6.105 + \log \frac{[HCO_3^-]}{[0.0306 \times P_{CO_2}]} \cdots\cdots ❷$$

$$\log(HCO_3^-) = pH + \log(0.0306 \times P_{CO_2}) - 6.105 \cdots\cdots ❸$$

$$\log(HCO_3^-) = pH + \log(P_{CO_2}) - 7.619 \cdots\cdots ❹$$

ただし，6.105 は（$H_2CO_3 \rightarrow H^+ + HCO_3^-$）の pKa，0.0306 は 37℃における血漿に対する CO_2 の溶解度係数である．

A 光度計

被検物質に特定の単色光を照射すると反射，屈折，散乱，吸収，発蛍光などの現象が観察される．このなかで吸収現象を分光光度計，原子吸光光度計でとらえて定量する方法をそれぞれ吸光度分析法，原子吸光分析法という．一方，発蛍光を蛍光光度計でとらえて定量する方法を蛍光光度分析法という．

1. 分光光度計（spectrophotometer）

分光光度計は，標準液と被検試料を定量的に呈色させ，その呈色物質に吸収がある波長を透過させ吸光度を計測する装置である．両者の吸光度比から被検試料の濃度を算出することができる．

a. 吸光光度法の基礎

1) 透過率，透過パーセント，吸光度

入射光を I_0，透過光を I とすると，透過率(t)，透過パーセント($T\%$)，吸光度(Abs)は次式で表される(図1).

$$t=\frac{I}{I_0}, \quad T\%=\frac{I}{I_0}\times 100, \quad Abs=\log\frac{1}{t}$$

あるいは $Abs=\log\dfrac{I_0}{I}$

2) ブーゲの法則 (Bouguer's law)

濃度(C)が一定のとき，吸光度(Abs)は光路長(d)に比例する．すなわち，比例係数を k とすると，$Abs=k \cdot d$ 表される．また，ランバートの法則 (Lambert's law) ともいう．

3) ベールの法則 (Beer's law)

光路長(d)が一定のとき，吸光度(Abs)は濃度(C)に比例する．すなわち，比例係数を k とすると，$Abs=k \cdot C$ で表される．

4) ブーゲ-ベールの法則 (Bouguer-Beer's law)

モル吸光係数を ε，媒質の濃度を C，光路長を d とすると，$Abs=\varepsilon \cdot C \cdot d$ で表される．すなわち，ε が比例係数となり，吸光度は濃度と光路長の積に比例する．

5) 吸収セル (absorption cell)

溶液，溶媒に対して光の吸収を測定するために用いる容器で，標準的なサイズは，10(w)×10(d)×45(h)mm である．その材質にはガラス，石英，プラスチック製がある．ガラス，プラスチック製は可視，近赤外域に用い，石英製は紫外，可視，近赤外，赤外域に用いられる．各材質に対する透過曲線を図2に示した．

b. 分光光度計の構成

分光光度計は図3に示すように，光源部，波長選択部(モノクロメーター)，試料部，測光部(検出器，増幅器)から構成されている．さらに測光部以降を詳細に示すと信号処理部，データ処理部，表示・記録・出力部より構成されている．分光光度計は波長選択部にモノクロメーターを用いているものをいう．装置によっては波長選択部が試料部の後に位置する構造のものがある．これを後分光方式とよぶ．その構成を図4に示した．

1) 光源部

光源用ランプを装着する部分である．主なラン

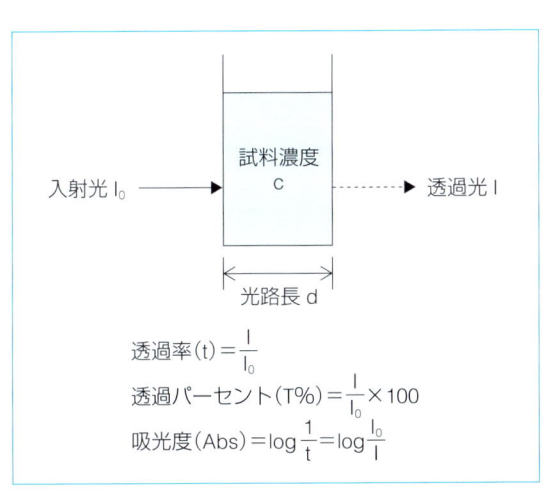

図1 透過率，透過パーセント，吸光度の定義

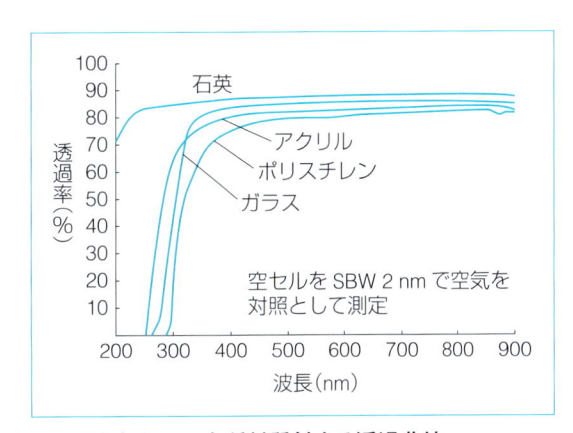

図2 吸収セルの各種材質対する透過曲線
(関口光夫：吸収セルの知識と管理．検査と技術 12：49, 1984 より)

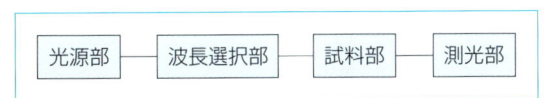

図3 分光光度計の構成

プの種類にはタングステンランプ(320 nm 以上の波長域で用いる)，ハロゲンランプ(320 nm 以上の波長域で用いる)，重水素放電管(160〜400 nm の波長域で用いる)がある．使用波長域により選択して用いる．

2) 波長選択部

光源ランプから発射される連続スペクトルのなかから使用する単色光を選択する部分である．その選択は光学フィルターあるいはモノクロメーターで行う．任意の波長を選択でき，波長純度が高いのは後者である．また，波長選択部を2個装備し，吸収セルに異なる波長(λ_1，λ_2)を同時に通し，$\lambda_1-\lambda_2$ の信号として計測できる方式を二波長分光光度計という．試料溶液の濁りや細胞を浮遊させた試料などのバックグラウンドをキャンセルできる特徴を有する．波長選択部に光学フィルターを用いているものを光電光度計という．

3) 試料部

被検試料溶液を吸収セルに入れ，セルホルダーにセットする部分である．速度分析をする場合はセルホルダーを温度制御(37±0.1℃)できることが必要である．

4) 測光部

吸収セルを透過した単色光を検出器で受け光信号を電気信号に変換し，さらに増幅する部分である．汎用されている検出器には，光電管，光電子増倍管，フォトダイオードなどがある．分光光度計の正統的な検出器として光電子増倍管が使用されていたが，現在では受光波長範囲が広く，高電圧を必要としないなどの特徴があるシリコンフォトダイオードが多用されている．

c. 分光光度計の光学系

分光光度計の光学系は図5に示すように単光束方式(a)と複光束方式(b)とがある．前者は1つの光路に対照吸収セルと試料吸収セルを交互に置き換えて測光する方式をいう．後者は1つの光束をチョッパーなどにより試料側と対照側とに分割させた光学系をもつ方式である．後者は試料側光束信号と対照側光束信号を交互に受光し，その信号比として処理される．この方式は光源輝度の変動や波長の変化による受光素子感度を補償できるのが特徴である．このことから，波長を駆動させ，出力を自動的に記録させる機構を備えれば，吸収スペクトルを連続的に記録できる．

最近の自動分析装置に搭載されている分光光度

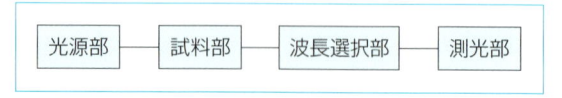

図4　後分光式分光光度計の構成

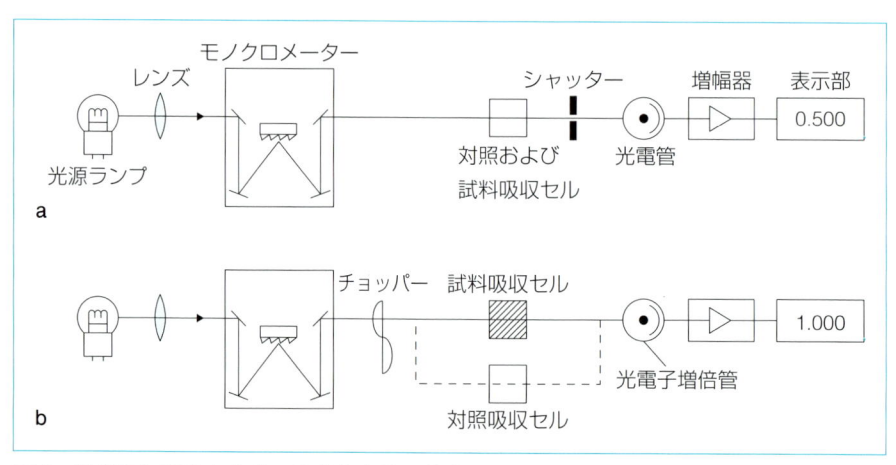

図5　単光束と複光束方式の分光光度計の模式図

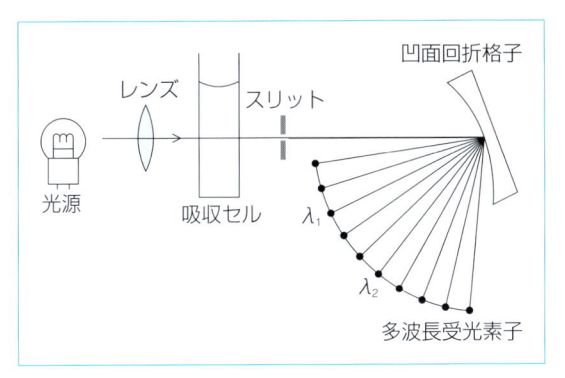

図6　後分光式多波長分光光度計の模式図

計は後分光方式が多い．この方式は λ_1 と λ_2 の波長を任意に組み合わせることができる多波長分光光度計である（図6）．

d. 分光光度計の使い方

使い方は機種により若干異なるが基本的には同じである．
① 測定30分前に電源スイッチを入れる．
② 測定波長を設定する．
③ シャッターを閉じた状態で T% ゼロ調整ノブを回して T% のゼロを合わせる．
④ 吸収セルに試薬ブランクをとり，光路にセットし，シャッターを開き T%100 調整ノブで 100% に合わせる．③と④を 2～3 回繰り返し安定して再現するかを確認する．
⑤ 吸光度表示モードに切り替え，標準液，未知試料をそれぞれ吸収セルにとり，光路にセットしそれぞれの吸光度を読み取る．
⑥ 標準液の吸光度を基準として未知試料の濃度を計算する．標準液の吸光度を Abs_{-STD}，未知試料の濃度と吸光度をそれぞれ C_X，Abs_{-X} とし，標準液の濃度を C_{-STD} とすると次式で計算する．

$$C_X = (Abs_{-X} / Abs_{-STD}) \times C_{-STD}$$

2. 分光蛍光光度計
（spectrofluorometer）

分光蛍光光度計は，光源から放射される光のなかから励起光側モノクロメーターより選択された分析用励起光を被検試料へ照射し発蛍光させる．その蛍光スペクトルのなかから目的定量物質に特異性が高い蛍光波長を蛍光側モノクロメーターで選択し，その蛍光強度を測光部で計測する装置である．被検試料の濃度は標準液と未知濃度試料液の蛍光強度比から求める．

a. 蛍光光度分析法（fluorometric analysis）の基礎

ある物質が光，電子線，放射線，化学反応などの刺激源からのエネルギーを受けて，熱を伴わない光を放射する現象をルミネッセンス（luminescence）という．蛍光（fluorescence）はルミネッセンスの一種で，刺激源として紫外線，可視光線などの電磁波を吸収して励起一重項状態に励起し，それが基底状態へ遷移する際に放射する光をいう．

1) 蛍光測定用セル

被検試料溶液，溶媒などの蛍光を測定するための容器で，そのサイズは $10(w) \times 10(d) \times 45(h)$ mm である．セルの材質は発蛍光が少ない石英セルが用いられ，励起光のセルへの入射方向に対して 90° 方向から蛍光を検出するため 4 面が透明なセルである．

2) 励起スペクトル（excitation spectrum）

蛍光側波長を固定し，励起光側モノクロメーターを走査し，応答する蛍光強度を励起光側波長に対してプロットしたスペクトルである．

3) 蛍光スペクトル（fluorescence spectrum）

励起光側波長を固定し，蛍光側モノクロメーターを走査し，応答する蛍光強度を蛍光側波長に対してプロットしたスペクトルである．

4) 蛍光光度計

励起光側波長選択部と蛍光側波長選択部の両者とも光学フィルターを用いている装置をいう．

5) 蛍光分光光度計

励起光側波長選択部と蛍光側波長選択部のどちらか一方がモノクロメーターを用いている装置をいう．

6) 分光蛍光光度計

励起光側波長選択部と蛍光側波長選択部の両方をモノクロメーターにしている装置をいう．

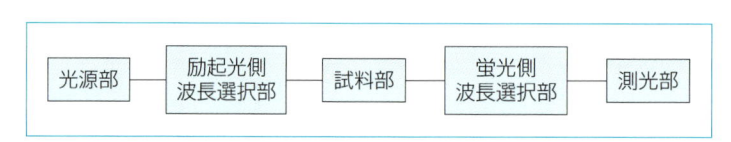

b. 分光蛍光光度計の構成

基本的な構成は図7に示すように光源部，励起光側波長選択部，試料部，蛍光側波長選択部，測光部から構成されている．さらに測光部以降の部分は信号処理部，データ処理部，表示・記録・出力部から構成されている．

1) 光源部

光源用ランプを装着する部分である．主に使用されているランプは，キセノンランプ（200～900 nm 波長域），ハロゲンランプ（320 nm 以上の波長域），重水素ランプ（185～400 nm 波長域）である．

2) 励起光側波長選択部

光源から放射される光のなかから分析に必要な励起光の波長を選択する部分で，回折格子を用いたモノクロメーターが多用されている．

3) 試料部

被検試料溶液を蛍光測定用セルに入れ，セルホルダーにセットする部分である．セルの材質からの発蛍光が少ない4面が透明な石英セルが用いられる．

4) 蛍光側波長選択部

被検試料溶液から放射される蛍光のなかから分析目的物質を定量的に反映する波長を選択する部分．その選択にはモノクロメーターが用いられる．

5) 測光部

検出部と増幅器からなる．検出器は蛍光側波長選択部から放射する蛍光をその強度に比例した電気信号に変換する光変換素子で，光電子増倍管，シリコンフォトダイオードなどがある．

c. 分光蛍光光度計の光学系

分光蛍光光度計は図8に示すように光源からの連続光が励起光側波長選択部に入り，そこから励起光（単色光）が出射される．その励起光は蛍光測定用セル中の試料へ照射され，試料から蛍光スペクトルが出現する．そのスペクトルは，セルに照射される励起光方向に対し90度方向に位置する蛍光側波長選択部へ入力され，そのなかから分析に用いる蛍光が選択され，その光は検出器で受光される．

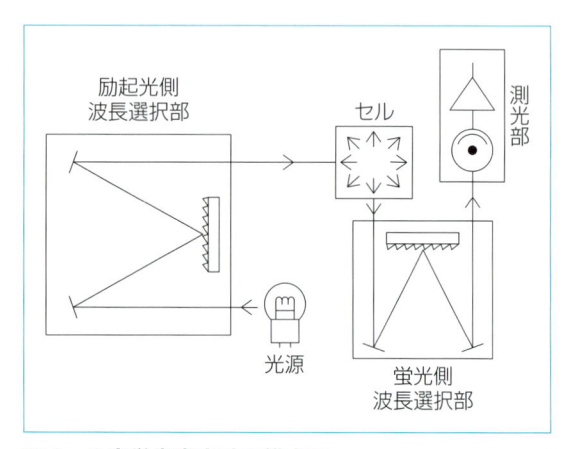

図8　分光蛍光光度計の模式図

図7　分光蛍光光度計の構成

d. 分光蛍光光度計による定量操作法

① 測定30分前に電源スイッチを入れる．
② 測定目的の励起光側波長と蛍光側波長を設定する．
③ 試薬ブランク（I_{BL}），標準液（I_{STD}），被検試料溶液（I_X）の蛍光強度を計測する．
④ 標準液濃度を（C_{STD}）とすると次式で未知試料濃度（C_X）を算出することができる．ただし，あらかじめ定量範囲内で濃度と蛍光強度に比例性があることを確認しておく必要がある．

$$C_X = \{(I_X - I_{BL})/(I_{STD} - I_{BL})\} \times C_{STD}$$

3. 原子吸光光度計

金属化合物を含む試料を霧化して炎のなかに導き熱エネルギーを与えると金属化合物は解離して原子化する．その原子は最外殻電子が基底状態（E_0）の原子として存在する．そこに分析対象元素に対する分析線を照射すると基底状態（E_0）原子は分析線を吸収して励起状態（E_j）原子へと励起する（図9）．この現象を原子吸光（atomic absorption）という．この現象を装置上で実現し分析に利用する装置を原子吸光光度計という．フレーム（炎）のなかで原子化する方式をフレーム原子吸光光度計という．代表的なフレームは空気-アセチレン炎（約2,200℃）である．フレームを用いない方法として，細いグラファイト管内に試料を点着し，そこに電流を流し加熱するグラファイト炉法などがある．

a. 原子吸光光度計の構成

基本的な構成を図10に示す．光源部，試料原子化部，波長選択部，測光部で構成されている．

1) 光源部

光源部は光源ランプ（中空陰極ランプ hollow cathode lamp；HCL）とその点灯用電源からなる．装置にはHCLを1本セットできるものから数本セットできるものがある．後者の場合は測定前に分析目的用のHCLを選択して使用する．

HCLは中空円筒の陰極内面に分析目的の元素（測定元素と同種の単金属）を塗布し，タングステンの陽極とともに石英まどをもったガラス管に希ガスを封入したランプで，原子吸光分析の光源である．また，陰極内面に複数の金属（合金）を塗布したものを多元素中空陰極ランプという．

分析線（analytical line）は分光分析において，元素の定量に利用される特定のスペクトル線であり，複数の共鳴線のなかから分析に適した分析線

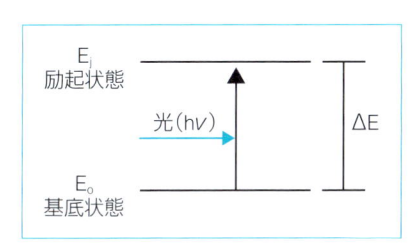

図9　原子吸光

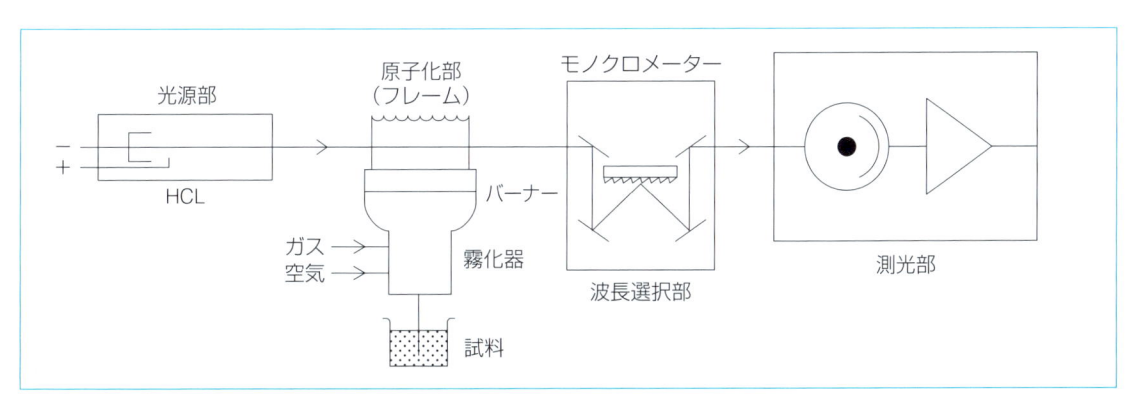

図10　原子吸光光度計の模式図

表1 おもな元素の分析線と感度

元素	分析線(nm)	感度(ng/mL 1%)	フレーム
Ca	422.7	0.03	N_2O-C_2H_2
Cu	324.7	0.1	Air-C_2H_2
Fe	248.3	0.15	Air-C_2H_2
Mg	285.2	0.008	Air-C_2H_2
Zn	213.6	0.04	Air-C_2H_2

を選択して使用される．分析波長ともいう．現在，一般的に使用されている分析線(波長)を**表1**に示した．

2) 試料原子化部

試料溶液を霧化器へ導き霧状にし，チャンバー内で燃料ガス(多くはアセチレン)と混合され，フレーム内へ供給される．そこで熱エネルギーを受け原子化する．一般的にフレームの長さ(光路長)は 10 cm，スロット幅は約 0.5 mm で点火時の炎の高さは約 3 cm である．

助燃ガスは空気を用いることが多いが，高温(約 2,900℃)を得るために亜酸化窒素(N_2O)が用いられることもある．

3) 波長選択部

フレーム内を透過した光束は波長選択部(モノクロメーター)に入り，分析対象元素に対応した波長を選択する．

4) 測光部

フレーム，モノクロメーターを透過した光束を検出器(多くは光電子増倍管)で受光・増幅する部分である．その電気信号はさらに表示・記録部へ出力される．

b. 定量法の測定原理

原子吸光信号は吸光度(Abs)として計測される．その定量はブーゲ-ベールの法則が適用される．すなわち，比例係数を k，フレームの光路長を d とすると $Abs = k \cdot C \cdot d$ で表される．

d を一定とすると，$Abs = k \cdot C$ で表される．

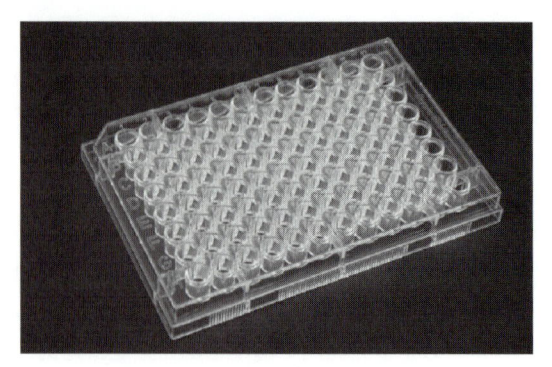

図11 96 ウエルマイクロプレートの一例
ウエルの最大容量 300 μL

c. 測定操作法

① 測定 30 分前に電源を入れる．
② 分析目的元素の分析波長を設定する．
③ フレームを点火し，試薬ブランク(試料希釈)液を霧化器へ吸引させながら 10 分間程度暖機運転する．
④ 試薬ブランクを霧化器へ吸引させながら，T%ゼロと T%100 を調節後，吸光度モードに切り替える．
⑤ 標準液の吸光度(Abs_{STD})と被検試料溶液の吸光度(Abs_{X})を計測する．
⑥ 標準液濃度を(C_{STD})とすると次式で未知試料濃度(C_X)を算出することができる．ただし，あらかじめ定量範囲内で濃度と吸光度に比例性があることを確認しておく必要がある．

$$C_X = (Abs_{-X}/Abs_{-STD}) \times C_{STD}$$

4. マイクロプレートリーダー

マイクロプレートとは検出反応をさせるための小さな穴(ウエルとよばれている)が 96 穴(縦 8 個×横 12 個)ある透明なプラスチック製のプレートである(**図11**)．このプレートのウエル内での検出反応を測光する装置をマイクロプレートリーダーという．1 つのウエルは上部径 6.9 mm，下部径 6.4 mm，高さ 10.7 mm のサイズで最大容量 350 μL である．ただし，ワーキング容量は 75～200 μL である．また，ウエルには丸底と平底のものがある．後者は吸光度測定に向いている．ウ

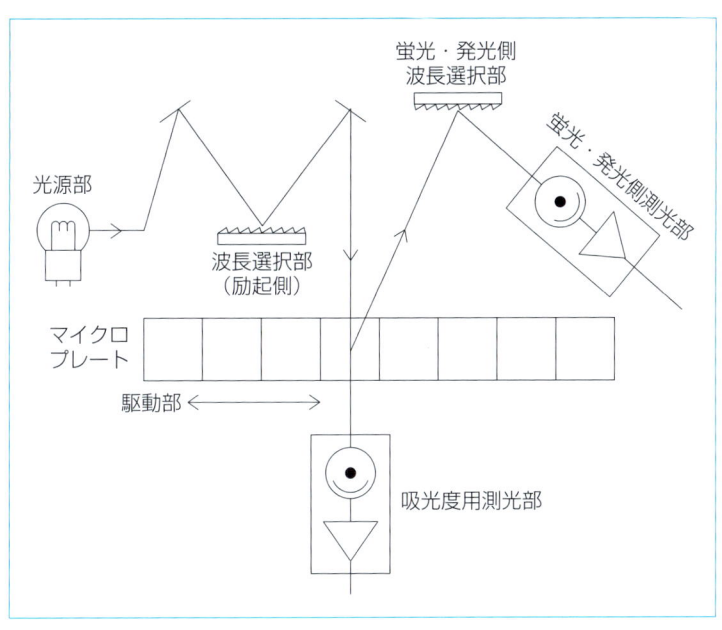

図12 マイクロプレートリーダーの模式図

エルの容量が少なく微量で迅速に測定できるのが最大の特徴である．その応用範囲は吸光度測定，ELISA，EIA，免疫アッセイ，酵素カイネティックアッセイなどと広い．測光モードには，「吸光度測定」「蛍光測定」「化学・生物発光測定」などのモードがある．

a. マイクロプレートリーダーの構成

光源部，波長選択部(励起側)，マイクロプレート駆動部，蛍光・発光側波長選択部，吸光度用測光部および蛍光・発光側測光部から構成されている(図12)．

1) 光源部

吸光度測定単独の装置では主としてヨウ素タングステン(WI)ランプが用いられている．蛍光，化学発光測定などが加わった装置ではキセノンランプが使用されている．

2) 励起光側波長選択部

光学フィルターとモノクロメーターが使用される．一般的に測定モードが単機能の場合は前者が多く，複合機能を備えている装置は後者が多い．モノクロメーターの場合は1～2 nm間隔で波長を設定できる．

3) マイクロプレート駆動部

駆動メカニズムと駆動を制御するコンピュータシステムの組み合わせからなる．簡単なシステムではX-Y軸駆動機能を，高機能システムではX-Y-Z軸駆動機能を備えている．

4) 蛍光側波長選択部

吸光度測定モードでは不要である．蛍光・化学発光測定では必要である．それには光学フィルターあるいはモノクロメーターが使用される．一般的に測定モードが単機能の場合は前者が多く，複合機能を備えた装置は後者が多い．モノクロメーターの場合は1～2 nm間隔で波長を選択できる．

5) 測光部

吸光度測定では，ウエルを透過した単色光を検出器で受け光信号を電気信号に変換し，さらに増幅する部分である．汎用されている検出器には，有効検出範囲が200～1,000 nmと広いシリコン

フォトダイオードがある．蛍光，化学発光の検出には電子増倍機能を有し，高感度検出が可能な光電子増倍管が使用されることもある．

b．測定操作法

マイクロプレートのウエルに試料，反応試薬などの分注，攪拌を用手法で行い，マイクロプレートをリーダー装置へセットしスタートボタンを押す．最近の装置は単純なリーダー機能だけではなく試料，試薬分注などが全自動で行える機能を備えているものもある．測定モードも吸光度，蛍光，化学発光，生物発光測定のほかに蛍光偏光測定が可能な装置もある．さらに，エンドポイント測定のほかに速度分析が可能な装置もある．これらの装置は規模・機能に大きな差があるため，個々の装置の操作説明書に従って操作することが望まれる．

B 電気化学装置

各種センサーから発生する起電力や電流を計測手段とする方法を電気化学的測定法とよび，その装置を電気化学装置とよぶ．これらのなかには，pHメーター，イオン選択電極(ion-selective electrode；ISE)法，酵素電極装置，血液ガス測定装置などがある．

1．pHメーター

水素イオンに選択的に感応するpHガラス電極と比較電極を溶液中に浸漬し，❶式に従って両電極間に発生する起電力を計測する．水素イオン濃度（活量）を反映した信号を増幅後pHの定義 [pH＝log(1/C_{H^+})] に従って数値処理を行い指示部で表示する装置．測定範囲は0.0～14.0である．

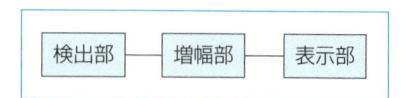

図13　pHメーターの構成

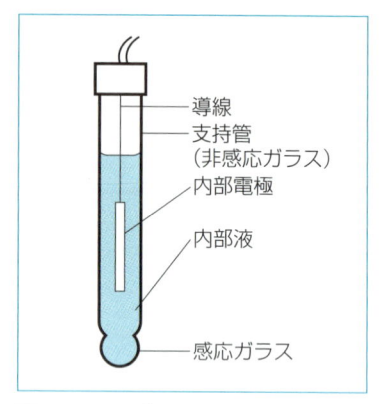

図14　pHガラス電極

$$E = E_0 + 2.3026 \frac{RT}{zF} \log a_{H^+} \quad \text{❶}$$

E：起電力，E_0：測定系の基準電位，z：イオン価数，a：イオン活量，R：気体定数（8.31447 J mol^{-1}・K^{-1}），T：絶対温度（273.15＋℃），F：96,485 C mol^{-1}

a．pHメーターの構成

pHメーターは「検出部」「増幅部」「表示部」の3つの部分から構成されている（図13）．

1) 検出部

ガラス電極，参照電極，温度センサー（温度補償用）およびこれらを保持するホルダーからなる．

2) pHガラス電極

溶液のpHに比例する起電力を発生するガラス薄膜が電極先端にあり，内部にガラス電極内部液と内部電極を封入した電極である（図14）．

3) 参照電極

pHガラス電極の起電力を計測するために基準をとる電極であり，セラミックの部分が液絡部である（図15）．

4) 複合電極

ガラス電極および比較電極を1つの支持管内に封入した電極である．

5) 増幅部

検出部で発生した起電力の増幅と温度補償をするための信号処理を行い，pH表示をするために必要な電気信号レベルに変換する部分である．

6) 指示部

校正pH値，被検試料の測定pH値を表示する部分で，その表示にはアナログ（メーター）方式とデジタル方式のものがある．

b. pH 標準液

pH標準液には認証pH標準液と調製pH標準液とがある．

1) 認証pH標準液

認証pH標準液とは，国際度量衡委員会（CIPM）の物質量諮問委員会（CCQM）の定める一次測定法（Harnedセル法）によってpH値が測定されたpH標準液またはそれにトレーサブルなpH標準液であり，信頼水準95%の拡張不確かさがおおよそ0.015以内のもの．

2) 調製pH標準液

JISで規定されている調製方法に従って調製された標準液である．この調製方法で主に規定されている内容は，調製に用いる水，試薬の規格および試薬の乾燥条件などである．その標準液の種類と各温度におけるpH値を**表2**に示した．

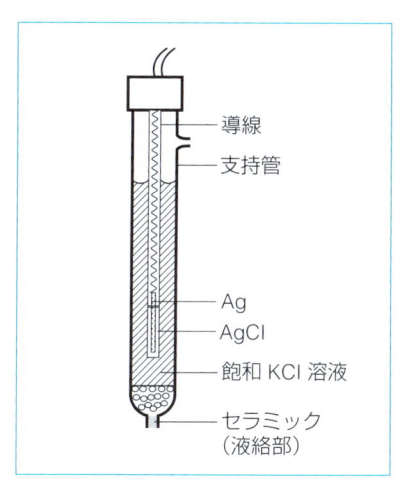

図15 参照電極（銀-塩化銀電極）

表2 調製pH標準液の各温度におけるpH値の典型値

温度 °C	pH 値				
	シュウ酸塩	フタル酸塩	中性リン酸塩	ホウ酸塩	炭酸塩[a]
0	1.67	4.01	6.98	9.46	10.32
5	1.67	4.01	6.95	9.39	(10.25)
10	1.67	4.00	6.92	9.33	10.18
15	1.67	4.00	6.90	9.27	(10.12)
20	1.68	4.00	6.88	9.22	(10.07)
25	1.68	4.01	6.86	9.18	10.02
30	1.69	4.01	6.85	9.14	(9.97)
35	1.69	4.02	6.84	9.10	(9.93)
38	—	—	—	—	9.91
40	1.70	4.03	6.84	9.07	—
45	1.70	4.04	6.83	9.04	—
50	1.71	4.06	6.83	9.01	—
55	1.72	4.08	6.84	8.99	—
60	1.73	4.10	6.84	8.96	—
70	1.74	4.12	6.85	8.93	—
80	1.77	4.16	6.86	8.89	—
90	1.80	4.20	6.88	8.85	—
95	1.81	4.23	6.89	8.83	—

注[a] 括弧内の値は，二次補間値を示す．　　　　　　（JIS Z 8802 : 2011 より引用）

表3　pH計の形式

形式	繰り返し性	直線性
0	±0.005	±0.03
I	±0.02	±0.03
II	±0.05	±0.06
III	±0.1	±0.1

c. pHメーターの種類および形式

種類には携帯用，卓上用，定置用がある．形式は表3に示すように繰り返し性，直線性の性能により形式0，I，II，IIIと分けられている．

d. pHメーターの校正

1) ゼロ校正

検出部を中性リン酸のpH標準液に浸し，pH標準液の温度に対応するpH値に調整して校正することである．

2) スパン校正

a) 試料溶液のpH値が7以下の場合

検出部をフタル酸塩またはシュウ酸塩pH標準液に浸し，pH標準液の温度に対応するpH値に調整して校正することである．

b) 試料溶液のpH値が7を超える場合

検出部をホウ酸塩または炭酸塩pH標準液に浸し，該当するpH標準液の温度に対応するpH値に調整して校正することである．

3) 校正操作の実際

装置の電源を約30分前に入れる．ゼロ校正とスパン校正を数回繰り返し，その再現性を確認し校正完了とする．繰り返し性の目安は形式IIの場合で±0.05とする．

e. 被検試料液pHの測定

pHメーターの校正後，被検試料液にガラス電極，比較電極および温度補償用センサーを浸し，指示値が安定したところでpH値を読み取る．

pHメーター内で行われている被検試料液{pH(X)}の算出アルゴリズムは，pH(X)測定時の起電力をEx，pH標準液（中性りん酸塩）をpH(S)，

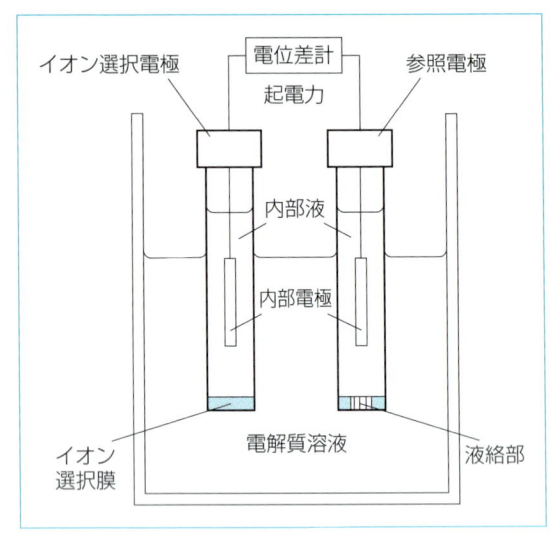

図16　イオン選択電極装置の基本構成

その測定時の起電力をEs，比例係数（2.3026 RT/F）をκとすると，❷式と❸式で表される．κは理論勾配でNernst定数ともよばれ，25℃で水素イオンを理想的なガラス電極で測定すると59.16 mVが得られるとされている．

$$pH(X) - pH(S) = \frac{Ex - Es}{\kappa} \quad \text{❷}$$

$$pH(X) = \frac{Ex - Es}{\kappa} + pH(S) \quad \text{❸}$$

2. イオン選択電極装置

イオン選択電極（ion-selective electrode；ISE）と参照電極を検出器とするイオン濃度測定装置である．その装置の基本構成を図16に示した．おもに測定されているイオン種はNa^+，K^+，Ca^{2+}，Cl^-などである．装置には，希釈しない試料に電極を直接浸す方法と希釈した試料に電極を浸す2つの方法がある．前者を非希釈電位差法または直接電位差法，後者を希釈電位差法または間接電位差法という．非希釈電位差法は全血で測定できる特徴がある．このことから血液ガス測定装置の測定流路へ電解質電極を導入でき，同時測定が可能な装置もある．しかし，試料間のイオン強度は一定になりにくい．一方，希釈電位差法は試料間のイオン強度は一定になりやすいが，試料の希釈機構と希釈液が必要である．

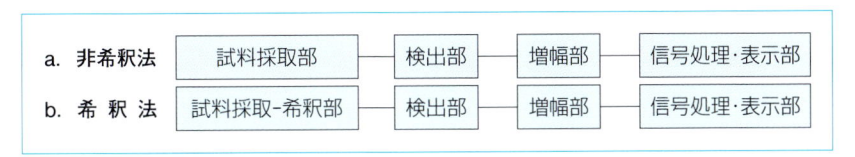

図17 イオン選択電極装置の構成

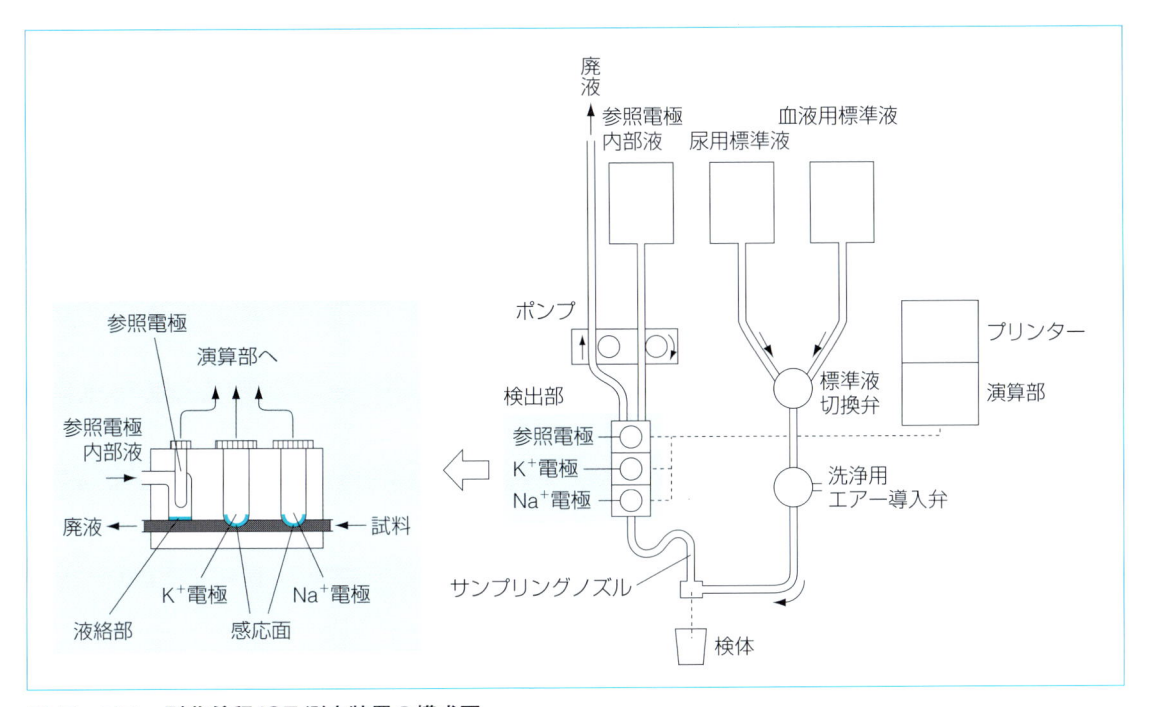

図18 フロー型非希釈ISE測定装置の模式図
(柴崎弥一郎:イオン選択性電極法(I)基礎.検査と技術 9:714, 1981 より)

a. イオン選択電極装置の構成

非希釈電位差法(以下,非希釈法)は「試料採取部」「検出部」「増幅部」「信号処理・表示部」の4つの部分から構成されている(図17a).一方,希釈電位差法(以下,希釈法)では「試料採取-希釈部」「検出部」「増幅部」「信号処理・表示部」の4つの部分から構成されている(図17b).

1) 試料採取部

血清,血液などの試料を採取する部分である.非希釈法はフロー方式が多く,採取された試料は流路の内面に配置された電極の感応面に十分触れる容量が採取されればよい.すなわち,精度の高い計量採取を必要としない.

2) 試料採取-希釈部

希釈法に必要な機能で,試料の計量採取に連動して希釈液の一定量をISEがセットされた測定槽(兼希釈槽)へ分注する方式である.

3) 検出部

ISEと参照電極が配置されている部分.非希釈法の場合は試料流路の内面に複数電極の感応面が配置されている(図18).希釈法は測定槽(希釈槽)に参照電極と数種のISEがセットされている.そこで起電力が計測される(図19).このほかに希釈された試料液を電極面が埋め込まれた流路へ引き込んで計測する方式もある.

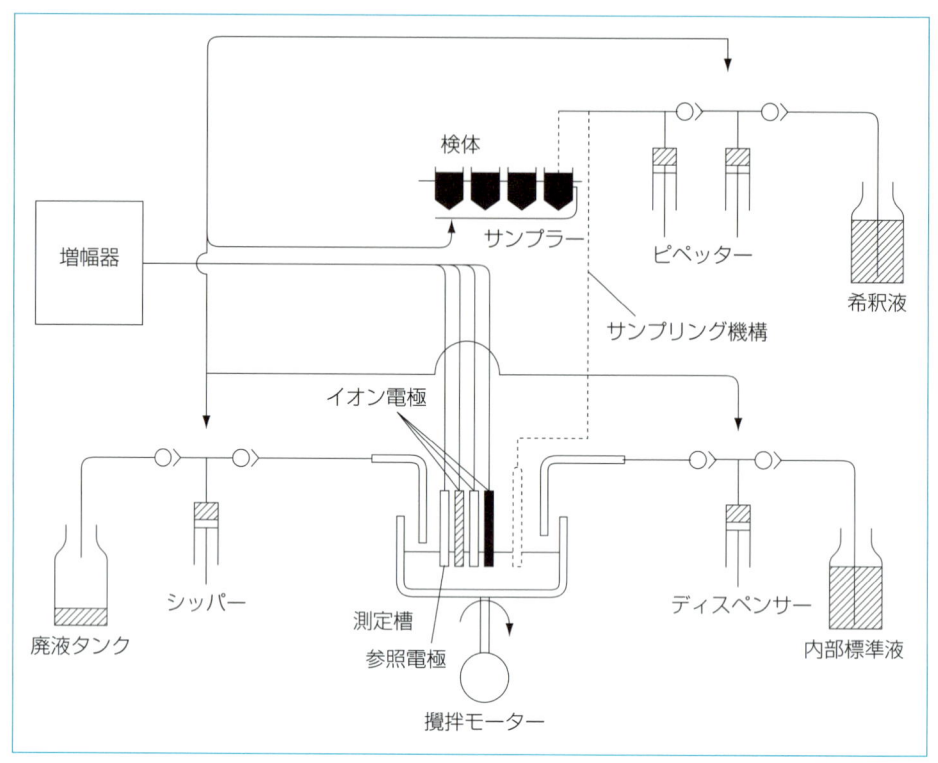

図19 ディップ方式による希釈ISE測定装置の模式図
（日立702形電解質自動分析装置）

4) 増幅部
ISEと参照電極間に発生する起電力を増幅する部分.

5) 信号処理・表示部
増幅部からの電気信号を処理して校正計算や試料濃度を算出して表示する部分.

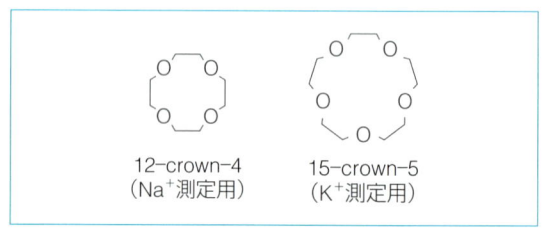

図20 クラウンエーテルの基本構造
12-crown-4（Na^+測定用）　15-crown-5（K^+測定用）

b. ISEの種類，イオン選択性と参照電極

1) ISEの種類
ISEは選択膜中の感応物質名を付けて呼称されることが多い. 現在, 広く実践的に応用されている電極には次のようなものがある. Na電極にはガラス電極, クラウンエーテル（12-crown-4）電極が, K電極にはバリノマイシン電極, クラウンエーテル（15-crown-5）電極が, Cl電極には第4級アンモニウム塩電極, 銀（Ag_2S-AgCl）電極がある.

代表的な感応物質（ligand）の基本構造を図20～22に示した.

2) イオン選択性
測定対象イオンに感応する度合いを1.0としたとき, 妨害イオンにどの程度感応するかを実験的に求めた値である. たとえば, Na電極がNa^+に1.0と感応し, K^+に0.01感応するNa電極のK^+に対する選択係数は次のように表される. 係数が小さいほど選択性がよい.

$$K^{pot}_{Na,K} = 1 \times 10^{-2} \quad あるいは \quad \log K^{pot}_{Na,K} = -2$$

代表的なイオン種について表4に示した.

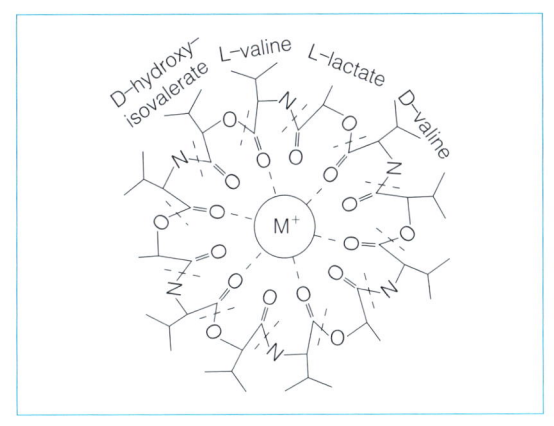

図 21　バリノマイシン錯体の平面構造

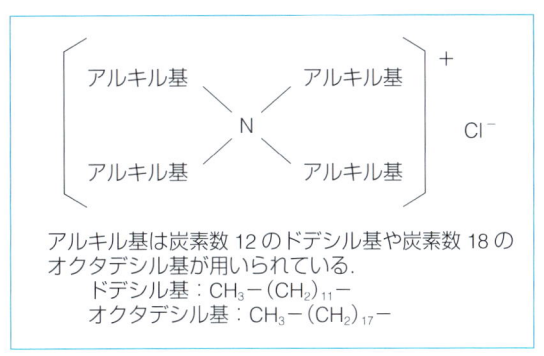

図 22　Cl⁻ の感応物質（リガンド）の例
第 4 級アンモニウム塩（テトラアルキルアンモニウム塩）

表 4　Na, K, Cl イオン選択電極の選択係数

	Na^+	K^+	HCO_3^-	CH_3CO^-	$H_2PO_4^-$	Br^-
Na 電極	1.0	0.033	—	—	—	—
K 電極	0.0018	1.0	—	—	—	—
Cl 電極	—	—	0.11	0.038	0.006	2.1

Na 電極：12-crown-4，K 電極：15-crown-5，Cl 電極：第 4 級アンモニウム塩

3) 参照電極（reference electrode）

測定時に ISE とともに試料液に浸し起電力を計測する際，ISE に対して基準をとる役目をする電極である．試料中の成分，濃度が変動しても一定電位を示す性能が要求される．また，この電極は比較電極ともいう．

c. 校正と被検試料濃度測定

ISE と参照電極間に起電力が発生する．その両電極間に発生する起電力は濃度を C とすると❹式に示すネルンストの式で表される．ただし，この式は校正液と被検試料との活量係数が等しいとの前提である．

$$E = E_0 + 2.3026 \frac{RT}{zF} \log C \quad \cdots\cdots\text{❹}$$

さらに，❹式の 2.3026（RT/zF）の項を S（slope）で表すと，❺式で簡単に表すことができる．

$$E = E_0 + S \log C \quad \cdots\cdots\text{❺}$$

一価イオンの理想測定系での 25℃ における S は 59 mV（59.16 mV）になるとされている．

1) 校正操作

校正操作の最初は高濃度校正液（C_H）と低濃度校正液（C_L）の起電力を計測する．それぞれの起電力を E_H と E_L とする．両者の起電力から導かれる❻式から S が算出される．ただし，ΔE は E_H と E_L との差の起電力（電圧）である．

$$S = \frac{\Delta E}{\log(C_H/C_L)} \quad \cdots\cdots\text{❻}$$

2) 被検試料（C_X）の測定

C_X の起電力（E_X）を測定し，直後（あるいは直前）に内部標準液濃度（C_{is}）の起電力（E_{is}）を計測する．それぞれを❼式，❽式とする．

$$E_X = E_0 + S \log C_X \quad \cdots\cdots\text{❼}$$
$$E_{is} = E_0 + S \log C_{is} \quad \cdots\cdots\text{❽}$$

直後に E_{is} を計測するのは，電極電位のドリフトを補正するとともに E_{is} と C_{is} を基準とし❾式にしたがって C_X が算出される．❾式は｜❼式 − ❽式｜から導かれる．ただし，$(E_X − E_{is})$ を $\Delta E'$ とする．

$$C_X = C_{is} \times 10^{\Delta E'/S} \quad \cdots\cdots\text{❾}$$

3) 校正と被検試料濃度測定操作

ISE測定装置には比較的小型の専用測定装置と大型自動分析装置にISEユニットとして組み込まれた装置がある．装置により操作法は異なるが，ISEの測定手順の基本は同じであり，校正，被検試料，内部標準液の順で測定される．現在の装置は校正間隔などを含めすべての測定過程がコンピュータで制御されている．

3．電量滴定装置

a. 電量滴定法（coulometric titration）

1）測定原理

硝酸と保護膠質剤としての界面活性剤を含有する酸性の電解液中で銀（Ag）製の発生電極（陽極）と発生対電極（陰極）間に電解電流を流すと，Agイオン（Ag^+）が遊離する．この反応を式で整理すると次式のようになる．

陽極（＋）：$Ag_{(solid)} \rightarrow Ag^+_{(aq)} + e^-$
陰極（－）：$e^- + H^+_{(aq)} \rightarrow 1/2\, H_{2(gas)}$

この電解液中に被検試料から投入されたクロールイオン（Cl^-）が存在すると，Ag^+とCl^-が反応し，溶解度積（8×10^{-11}）の小さい難溶性のAgClを生成する．すなわち，この反応は化学量論的な反応といえる．

$Ag^+ + Cl^- \rightarrow AgCl$

Cl^-が消費され反応の当量点に達すると，急速にAg^+が増加する．その瞬間を指示電極が電圧変化としてとらえて終点検知を行い，電解電流をとめる．

測定値の算出は，未知試料中Cl^-の滴定に要したAg^+の消費量に相当するクーロン量が計測されれば，ファラデーの電気分解の法則によりCl^-量を計算できる．しかし，実際の測定装置では，クーロン量を絶対値として再現性よく計測するシステムをつくることが難しいとされている．実際には電解電流を定電流で流す定電流電量分析法（constant current coulometry）が採用されている．すなわち，標準液の滴定時間（カウント数）と未知試料の滴定時間とが比例関係にあることから計算される．

滴定開始方式には，電解液を含む滴定セルへ未知試料を投入してから，スタートボタンを押し電解電流の通電を開始するものと，未知試料を滴定セルに入れたときに参照電極と指示電極間に発生する電圧変化を感知して滴定開始のトリガー（trigger）とする方式とがある．

2）電量滴定装置の構成

電量滴定装置は図23に示すように，発生電極，発生対電極，指示電極，参照電極の4本の電極と，滴定セル，攪拌機構および電気計測系からなり立っている．発生電極とその発生対電極は銀製の棒状電極の場合が多く，その電極間に直流電流を流してAg^+を発生させる．終点検知は指示電極（棒状銀電極）と参照電極で行う．参照電極はガラス管電極で，その先端はセラミックの液絡部をもつ硫酸第1水銀電極（$Hg/HgSO_4$）である．その内部液は0.35 mol/Lの硫酸カリウム（K_2SO_4）溶液が満たされている．指示電極は使用前にプール血清などをダミーとして2～3回測定すると，電解液内に生成したAgClが指示電極（銀電極）の表面に皮膜を形成し，実質上Ag/AgCl電極となり，Cl^-に感応する第2種の電極となる．この電極と参照電極との間にはネルンストの式に従って起電力を発生する．これがCl^-の増減に感度よく応答するので，再現性の高い測定を確保するうえで重要な因子となる．

電量滴定法は，Cl^-の実用基準法（reference method）として指定されており，その測定の計量学的トレーサビリティにおいて重要な役割を果たしている．

4．酵素電極装置

酵素電極装置とは，被検物質に対し特異的に反応する酵素を電極表面で作用させ，その生成物を電極で測定する装置をいう．

a. 酵素電極装置の構成

酵素電極装置は「試料採取部」「検出部」「増幅部」「信号処理・表示部」の4つの部分から構成されて

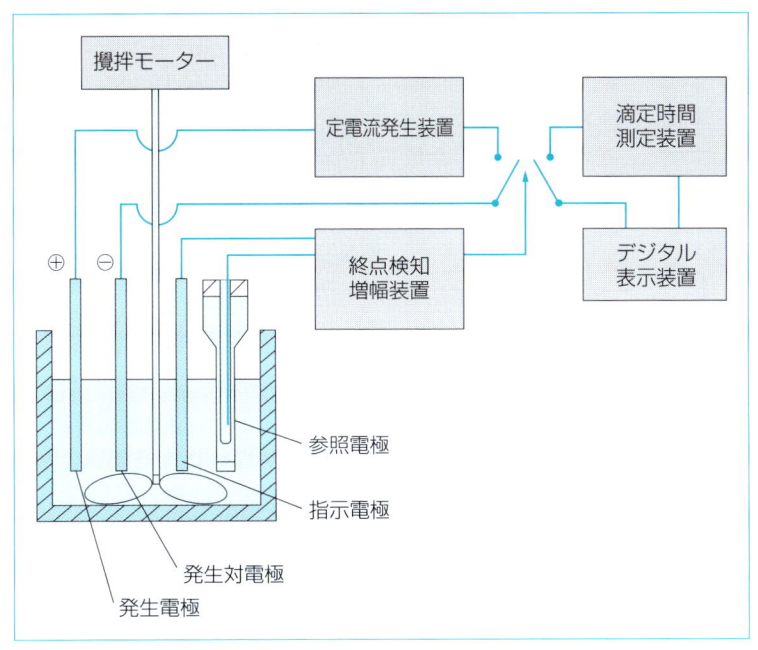

図23 電量滴定装置の概略図

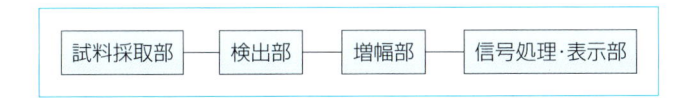

図24 酵素電極装置の構成

いる(図24).

1) 試料採取部
　試料をカップに入れ，ディスクにセットして自動サンプリングさせる機構と1サンプルずつノズルから吸引させる方式とがある．

2) 検出部
　検出部は複数の酵素電極がユニット化され，流路の内面に開口して配置されている．また，酵素電極のほかにISE電極，血液ガス電極などが組み合わせられた多項目測定装置もある．

3) 増幅部
　電極から発生した電流あるいは電圧を増幅する部分．

4) 信号処理・表示部
　標準液と被検試料の信号(電流)比から濃度演算を行い表示とプリントをする部分．

b. 酸素電極と過酸化水素電極

1) 酸素電極
　陽極を銀(Ag)，陰極を白金(Pt)とした電極で，両端に約0.6 Vが印加されている．両電極間で次のような反応が起こる．すなわち，酸素(O_2)は陰極(Pt)で還元される．そのとき発生する還元電流を計測する．

　陽極(Ag)：$2Ag \to 2Ag^+ + 2e^-$
　陰極(Pt)：$2H^+ + O_2/2 + 2e^- \to H_2O$

2) 過酸化水素電極
　陽極を白金(Pt)，陰極を銀(Ag)とした電極で，両端に約0.6 Vが印加されている．両電極間で次

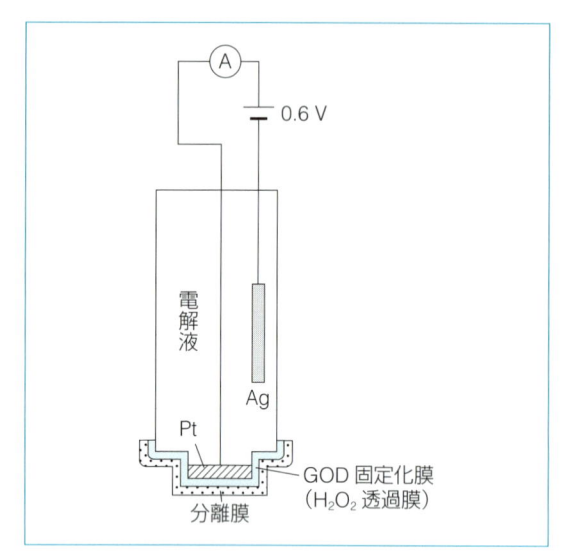

図25　GOD 固定化膜-過酸化水素電極

のような反応が起こる．すなわち，測定反応により生成した過酸化水素（H_2O_2）は陽極（Pt）で反応し酸化される．そのとき発生する酸化電流を計測する．

陽極（Pt）：$H_2O_2 \rightarrow 2H^+ + O_2 + 2e^-$
陰極（Ag）：$2H^+ + O_2/2 + 2e^- \rightarrow H_2O$

c. 酵素電極の原理と構造

血清グルコース測定用の酵素電極を例に原理を記述する．この電極は，分離膜（血球などを除く）とグルコースオキシダーゼ（GOD）を固定化した H_2O_2 透過膜を過酸化水素電極表面に貼った電極である（図25）．グルコースに対する酵素反応を次に示した．

$$\beta\text{-D-glucose} + O_2 + H_2O \xrightarrow{\text{GOD}} \text{D-glucono-}\delta\text{-lactone} + H_2O_2$$

GOD 固定化膜を酸素電極に貼った酵素電極もある．この場合，反応溶液中の溶存酸素濃度の減少をとらえることで測定する．

d. 酵素電極の種類
1）酵素-過酸化水素電極
GOD 以外に過酸化水素電極へ応用されている酵素には次のようなものがある．乳酸酸化酵素，グルタミン酸酸化酵素，ピルビン酸酸化酵素，ウリカーゼ（尿酸オキシダーゼ）．

2）ウレアーゼ-アンモニアイオン電極
アンモニアイオン（NH_4^+）選択電極にウレアーゼ固定化膜を貼った電極で，血清尿素窒素測定用電極である．

e. 測定操作法

この装置は，緊急検査項目を対象としている機種が多く，いつでも測定可能なように定期的に自動校正が行われ待機状態になっている場合が多い．測定は試料をセットし，測定開始ボタン押すだけのものが多い．

5. 血液ガス測定装置

血液ガス測定装置は動脈血の pH，炭酸ガス分圧（P_{CO_2}），酸素分圧（P_{O_2}），重炭酸イオン濃度（HCO_3^-）を測定する装置である．ただし，重炭酸イオン濃度は pH と炭酸ガス分圧の測定値から演算により算出する．

a. 血液ガス測定用電極の原理
1）pH ガラス電極（血液ガス用）
一般の pH メーターのガラス電極と原理・構造は同じであるが，血液ガス用 pH 電極は測定範囲を pH 6.000～8.000 と狭くして精度を高くしている．小数点以下第3位まで測定・表示できる性能が要求される．

2）P_{CO_2} 電極
pH ガラス電極を基本とした電極である．ガラス電極の感応面がナイロンネットに含んだ電解液に接している．次に炭酸ガス（CO_2）透過膜が貼られている（図26）．血液中の CO_2 は透過膜を透過し電解液に溶解する．次の化学反応式に示すように CO_2 は電解液中の水と反応して H^+ を生成する．その H^+ 量と CO_2 量は比例する．この原理を利用して CO_2 を測定する．この電極を Stow-Severinghaus 電極という．

$$CO_2 + H_2O \rightleftarrows H_2CO_3 \rightleftarrows H^+ + HCO_3^-$$

3) P_{O_2} 電極

陽極を銀（Ag/AgCl），陰極を白金（Pt）とした電極で，両端に約 0.6 V が印加されている．両電極間で次のような反応が起こる．すなわち，酸素（O_2）は陰極（Pt）で還元される．そのとき発生する還元電流［数 nA（ナノアンペア）オーダー］を計測し酸素量を算出する．この電極を Clark 電極という（図27）．

陽極（Ag）：$4Ag + 4Cl^- \rightarrow 4AgCl + 4e^-$
陰極（Pt）：$2H_2O + O_2 + 4e^- \rightarrow 4OH^-$

b. 血液ガス測定装置の構成と働き

装置は「試料注入部」「検出部」「増幅部」「信号処理・表示部」の4つの部分から構成されている（図28）．血液ガスは酸塩基平衡と生命維持管理に重要な項目であり，POCT（point-of-care testing）として利用される．装置は専用器が多く，システムはフロー型である．「試料注入部」は血液をシリンジより注入口する部分である．注入された血液は「検出部」へ移動する．検出器は比較電極（Ref），pH，P_{CO_2}，P_{O_2} 電極が流路に連なって配置された電極ユニットになっている（図29）．校正液は流路切り替えで電極ユニットへ導入される．電極ユニットは 37℃ に温度制御されている．それぞれから得られた電気信号は「増幅部」で増幅され続いて「信号処理・表示部」で数値に演算され，表示およびプリントアウトされる．

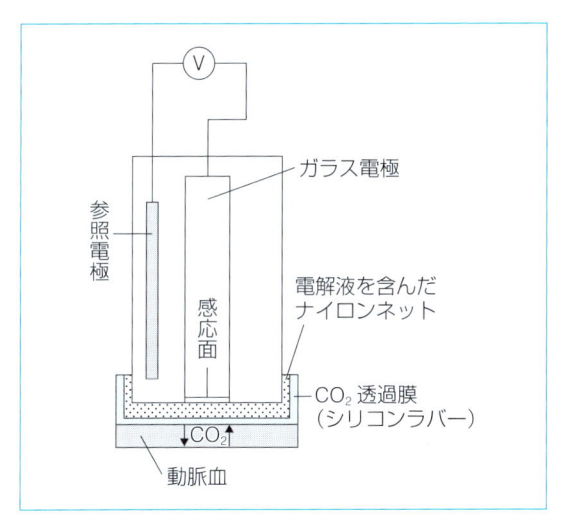

図26 P_{CO_2} 電極（Stow-Severinghaus 電極）

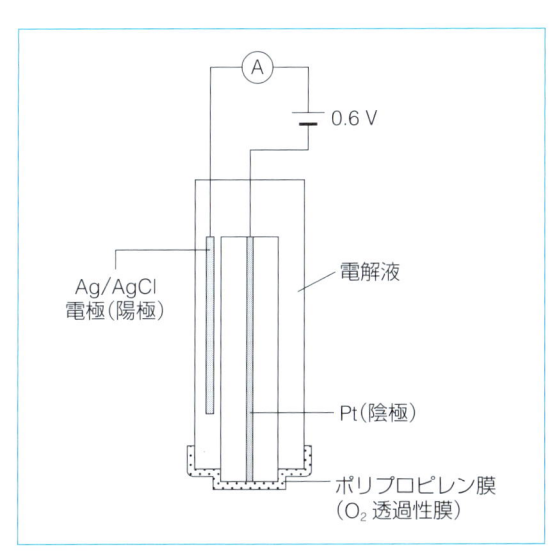

図27 P_{O_2} 電極（Clark 電極）

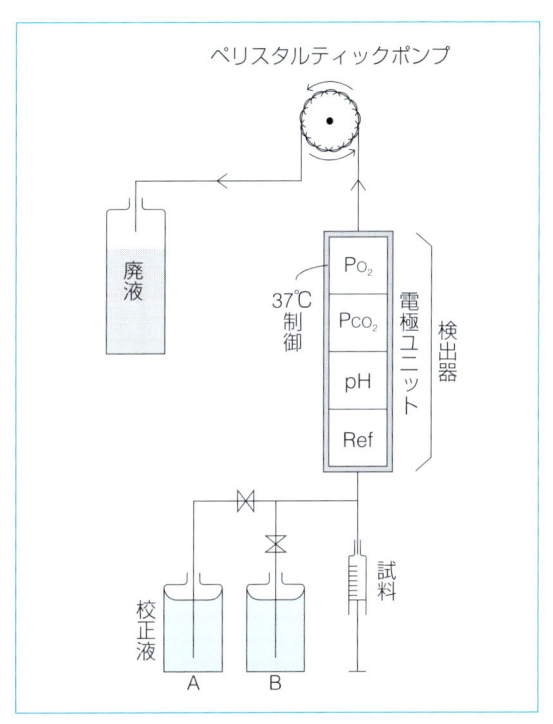

図28 血液ガス測定装置の模式図
（フロー系と電極ユニット）

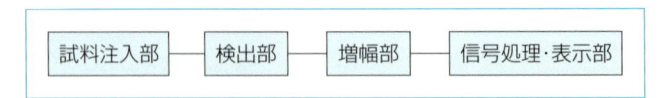

図 29　血液ガス測定装置の構成

c. 測定操作

1) 校正

日常的には血液ガス測定装置の多くがコンピュータで自動制御されている．したがって電源投入後は 2 点校正を行って待機状態になっている．検量の傾き補正やベースライン補正はズレ幅を感知し自動的に行っている．オペレーターの意思で強制的に校正を行うモードもある．

2) 被検試料の測定

装置への血液(動脈)の注入には，シリンジモードとキャピラリーモードがある．前者は 1 mL のシリンジで 100〜150 μL を注入でき，後者ではキャピラリー管で 35〜90 μL を注入できる．注入された後は温度，電気信号が安定した時点に計測され，表示，プリントアウトされる．

参考文献

1) 日本分析化学会九州支部(編)：機器分析入門(改訂第 3 版)．南江堂，1998
   ※機器分析全般が網羅されている．特に基礎原理については厳密，詳細に記載されている
2) 前川真人(編)：標準臨床検査学 臨床化学．医学書院，2012
   ※臨床化学領域で使用される生物化学分析の原理とその方法についてわかりやすく記載されている
3) 鈴木周一(編)：イオン電極と酵素電極．講談社サイエンティフィク，1988
   ※イオン電極と酵素電極について基礎から応用まで記載されている．応用例は医療および工業計測と幅広く記述されている

第5章 測定装置

学習のポイント

❶ ドライケミストリーの測定原理には多層フィルム方式と試験紙法がある.
❷ ドライケミストリーは検体の性状の影響を受けるため, 日常検査への適応性を理解し, 特徴を生かして使用する.
❸ SMBG 機器の測定原理にはグルコースオキシダーゼ(GOD)酵素を用いる方法とグルコースデヒドロゲナーゼ(GDH)酵素を用いる方法があり, それぞれはさらに比色法と電極法による検出方法に大別される.
❹ SMBG 機器は患者自身が使用する自己血糖管理用であり, 特徴を理解し取り扱いに注意する. また, 簡便性が求められるため, POCT 関連装置とは要件が異なる.
❺ POCT は臨床検査の仕組み(システム)で, 検査時間の短縮と被検者に検査を身近に感じてもらえるという利点がある.
❻ POCT コーディネータは臨床検査に知識と経験を有する臨床検査技師が業務にあたることが望ましい.
❼ POCT の装置には, 正確さと精密さ以外に, 迅速性, 臨床検査室の測定値との整合性, 操作の簡便性, 内部・外部精度管理の整備, 誤操作・誤動作に対応した安全性, 検体の前処理を必要としない測定系の採用, 微量検体への対応が求められている.

本章を理解するためのキーワード

❶ **ドライケミストリー**
反応試薬が乾燥状態で用意され, 試料中の水分を溶媒として試薬が含まれているマトリックス中で反応が進行するものをいう.

❷ **自己血糖測定 (self-monitoring of blood glucose ; SMBG)**
患者自身が採血を実施して, 血糖測定を行う行為をいう. この測定に用いる簡易な血糖測定機器を SMBG 機器という.

❸ **POCT (point-of-care testing)**
"患者の近くで行われる検査" を意味する. 検査機器として血糖測定関連機器, 生化学・免疫関連機器などがあり, また, イムノクロマト技術を使用した感染症検査やアレルギー検査, 心筋梗塞関連検査, 凝固関連検査のキットがある.

❹ **POCT コーディネータ**
臨床検査に知識と経験を有する臨床検査技師が業務にあたることが望ましいとされていて, POCT 機器・試薬の管理と使用者への教育などの運用支援を実施する.

A 小型卓上測定装置

1. ドライケミストリー法

　ドライケミストリー法の歴史はリトマス紙にさかのぼる. 臨床検査の領域でこの方法が用いられたのは, 尿定性試験紙からである. 定量検査は 1978 年の米国のイーストマン・コダック社が Ektachem の名称で多層フィルム方式による検査装置を開発したことに始まる. その後, 1980 年

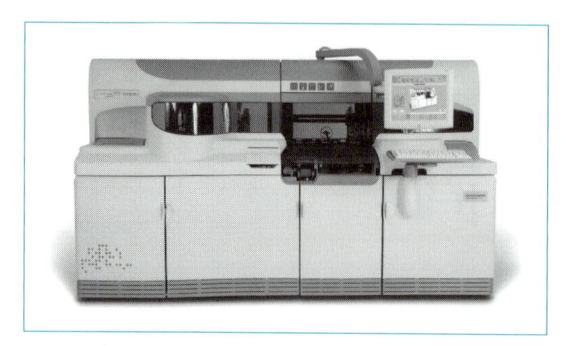

図1　ビトロス 5600
〔オーソ・クリニカル・ダイアグノスティックス(株)〕

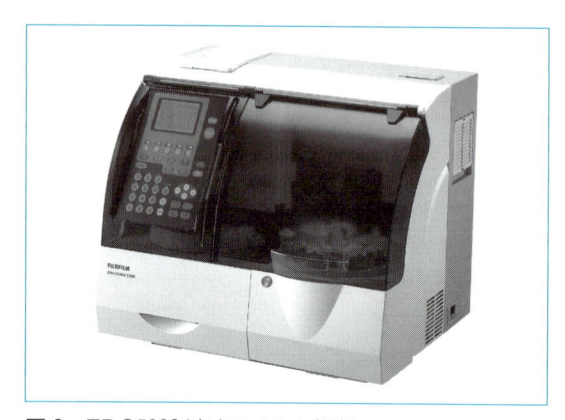

図2　FDC5000〔富士フイルム(株)〕

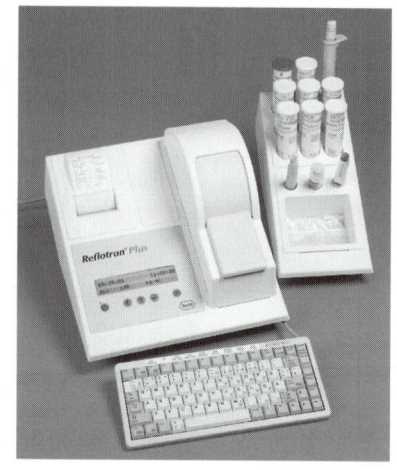

図3　レフロトロン　プラス
〔ロシュ・ダイアグノスティックス(株)〕

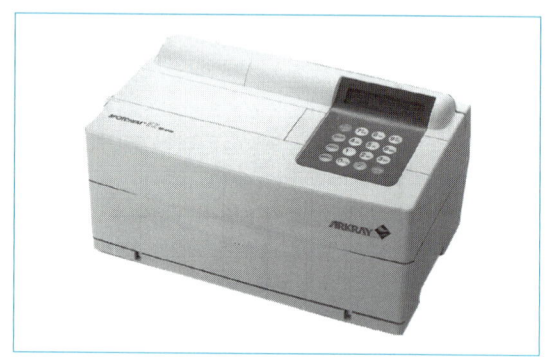

図4　スポットケム EZ SP-4430
〔アークレイマーケティング(株)〕

に日本国内でも富士フイルム(株)より富士ドライケムの名称で多層フィルム方式による検査装置が開発され，その後，複数社から多層フィルム方式や試験紙法による装置が開発された．30数年を経過した今日では，多層フィルム方式はコダック社の製品がオーソ・クリニカル・ダイアグノスティックス(株)に引き継がれ，国内では富士フイルム(株)が引き続き開発・改良・製造・販売を実施している．試験紙法はロシュ・ダイアグノスティックス(株)とアークレイマーケティング(株)が製造販売を実施している．各メーカーの装置を示す(図1～4).

a．特徴

ドライケミストリーとは「特定の化学反応を起こす試薬が乾燥状態で用意されていて，液状の検体を添加すると検体中の水分を溶媒として試薬が含まれているマトリックス中で反応が進行するもの」とされている．測定対象となる項目別に1回分の試薬一式が担体や試験紙に乾燥状態で用意されている．これに検体を点着させると担体自体が反応容器になり測定が実施される．検体は血清を材料とするものがほとんどであるが，全血でも測定が可能な項目や，尿の測定が可能な項目も用意されている．製造メーカーはこの専用方式を専用の分析装置に組み込ませたクローズドシステムとして，大型の分析装置や半自動の卓上の小型分析装置が開発販売されている．ドライケミストリーは測定のための給水や排水，試薬の調製が不要で，さらに操作が簡便かつ洗浄操作も不要でいつでも測定できるという特徴をもつ．したがって，中小規模病院の検査室，大病院の緊急検査室，および検査室をもたない診療所など，さらに臨床検

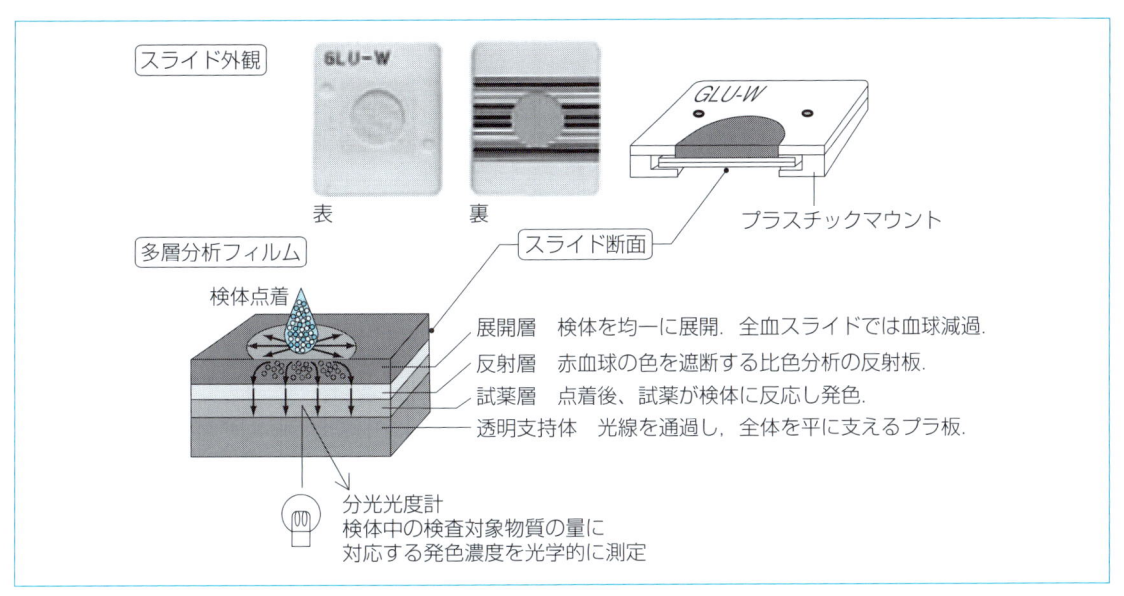

図5　多層フィルム方式グルコース用比色スライドの外観と測定原理〔富士フイルム（株）〕

査の領域以外でも幅広く利用されている．

b. 測定原理

現在，開発されているドライケミストリー法は多層フィルム方式と試験紙法に大別される．

1) 多層フィルム方式

富士フイルム（株）の多層フィルム方式グルコース用比色法スライドの外観と測定原理を示す（図5）．多層フィルムは展開層，反射層，試薬層，透明支持体からなる．10 μLの検体を測定用スライドに点着すると展開層で検体は均一に展開する．次に反射層にて試料の色調を遮断する．さらに，試薬層で試薬と反応して発色をする．下部から光を当て，検体中の対象物質量に対応する発色濃度を光学的に測定する．比色用スライドにはエンドポイント法（物質項目）とレイト法（酵素項目とMg，CRP）がある．電解質用スライドの外観と測定原理を示す（図6）．電解質スライドにはNa，K，Clの3種類の電極が内蔵されている．測定では電解質用スライドに検体と一定濃度の電解質参照液（基準液）を点着し，検体中の電解質濃度に対比して変化する2つの電極間の電位差によって対象成分の濃度を測定する．このようにして同時にNa，K，Clの3項目が約1分間で測定できる．

2) 試験紙法

アークレイマーケティング（株）の試験試法のドライ式試薬の反応図を示す（図7）．固相試薬は試料保持層，試薬層および支持体より構成される．反応は①検体の点着，②検体の展延と試薬の溶解，③反応および一体化，④測光の順で進行する．

多層フィルム方式および試験紙法のいずれも測光は反射測定系で，これまでの液状方式での透過光を用いた目的物質の濃度と吸光度が直線関係を示すLambert-Beerの法則が成立する測定系ではなく，検量は複雑な方式で行われている．

c. 日常検査での適応性

液状試薬とのデータの関係では実検体について大きく乖離することなくほぼ一致した測定値を得ることが可能である．しかし，検体は無希釈で測定するため，検体の性状，たとえば高蛋白血清，高脂質血清，高ビリルビン血清などの特殊な検体ではその性状（マトリックス）の影響を受けて，液状試薬の測定値と一致しない場合がある．これらはドライケミストリー法では回避が難しい課題と

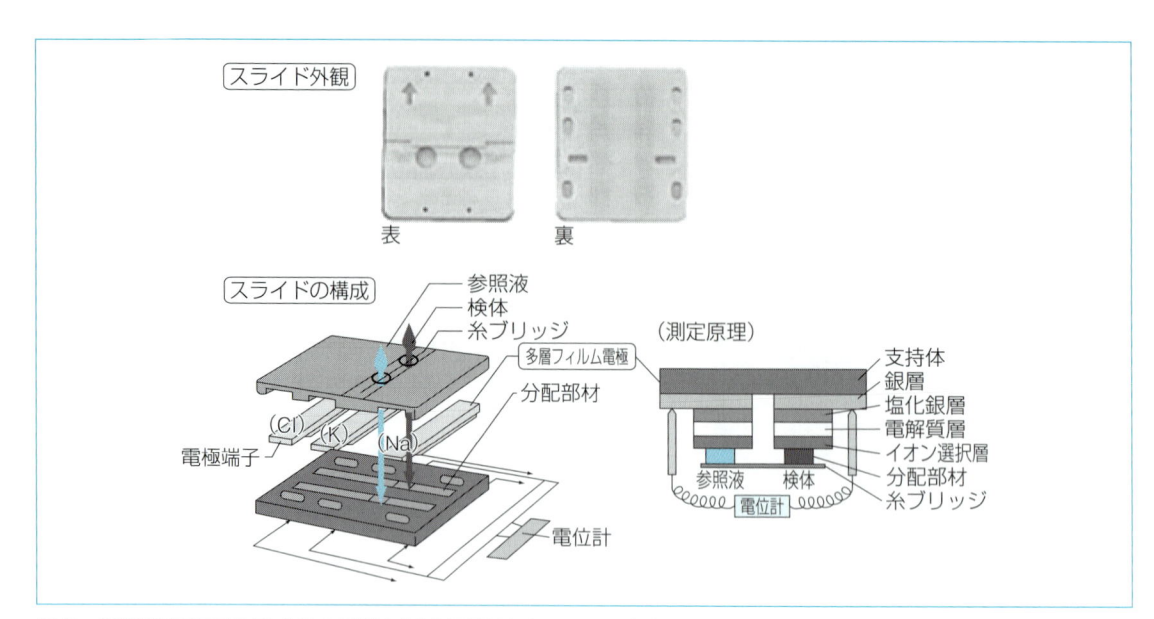

図6 電解質測定用スライドの外観と測定原理〔富士フイルム(株)〕

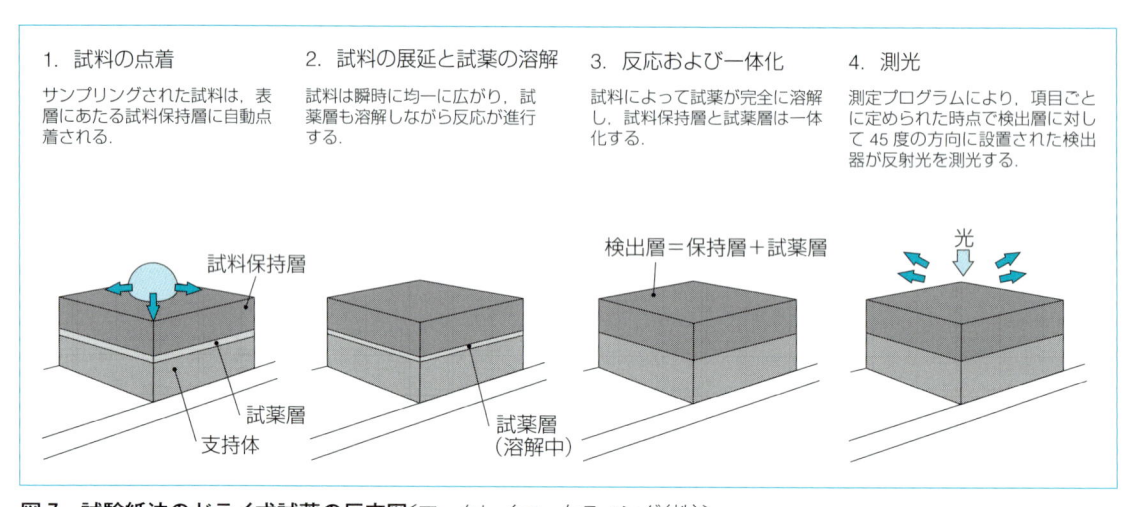

図7 試験紙法のドライ式試薬の反応図〔アークレイマーケティング(株)〕
固相試薬は試料保持層，試薬層，支持体により構成されている．

なっている．

　精度管理において管理試料は実検体とのマトリックスの違いから，液状試薬による測定値と一致しない．したがって製造メーカーによる専用の精度管理試料を使用することになる．さらに外部精度管理評価に参加した場合でもドライケミストリー法での測定値の評価は共通の外部精度管理試料についてのマトリックスの違いにより，液状試薬と同じ評価がされず，別の許容幅をもって評価がなされている．

　測定の検量線を作成するうえでも液状試薬のように水溶液キャリブレータは使用できない．専用のキャリブレーション試料を用いたり，液状試薬における実検体の測定値の相関関係から検量線を

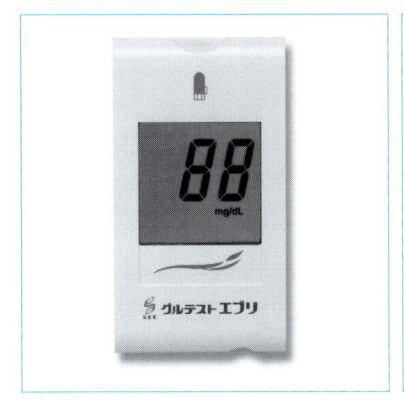

図8 SMBG機器
〔グルテスト エブリ,(株)三和化学研究所〕

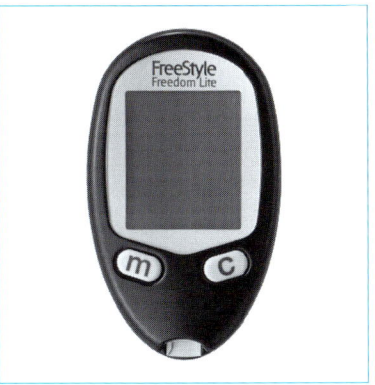

図9 SMBG機器
〔フリーダム ライト,アボットジャパン(株)〕

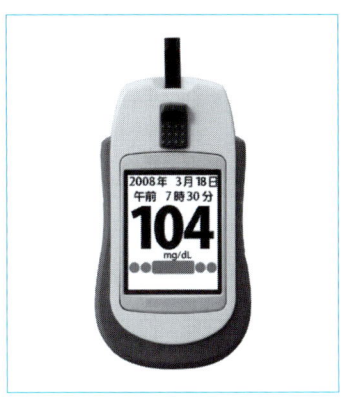

図10 SMBG機器

作成したりしている.

ドライケミストリー法による測定は液状試薬による測定に比べて検査の単価が高く,項目によっては数倍の費用になる場合がある.しかし,測定装置は洗浄や試薬交換のメンテナンス,毎日の検量線の作成などがない.また,操作が簡便で24時間にわたって安定した待機状態を維持でき,いつでも測定ができる.さらに大きな電源は不要で,測定装置は1回ごとの包装で無駄にならず長期に安定性がある.これらのことを総じて費用では優位とする考えもある.給排水が不要であることから,最近では大きな災害時に威力が発揮されることを期待されている.

d. 今後の発展性

臨床検査についての要望はさまざまな診療機関,診療の現場で異なり多岐に及ぶ.その要望のなかにはドライケミストリー法が適する環境の検査室も存在する.十分な働きをするために特徴を理解しての利用が求められる.

2. SMBG機器

糖尿病患者の増加により,患者の血糖値を自分自身で管理させるために自己検査用の簡易血糖測定機器が開発され,自己血糖測定(self-monitoring of blood glucose ; SMBG)が広く実施されるようになった.SMBGは糖尿病が進行しインスリン治療を実施する患者について保険適用になり,測定器具と消耗品が処方される.そのために現在ではさまざまなメーカーから多くの種類の簡易自己血糖測定機器(図8〜10)が製造販売され,外来患者では自宅での測定,入院患者では病棟での測定に利用されている.しかし,測定原理の違い,測定性能の違い,さらに操作性の違いによる測定値の乖離がみられ,今後の課題になっている.

a. 機器の特徴

SMBG機器には,測定を患者自身で行うための簡便性の他,①指頭血で測定が可能,②操作が簡単,③測定時間が短い,④誤動作での安全性,⑤消耗品を含めて小型軽量である,などの要件が求められる.現在の測定器は精度管理機能を有して,試薬ロットごとの自動キャリブレーションの実施,血液中の妨害物質に関する影響の回避,一部の測定器では測定値のパソコンへのデータ転送機能や,結果の音声報告機能を有するものも存在する.

なお,SMBG機器はその簡便性から,病院内で広く用いられていて,後述するPOCT関連装置のように扱われているが,POCT関連装置とは求められる要件が大きく異なる.またSMBG機器は患者による自己血糖管理用のみについて使用されるものである.

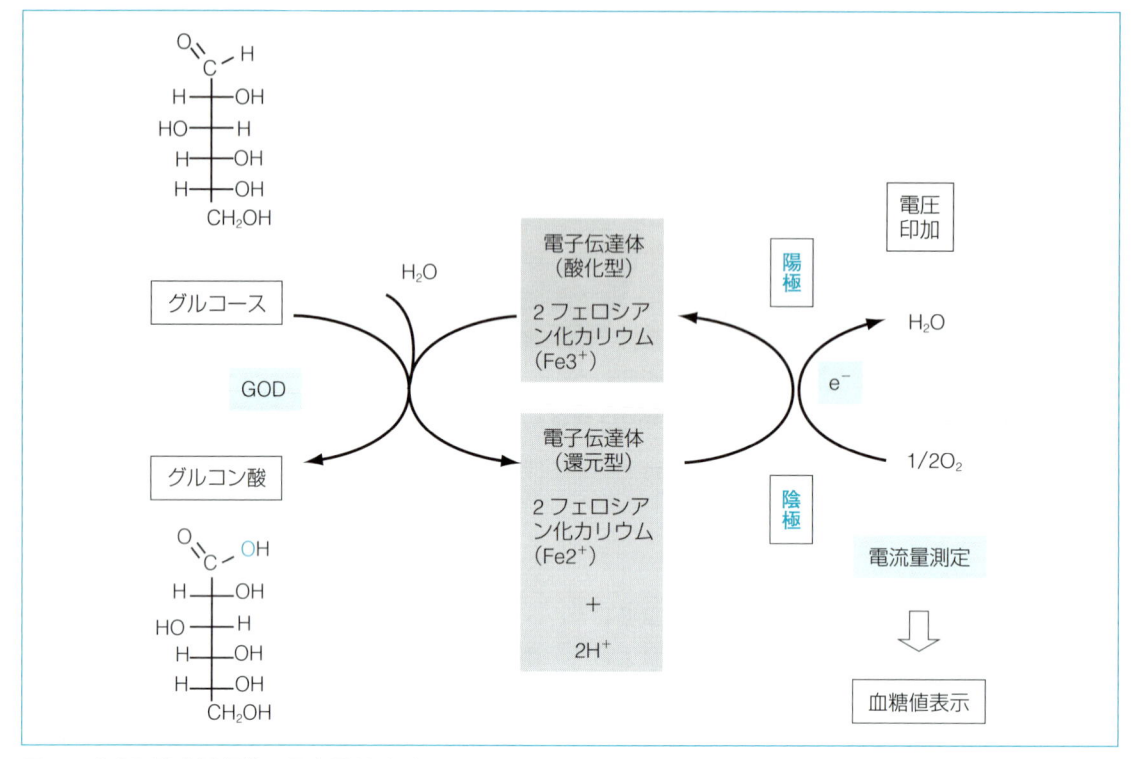

図11　GOD酵素電極法の反応原理〔(株)三和化学研究所〕

b. 反応原理

測定原理はグルコースオキシダーゼ（GOD）酵素を用いる方法とグルコースデヒドロゲナーゼ（GDH）酵素を用いる方法があり，それぞれはさらに比色法と電極法による検出方法に大別される．GOD酵素電極法とGDH酵素電極法の反応原理を示す（図11，12）．

反応原理によりグルコースだけでなくマルトースなどの還元糖にも反応するものや，溶存酸素やその他の還元性物質の影響を受けるものがあり，使用にあたっては添付文書や取扱説明書をよく理解することが重要である．

c. 測定方法

基本的な測定方法を示す（図13）．

①センサー（測定チップ）を機器に装着する．
②指頭をアルコール綿で消毒後，穿刺して血液を出す．
③血液をセンサーに点着して測定を開始する．
④数十秒以内で測定値が表示される．
⑤センサーを専用の廃棄容器に廃棄する．
注意・穿刺した指頭の止血を十分にする．
　　・測定値は記録用紙に書き写す．
　　・血液が付着した穿刺針，アルコール綿は適切に処理する．

d. 測定上の注意

SMBG機器は指頭血での測定を基本としているため，組織液が混入したり，ヘマトクリットが大きく異なった血液試料であったり，採血部位の違いによるグルコース濃度が偏った静脈血であったりすると正しい測定値を得ることはできない．また，穿刺が浅く，血液のセンサーへの点着が不十分な場合も正しい測定値を得ることができない．さらにSMBG機器のなかには環境温度の影響を受けるものもあり，温度補正機能のない製品もあるため注意が必要である．

穿刺用の針は，感染防止のためにディスポーザブルが原則である．これらは医療廃棄物として適切に処置されなければならない．

第5章 測定装置　117

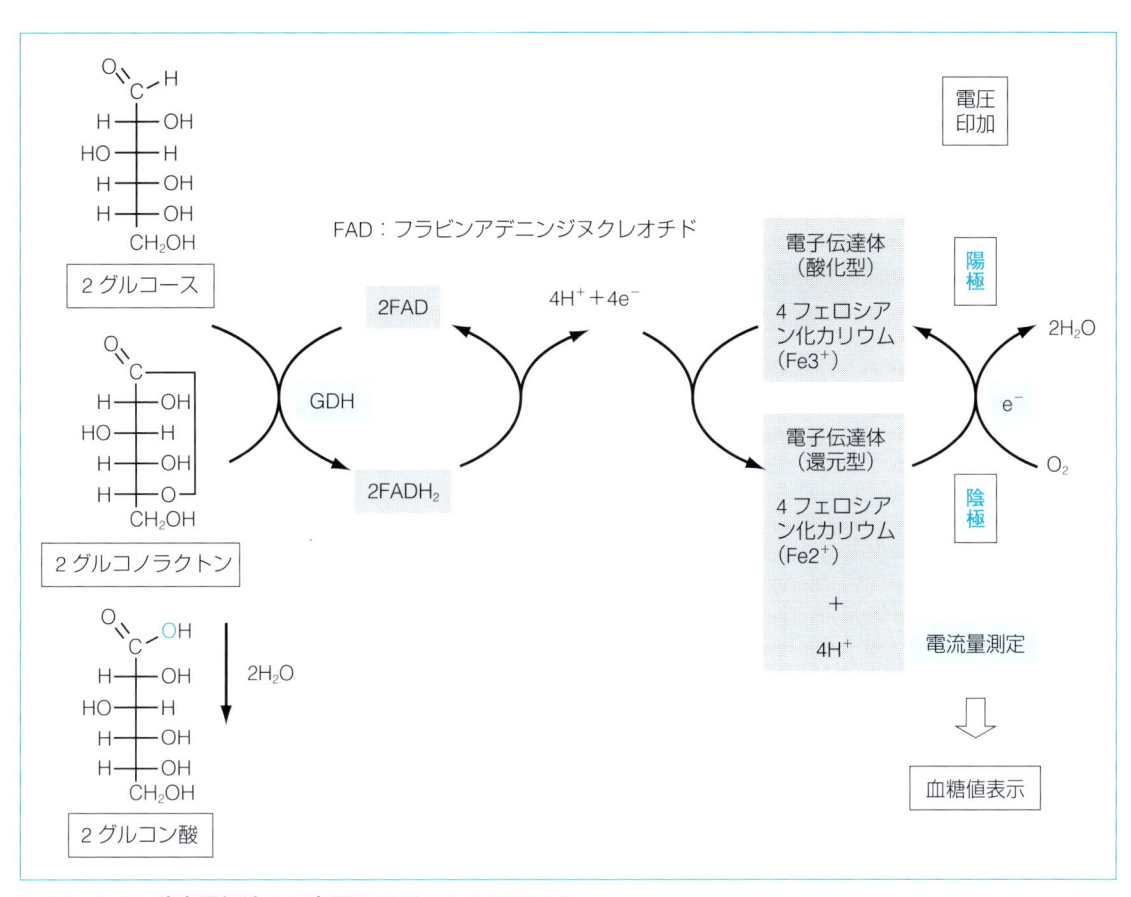

図12　GDH酵素電極法の反応原理（(株)三和化学研究所）

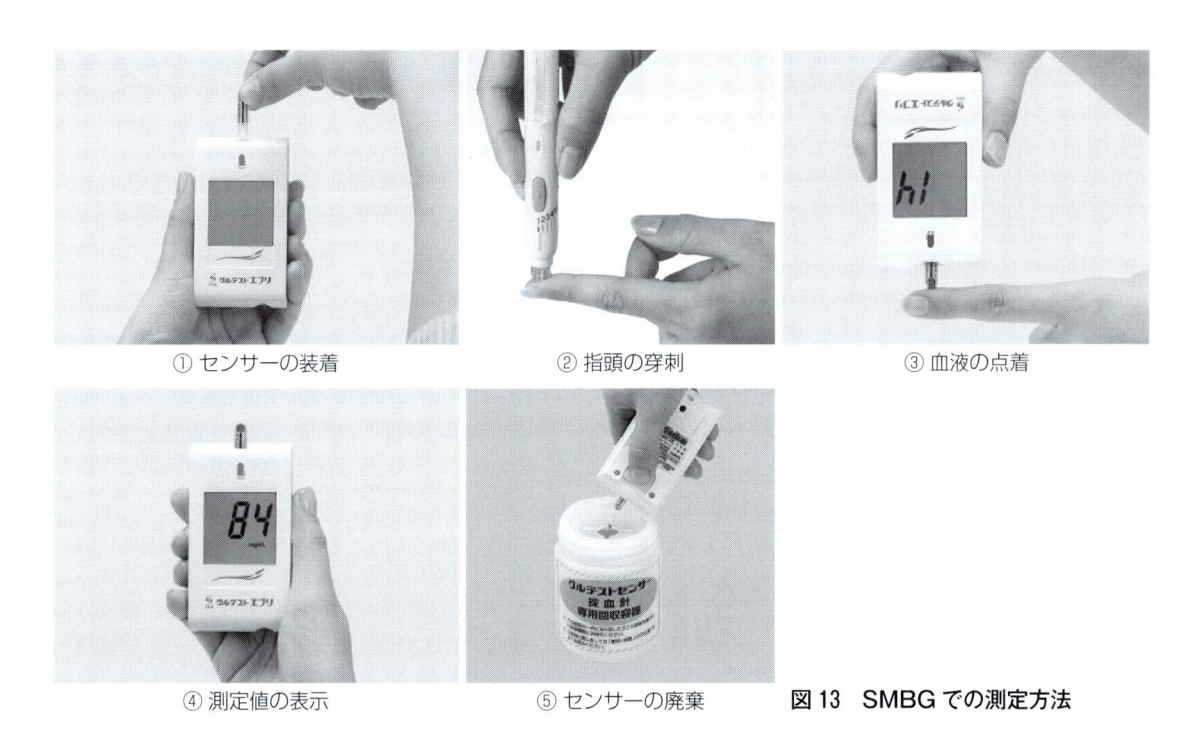

① センサーの装着
② 指頭の穿刺
③ 血液の点着
④ 測定値の表示
⑤ センサーの廃棄

図13　SMBGでの測定方法

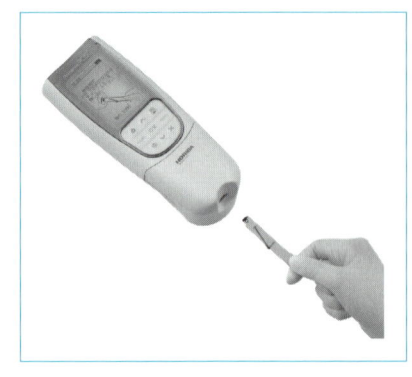

図14　血糖測定関連機器
〔アントセンス　ロゼ，（株）堀場製作所〕

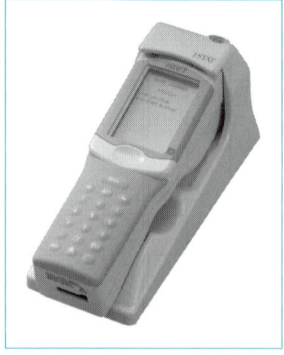

図15　生化学・免疫関連機器
〔i-STAT，扶桑薬品工業（株）〕

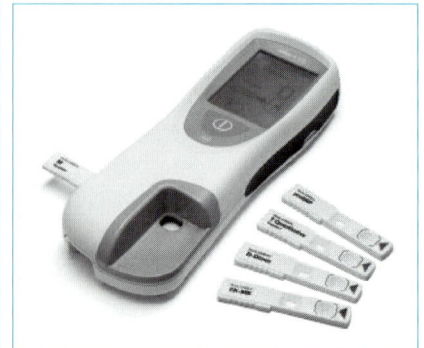

図16　心筋梗塞関連検査
〔コバス h232，ロシュ・ダイアグノスティックス（株）〕

3. POCT

POCTはpoint-of-care testingの略である．point-of-careは医療行為が行われる場所を意味することから，"患者の近くで行われる検査"を表す．この検査で使われる機器は小型軽量かつ操作が簡便で，即時に検査結果を把握できるため，救急や災害時を含め医療の現場で広く用いられるようになっている．検査機器として血糖測定関連機器（図14），生化学・免疫関連機器（図15），また，イムノクロマト技術を使用した感染症検査やアレルギー検査，心筋梗塞関連検査（図16）および凝固関連検査のキットが開発発売されている．

POCTへの臨床検査のかかわりについて日本臨床検査自動化学会より「POCTガイドライン（第2版）」が発行されている．詳細は冊子を参照されたい．

a. POCTの定義

POCTとは上述のガイドラインでは「臨床現場即時検査」と訳され，サイドメモの記載のように定義されている．

この定義で示されるようにPOCTは臨床検査であり，検査時間の短縮と被検者に検査を身近に感じてもらえるという大きな利点がある．また，小型で簡便な機器・試薬を用いる検査ではなく，仕組み（システム）を示す．

b. POCTの実施の場所と対象者

POCTは外来の診察室や病室のベッドサイド，あるいは手術室など，臨床検査室からは離れた場所で実施される．また，検査を実施するのは医師，看護師，その他の医療従事者などで，検査に精通

サイドメモ：POCTの定義

POCT（point-of-care testing）とは被検者の傍らで医療従事者が行う検査であり，検査時間の短縮および被検者が検査を身近に感じるという利点を活かし，迅速かつ適切な診療・看護，疾病の予防，健康増進などに寄与し，ひいては医療の質，被検者のQOL（quality of life）および満足度の向上に資する検査である．

《補足》
① ここでいう検査とは，臨床検査（人を対象とした検査）のことである．
② 定義のポイントは検査の種類を問わず，検査時間（turn around time；TAT）の短縮，その場での検査といった利点を活かした目的指向およびアウトカム指向としたことである．
③ 利点の中に「被検者が検査を身近に感じる」と記したのは，被検者が診療・看護，健康管理等に関する意欲，理解，責任，満足などを持つことを期待してのことである．
④ POCTは，小型で容易に持ち運べる簡便な機器・試薬をいうのではなく，あくまでも仕組み（システム）を示す．小型，簡便な機器・試薬はPOCT対応機器・試薬あるいはPOCT関連機器・試薬と称することにする．

した臨床検査技師ではない．検体は血液，尿，その他の体液などさまざまで，測定項目も検体検査，感染症検査と多岐にわたり，さらに生理検査も対象となる．したがって，臨床検査室の主導によるPOCTの管理体制の構築と運用が重要である．

前項のSMBGなどの患者自身が実施する検査はPOCTには含まれない．

c. POCTコーディネータの役割

POCTの管理はPOCTコーディネータが行うように前述のガイドライン（サイドメモ）では説明されている．POCTコーディネータは臨床検査の知識と経験を有する臨床検査技師が業務にあたることが望ましいとされていて，POCT機器・試薬の管理と使用者への教育などの運用支援が責務である．

d. POCT装置の要件

POCT対応機器は測定値の正確さと精密さについての性能以外に測定の迅速性，臨床検査室の測定値との整合性，操作の簡便性，内部・外部精度管理の整備，誤操作・誤動作に対応した安全性，検体の前処理を必要としない測定系の採用，微量検体への対応が求められている．また，機能として患者・検体ID登録が可能，および病院情報システム（hospital information system；HIS）・検査情報システム（laboratory information system；LIS）との接続性などが求められる．

e. POCT用機器と今後の課題

POCT対応の血糖測定関連機器はSMBG機器の性能を超えて，測定範囲は低域から広域まで分布する，薬物やほかの血液成分の影響を受けにくい，ほかの糖尿病関連項目も測定できる，安全対策が配慮されているなどの高性能が求められる．

生化学・免疫関連機器では，全血2～3滴を専用のカートリッジに注入し，これを装置に挿入すると測定を開始し，約3分間で結果が表示され，広く利用されている．

イムノクロマトグラフィ法を用いていろいろな項目の測定ができるようになってきている．特に各種の抗原と抗体を検出する迅速診断検査キット

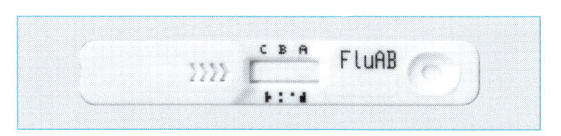

図17 インフルエンザ検査〔スポットケム i-Line FluAB，アークレイマーケティング（株）〕

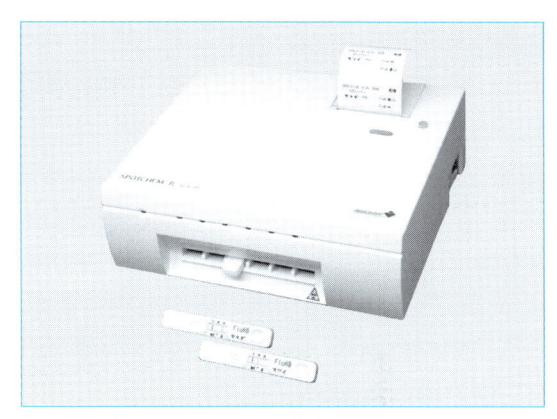

図18 デンシトメトリー分析装置〔スポットケム™ IL SL-4720，アークレイマーケティング（株）〕

が開発され，利用されている（図17）．しかし，目視による判定では時間管理が不十分であったり，結果の判定に個人差が影響しやすい面もあり，専用チップに検体滴下後，装置に差し込むと自動的に判定するデンシトメトリー分析装置（図18）なども販売され，半自動化した測定も可能にしている．なお，POCTの有用性は高く，今後，さらに拡大すると思われるが，導入費用は安価であるものの，臨床検査室での測定に比べて検査コストが高いことが課題となっている．

参考文献

1) 今福祐司：POC・OCT検査の広がり　第2章　各論：POC機器の適正運用　B．セルフモニタリング検査　1．SMBGに用いる簡易血糖測定器の適正な使用方法．臨床病理レビュー特集138号．pp 125-129，克誠堂出版，2007
　※SMBGの意味，機器の原理と取り扱い方，POCT機器との違いについて説明している

2) 日本臨床検査自動化学会：POCTガイドライン　第2版．日本臨床検査自動化学会会誌33(Suppl. 2)，2008
　※日本臨床検査自動化学会か出版され，POCTの仕組み，コーディネーターの役割の重要性についてまとめられている

3) 〆谷直人：POCTの将来展望．MEDICAL TECHNOLOGY 39：348-353，2011
　※POCTについての特集で，検査室の役割と可能性を解説している

第2部
検査管理総論

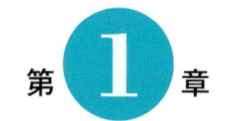

第1章 医療のなかでの臨床検査

学習のポイント

❶ 医療法ならびに国民皆保険制度の制定以来,医療環境の変化は目覚ましく,臨床検査も自動分析装置,試薬のキット化,コンピュータ化と大きく発展してきた.今後は生理検査の拡充やチーム医療の推進などに向けて,臨床検査技師にはさらなる知識・技術の研鑽が必要である.

❷ 医療機関では診療報酬点数に従い報酬を受け取る.国民医療費の著しい増加が大きな社会問題となっている.医療費削減への対応として,生活習慣病対策の推進,医療機能の分化・連携の推進,平均在院日数の短縮,クリニカルパスの適用などが推進されている.

❸ 臨床検査の最大の目的は,医師の診断・治療に貢献することであり,まずはスクリーニング検査が実施される.入院中ではクリニカルパスに従った医療が提供されるようになり,科学的根拠に基づいた処置や治療を一定の質を保ちながら行うことが可能となってきている.

❹ 予後(prognosis)を予測することは,患者の意向を反映した治療を選択するうえで重要である.生命予後の指標として生存率が広く使われている.

本章を理解するためのキーワード

❶ 医療法
昭和23(1948)年に公布・施行され,医療施設のあり方を定めた法律である.診療所・助産所・病院・総合病院・公的医療機関などの構造設備,人的構成,管理体制,適正配置や医療法人に関する規則を規定している.

❷ 国民皆保険制度
18歳以上の全国民が国民健康保険や被用者保険などの,なんらかの公的医療保険に加入する制度である.この制度により,すべての国民が,「いつでも」「どこでも」「だれでも」必要な高水準の医療を公平に受けることが可能となり,その結果,日本は世界有数の長寿国になっている.

❸ 診療報酬
保険診療の際に医療行為などの対価として支払われる料金のことであり,診療報酬点数表に基づいて1点=10円で計算される.保険診療では,患者はこの一部(3割負担など)を窓口で支払い,残りは公的医療保険から支払われる.改定は原則として2年に一度行われる.

❹ 生活習慣病
動脈硬化,高血圧,悪性腫瘍,糖尿病,肺気腫や骨の退行性変化など,若いときからの生活習慣が原因で,壮年期以後好発する病気の総称で,以前は成人病といわれていた.

❺ 平均在院日数
病院に入院した患者の1回あたりの平均的な入院日数を示す指標である.DPC包括評価支払制度では,必要以上に患者が長期間入院すると病院の収入が減少するため,平均在院日数をいかに短縮するかが,急性期診療施設の経営を左右する大きなテーマにもなっている.

❻ クリニカルパス
クリティカルパスともいい,検査,手術,リハビリテーションなどの医療行為の流れを記入した「入院診療計画書」のことである.多職種の連携に基づき,科学的根拠に基づいた処置や治療を一定の質を確保しながら効率的に提供するためのものである.クリニカルパスの作成は医療の標準化を意味する.

❼ 予後

罹病した場合，その病気のたどる経過についての医学上の見通しのことであり，予後を予測することは患者の意向を反映した治療を選択するうえで重要である．

❽ EBM

Evidence-based medicine の略称で，日本語では，「根拠に基づく医療」となる．すなわち，現在利用可能な最も信頼できる客観的な根拠（臨床研究結果など）をふまえて，目の前の患者にとって最善の治療を行うことをいう．

A 医療と臨床検査の変遷(表1)

1. 医療の変化

a. 医療環境の変化

第二次世界大戦終戦後のわが国は，社会環境の悪化により感染症などによる急性期疾患が中心の医療であった．1948年に医療法が制定され，公的な医療機関を中心に病院の量的確保が行われるようになった．1961年には国民皆保険制度が達成され，国民は保険証があれば全国どこの医療機関でも受診可能となった．1973年には老人医療費無料化が行われるとともに，全国すべての都道府県に医科大学の設置政策が実施され，家庭での介護が困難な高齢者の受け皿としての病院・病床も増大されてきた．1992年の医療法改正では，特定機能病院制度および療養型病床群の創設，1997年の医療法改正では，総合病院制度の廃止と地域医療支援病院制度の創設が行われた．2000年の医療法改正では，療養病床と一般病床の区分が行われ，医療機能分化がはかられ，インフォームド・コンセントなど患者の視点に立った見直しも行われた．2004年新臨床研修制度が実施され，新卒医師の半数以上が大学病院以外の研修病院で臨床研修を行うようになった．2006年の医療法改正では，地域医療連携体制の構築を進める医療計画制度の見直しが行われ，医療機関の機能に関

表1 医療と臨床検査の変遷

	歴史的事象	検査技師会・関連団体
昭和21（1946）年	日本国憲法公布（第25条で生存権を規定）	
昭和23（1948）年	医療法制定 WMAジュネーブ宣言	
昭和28（1953）年		日本臨床病理学会発足
昭和30（1955）年		東京大学医学部附属病院検査部の発足
昭和31（1956）年	SkeggsがAutoAnalyzerを導入	
昭和33（1958）年		「衛生検査技師法」公布
昭和34（1959）年	「国民年金法」公布	第1回衛生検査技師国家試験実施
昭和36（1961）年	国民皆保険制度の達成	日本衛生検査技師会設立
昭和37（1962）年	試薬がキット化（GOT・GPT）	社団法人日本衛生検査技師会として許可
昭和39（1964）年	HBV発見 ヘルシンキ宣言	
昭和41（1966）年	日本医師会精度管理サーベイランス開始 高速液体クロマトグラフィの発表	第1回小島三郎記念技術賞授賞式
昭和44（1969）年		日本臨床検査自動化研究会発足 第一回細胞検査士試験
昭和45（1970）年	GOD-電極法による血糖測定発表 国産初自動分析装置（日立400型）発売	「臨床検査技師・衛生検査技師等に関する法律」公布
昭和46（1971）年	EIA法開発	第1回臨床検査技師国家試験実施
昭和48（1973）年	老人医療費無料化 全都道府県に医科大学設置政策実施 HAV発見	
昭和50（1975）年	ヘルシンキ宣言（改正案）	日本臨床病理同学院創設
昭和52（1977）年		社団法人日本臨床衛生検査技師会に改名
昭和56（1981）年	高知医科大学搬送システム初期稼動 リスボン宣言	衛生検査所の登録義務化法律施行 日本臨床化学会へ改名
昭和58（1983）年	ヘリコバクター・ピロリ発見	
昭和60（1985）年	都道府県医療計画制度（病床規制）導入	日本臨床検査標準協議会（JCCLS）発足

（つづく）

表1 医療と臨床検査の変遷(つづき)

	歴史的事象	検査技師会・関連団体
昭和61 (1986)年	大規模な化学検査・血液検査のまるめ	
	日本初の液状試薬を開発発売 PCR法開発	
昭和63 (1988)年	検査実施料と判断料の分離	
平成元 (1989)年	HCV発見	
平成3 (1991)年	骨髄バンク設立	
平成4 (1992)年	特定機能病院制度,療養型病床群創設	日臨技生涯教育研修制度発足
平成5 (1993)年	FISH法開発	
平成9 (1997)年	総合病院制度の廃止,地域医療支援病院制度の創設 医療法改正(ICの義務化)	
平成12 (2000)年	医療機能分化(療養・一般病床を区分) ヒトゲノム解読がほぼ終了	
平成17 (2005)年		「臨床検査技師等に関する法律」に改正
平成18 (2006)年	地域医療連携体制の構築 外来迅速検体検査加算,輸血管理料新設	
平成20 (2008)年	特定健康診査・特定健康保健指導	
	後期高齢者(長寿)医療制度	
平成22 (2010)年	検体管理加算IV新設	
	医療安全対策加算に専任臨床検査技師の配置が義務化	

する情報の開示などが実施された.近年では患者の視点に立った医療が求められるようになり,より安全・安心で高度な医療が提供されるようになってきた.

b. 臨床検査の変化

終戦後のわが国における臨床検査は,大学病院や大規模病院に限られており,診療の補助手段として,必要に応じて各診療科の外来,病棟あるいは医局や基礎医学教室の研究室で行われていた.1958年に衛生検査技師法が制定され,検査技師が社会的に正式に認知されてから,検体検査は中央化が始まり大きく変化してきた.臨床検査の自動化は,1956年にLT Skeggs Jr.がコンティニュアスフロー方式よる自動分析装置 Auto-Analyzerを導入したときに始まる.1961年には日本衛生検査技師会が設立され,このころより臨床検査試薬もキット化の時代となり,酵素的測定法の開発や免疫学的手法による腫瘍マーカーなどの測定方法も開発されてきた.昭和40(1965)年台には経済も著しく発展し,一般病院にも自動分析機器が普及してきた.1970年には「臨床検査技師・衛生検査技師等に関する法律」が公布され,臨床検査技師の名称制限と一部業務制限を得た.昭和50(1975)年台に入ると臨床検査分野でのコンピュータ化が進み,臨床検査の自動化はさらに加速していった.1986年には無調製試薬(液状試薬)が開発され,長期安定性が確保されたことにより,臨床検査の精確度(精密度・正確度)はさらに向上した.2005年「臨床検査技師・衛生検査技師等に関する法律」が「臨床検査技師等に関する法律」と改正され,衛生検査技師が廃止となり,「医師の指導監督の下」から「医師・歯科医師の指示の下」に臨床検査業務を行うことになった.近年では生理検査や遺伝子・染色体検査,生殖医療検査など,さまざまな検査の需要が拡大し,さらにチーム医療の推進などにより,これまでの中央検査室での業務に加え,病棟・外来での検査業務が拡大されつつある.これからの臨床検査技師には,さらなる知識・技術の研鑽が必要となり,臨床データから臨床病態が評価できる技師の育成が望まれている.

2. 医療経済

a. 診療報酬制度

国民皆保険制度の実施に伴い,医療機関などで診療行為または医療サービスを行った場合には,

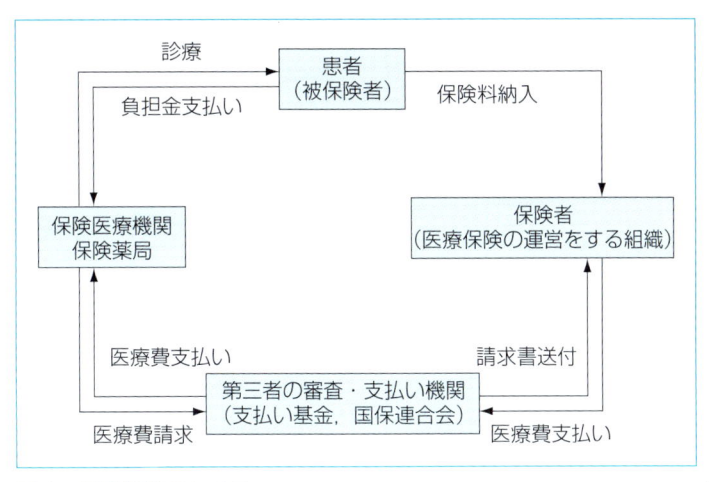

図1 医療保険のしくみ

診療報酬制度に従い報酬を受けることとなる．診療報酬とは，保険医療機関および保険薬局が保険医療サービスに対する対価として保険者から受け取る報酬であり，その概略を**図1**に示す．

患者が受けた診療について，医療機関が保険者（市町村や健康保険組合など）に請求する医療費の明細書のことを診療報酬明細書（医科・歯科の場合）または調剤報酬明細書（薬局における調剤の場合）といい，レセプトともいわれる．診療報酬を請求する際は，傷病名がなくてはならない．

診療報酬の支払い制度には，診断群分類別（DPC；diagnosis-procedure combination）包括評価支払制度と出来高評価支払制度とがある．DPC包括評価支払制度は2003年4月から大学病院などの特定機能病院に導入されている．DPCの目的の1つには，医療の標準化があり，診断群分類別に1日あたりの入院料が定まる．過少診療や粗診・粗療の危険性があるといわれたが，現在は各医療機関ともに適正な診療が行われている．出来高評価支払制度とは，薬，検査，診察や手術などの診療行為の1つひとつに値段をつけて，その計を支払う方式をいう．過剰診療，いわゆる薬漬け・検査漬けの危険性がある．そのほかにも診療報酬の包括化や検査判断料などの制度があり，2年に1度，診療報酬制度は改定されるため，医療経営の立場からも診療報酬制度に関してはよく理解しておく必要がある．

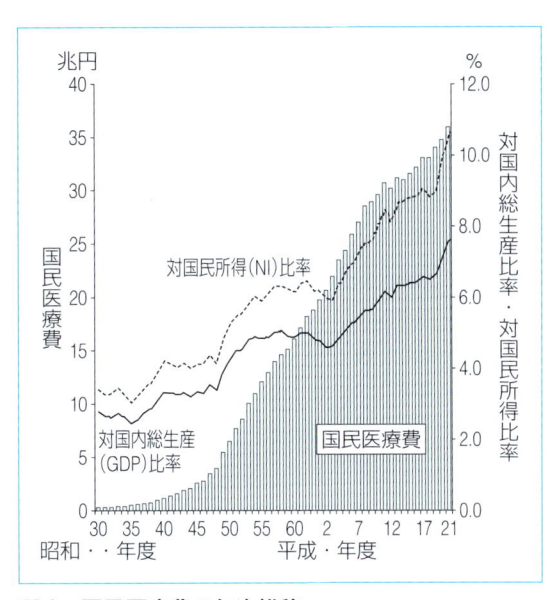

図2 国民医療費の年次推移
（厚生労働省：平成21年度国民医療費の概況，p3より）

b. 国民医療費の状況

わが国の医療環境は，この約半世紀ほどの間に大きく変化し，より安全・安心で高度な医療が提供されるようになってきた．しかし，その半面，医療費の増加が著しく，国民医療費は，昭和30（1955）年頃の2億円強から平成21（2009）年度では36兆67億円に，人口1人あたりの国民医療費は2,500円程度から28万2,400円と急激な増加を示している．また，平成21年度の国民医療費の

国内総生産(GDP)に対する比率は7.60%,国民所得(NI)に対する比率は10.61%となり,大きな社会問題となっている(図2).

3. 医療対策

国民医療費の増加要因には,自然的な増加要因とわが国特有の増加要因がある.わが国では特に老人医療費の増加が大きな要因となっている.そのため,医療費削減への対応として,生活習慣病対策,医療機能の分化・連携,平均在院日数の短縮,クリニカルパスの適用が推進されている.なお,前頁で触れたDPCには,医療費の削減というもう1つの側面もある.

a. 生活習慣病対策

生活習慣病とは,「食生活・運動・喫煙・飲酒(アルコール)・ストレス」などの日ごろからの生活習慣が原因で発症,進行に関係する病気の総称である.また,メタボリックシンドローム(内臓脂肪症候群)とは内臓脂肪型肥満に,高血糖,脂質異常症(高脂血症),高血圧の生活習慣病のうち2つ以上が重なった病気をいう.厚生労働省は,2008年4月より「特定健康診査・特定保健指導」(通称,メタボ健診)として,40~74歳までの公的医療保険加入者全員を対象とする健診を開始した.まず,腹囲の測定およびBMIの算出を行い,基準値(腹囲:男性85 cm,女性90 cm/BMI:25)以上の人はさらに血糖,脂質(中性脂肪およびHDLコレステロール,LDLコレステロール),血圧,喫煙習慣の有無から危険度によりクラス分けされる.各クラスに合った保健指導(積極的支援/動機付け支援)を行うことにより,虚血性心疾患,脳卒中,糖尿病の合併症などの発症を抑制し医療費軽減につなげる政策を実施している(表2,3,図3).

b. 医療機能の分化・連携

厚生労働省では,持続可能な医療保険制度を堅持していくためには,質が高く効率的な医療を提供していく必要があり,急性期,亜急性期,慢性期などの機能分化や,在宅医療など,地域における切れ目のない医療の提供,安心して看取り・看取られる場の確保などを目指している.また,厚生労働省が目指すこのような体制は診療報酬改定にも反映され,各機能における連携強化を推進し,より効率的で質の高い医療の提供とともに在

表2 特定健康診査

基本的な項目
質問票(服薬歴,喫煙歴など),身体計測(身長,体重,BMI,腹囲),血圧測定,理学的検査(身体診察),検尿(尿糖,尿蛋白),血液検査(脂質検査(中性脂肪,HDLコレステロール,LDLコレステロール),血糖検査(空腹時血糖またはHbA1c),肝機能検査(AST,ACT,γ-GT))
詳細な健診の項目(一定の基準の下,医師が必要と認めた場合に実施)
心電図,眼底検査,貧血検査(赤血球,血色素量,ヘマトクリット値)

〔厚生労働省:政策レポート.特定健康診査(いわゆるメタボ健診)・特定保健指導より〕

表3 特定健康指導の対象者(階層化)

腹囲	追加リスク ①血糖 ②脂質 ③血圧	④喫煙歴	対象 40~64歳	対象 65~74歳
≧85 cm(男性) ≧90 cm(女性)	2つ以上該当		積極的支援	動機付け支援
	1つ該当	あり	積極的支援	動機付け支援
		なし		
上記以外で BMI≧25	3つ該当		積極的支援	動機付け支援
	2つ該当	あり	積極的支援	動機付け支援
		なし		
	1つ該当			

(注)喫煙歴の斜線欄は,階層化の判定が喫煙歴の有無に関係ないことを意味する.
〔厚生労働省:政策レポート.特定健康診査(いわゆるメタボ健診)・特定保健指導より〕

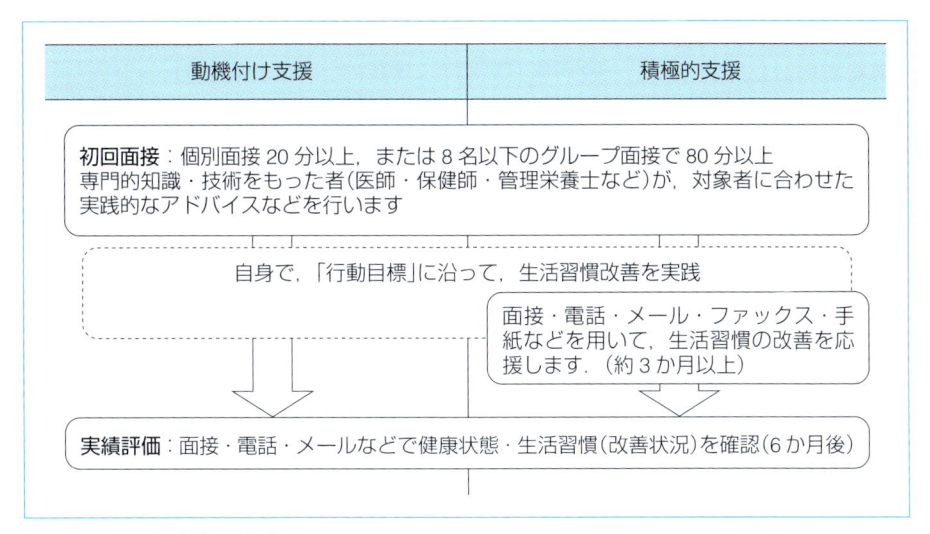

図3　特定保健指導の内容
〔厚生労働省：政策レポート．特定健康診査（いわゆるメタボ健診）・特定保健指導より〕

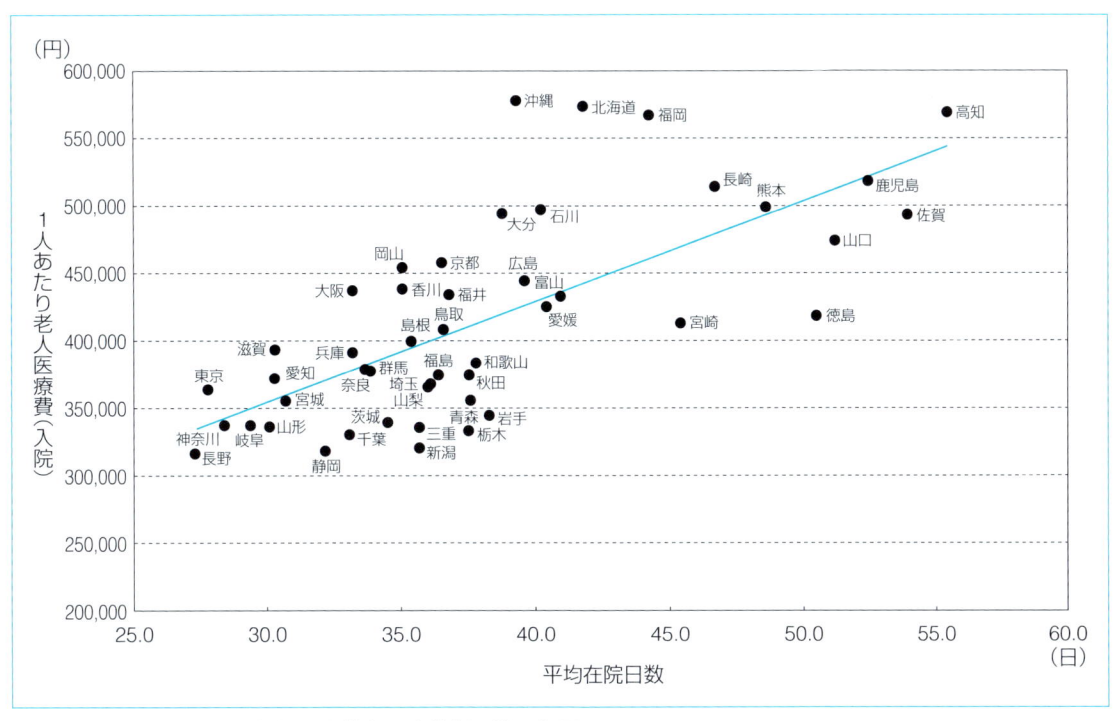

図4　平均在院日数と1人あたり老人医療費（入院）の相関
（厚生労働省：高齢者の医療の確保に関する法律　第8条第1項の規定に基づき定める計画．平成20年9月より）

宅療養率の増加を目指している．

c. 平均在院日数の短縮

　平均在院日数とは，病院に入院した患者の1回あたりの平均的な入院日数を示すものであり，厚生労働省の「平成22（2010）年医療施設（動態）調査・病院報告の概況」での病院報告によると，全病床では32.5日となっている．病床の種別ごと

では,「精神病床」は301.0日,「介護療養病床」は300.2日,「療養病床」は176.4日,「一般病床」は18.2日である.都道府県ごとの平均在院日数と1人あたり老人医療費(入院)には高い相関関係があり,在院日数の軽減が医療費削減につながるものである(図4).

表4　チーム医療の具体例

・栄養サポートチーム	・摂食嚥下チーム
・感染制御チーム	・周術期管理チーム
・緩和ケアチーム	・糖尿病療養指導
・口腔ケアチーム	・地域医療連携室
・呼吸サポートチーム	・医療安全管理室

など

d. クリニカルパスの適用

クリニカルパス(クリティカルパス)とは,入院中における標準的な疾患について,入院,検査,手術,リハビリテーションなどの医療行為の流れを記入した「入院診療計画書」をいう.患者は,検査の予定や治療の内容,リハビリテーションの計画,いつごろどのような状態になれば退院できるかなどが一覧表で理解でき,医療を行う立場としては,計画に従った医療を,無駄なく,無理なく,もれなく,間違いなく進めることができる.クリニカルパスには,①在院日数の短縮,②臨床成績の向上,③EBMに基づいた診療の標準化によるコスト削減,④職員教育,⑤診療録の改善,⑥チーム医療の推進などの効果がある.

e. 医療職のチーム医療

近年の医療環境は,医療全体が高度化し,患者の病気・病態が多様化し,加えて患者の病気に対する意識や知る権利などの要素が加わり,医師が単独で医療を行うのは厳しい状況になってきた.そのため,多くの専門医とともに専門医療職が組織され,医師を取り巻く看護師,薬剤師,臨床検査技師,診療放射線技師,臨床工学士,理学療法士,作業療法士,管理栄養士,介護職員や事務職員などのすべての職種が連携・協力して医療に取り組むチーム医療が提唱されている(表4).チーム医療では,医療に従事する多種多様な医療スタッフは,おのおのの高い専門性を前提に,目的と情報を共有し,業務を分担しつつも互いに連携・補完し合い,患者の状況に的確に対応した医療を提供することが重要となる.

チーム医療がもたらす具体的な効果としては,①疾病の早期発見・回復促進・重症化予防など医療・生活の質の向上,②医療の効率性の向上によ る医療従事者の負担の軽減,③医療の標準化・組織化を通じた医療安全の向上などがある.

厚生労働省「チーム医療の推進に関する検討会」の報告書において,臨床検査技師は,近年の医療技術の進歩や患者の高齢化に伴い,各種検査に関係する業務量が増加するなか,当該業務を広く実施できる専門家として医療現場において果たしうる役割が大きくなっている,と指摘されている.そして,臨床検査技師の専門性をさらに広い分野において発揮させるため,現在は臨床検査技師が実施することができない生理検査(嗅覚検査,電気味覚検査など)について,専門家や関係学会などの意見を参考にしながら,追加的な教育・研修などの必要性も含め,実施の可否を検討すべきであると述べられている.

B 臨床検査の意義

1. 臨床検査の目的

臨床検査は,大きく分けて検体検査と生理検査の2種類に分けられる.検体検査は,患者から尿,血液,痰,組織などの検体(材料)を採取しそれらを化学的あるいは形態学的に検査するものをいう.生理検査は,患者の心臓や脳などの動きを電気的にとらえて波形として表したり,体の内部の状態を超音波や磁力線などを利用して画像(image)にしたりして観察する検査をいう.

臨床検査の最大の目的は,医師の診断・治療を確実にすることであり,その内容としては「健康状態を知る」「異常の原因を調べる(病気の診断)」「治療方針を選択する」「治療状態を確認する(効果判定)」などさまざまで,日常診療において必要不

可欠な情報である．

2. スクリーニング検査

スクリーニングとは「ふるい分けすること」であり，医学的には，集団のなかから疾患の疑いがあり精密検査を要する者ないし発病者を選び出すことをいう．スクリーニング検査とは，症状がはっきり現れていない，あるいは症状が乏しい患者に対して検査を実施し，潜在する疾患を発見する目的で行う検査をいう．

日本臨床検査医学会は「初期診療の検査オーダーの考え方」を提案しており，そのなかで，基本的検査(1)を「いつでもどこでも必要な検査」，基本的検査(2)を「入院時あるいは外来初診時でも必要のあるときに行う検査」と位置づけ，検査項目選択の指標としている（表5，6，図5）．

3. 検査診断の計画

日常診療では，問診や診察結果に基づいて考察評価したうえで，診療計画，診断計画，治療計画などを立てる．診断のための検査計画としては，診断の決定や鑑別診断における除外診断のために必要な検査計画を立てる．治療のための検査計画では，患者の状態把握や治療効果を評価するための検査計画を立てる必要がある．

入院中における標準的な疾患では，クリニカルパスと称する，入院，検査，手術，リハビリテーションなどの医療行為の流れを記入した「入院診療計画書」を作成する．このパスが患者指導計画セットや治療計画セットと融合した形で，疾患別に1つのパスとしてセット化されている．

クリニカルパスでは，治療・検査やケアなどを縦軸に，時間（日付）を横軸に取って，診療スケジュールを作成する（図6）．このシステムはアメ

表5 基本的検査(1)（いつでもどこでも必要な検査）

1. 尿検査	蛋白，糖，潜血
2. 血液検査	白血球数，ヘモグロビン，ヘマトクリット，赤血球数，赤血球恒数（指数）
3. CRP	
4. 血液化学検査	血液総蛋白濃度，アルブミン［アルブミン・グロブリン比(A/G比)］

(臨床検査のガイドライン JSLM2009 検査値アプローチ・症候・疾患・検査の評価法：初期診療の検査オーダーの考え方，pp 305-307，日本臨床検査医学会，2009 より)

表6 基本的検査(2)（入院時あるいは外来初診時でも必要のあるとき行う検査）

1. 尿検査	色調，混濁，pH，比重，蛋白，糖，潜血，尿沈渣
2. 血液検査	白血球数，ヘモグロビン，ヘマトクリット，赤血球数，赤血球恒数（指数），血小板数，末梢血液像
3. 化学検査	血清総蛋白濃度，血清蛋白分画，随時血糖（またはヘモグロビンA1c），総コレステロール，中性脂肪，AST，ALT，LD，ALP，γGT，コリンエステラーゼ，尿素窒素，クレアチニン，尿酸
4. 糞便検査	潜血反応
5. 血液検査	CRP，HBs抗原，抗体検査，HCV抗体，梅毒血清反応
6. 胸部単純X線撮影	
7. 腹部超音波検査	
8. 心電図検査	

(臨床検査のガイドライン JSLM2009 検査値アプローチ・症候・疾患・検査の評価法：初期診療の検査オーダーの考え方，pp 305-307，日本臨床検査医学会，2009 より)

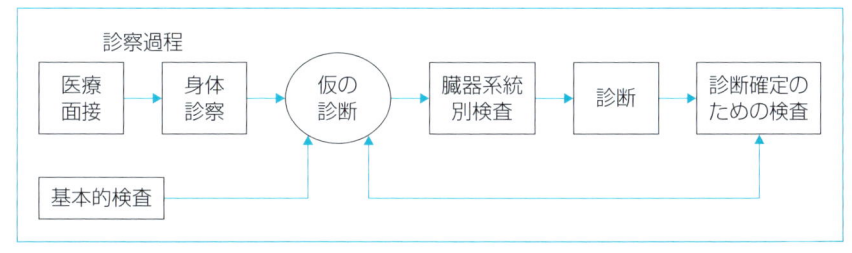

図5 基本的検査の位置づけ
(臨床検査のガイドライン JSLM2009 検査値アプローチ・症候・疾患・検査の評価法：初期診療の検査オーダーの考え方，pp 305-307，日本臨床検査医学会，2009 より)

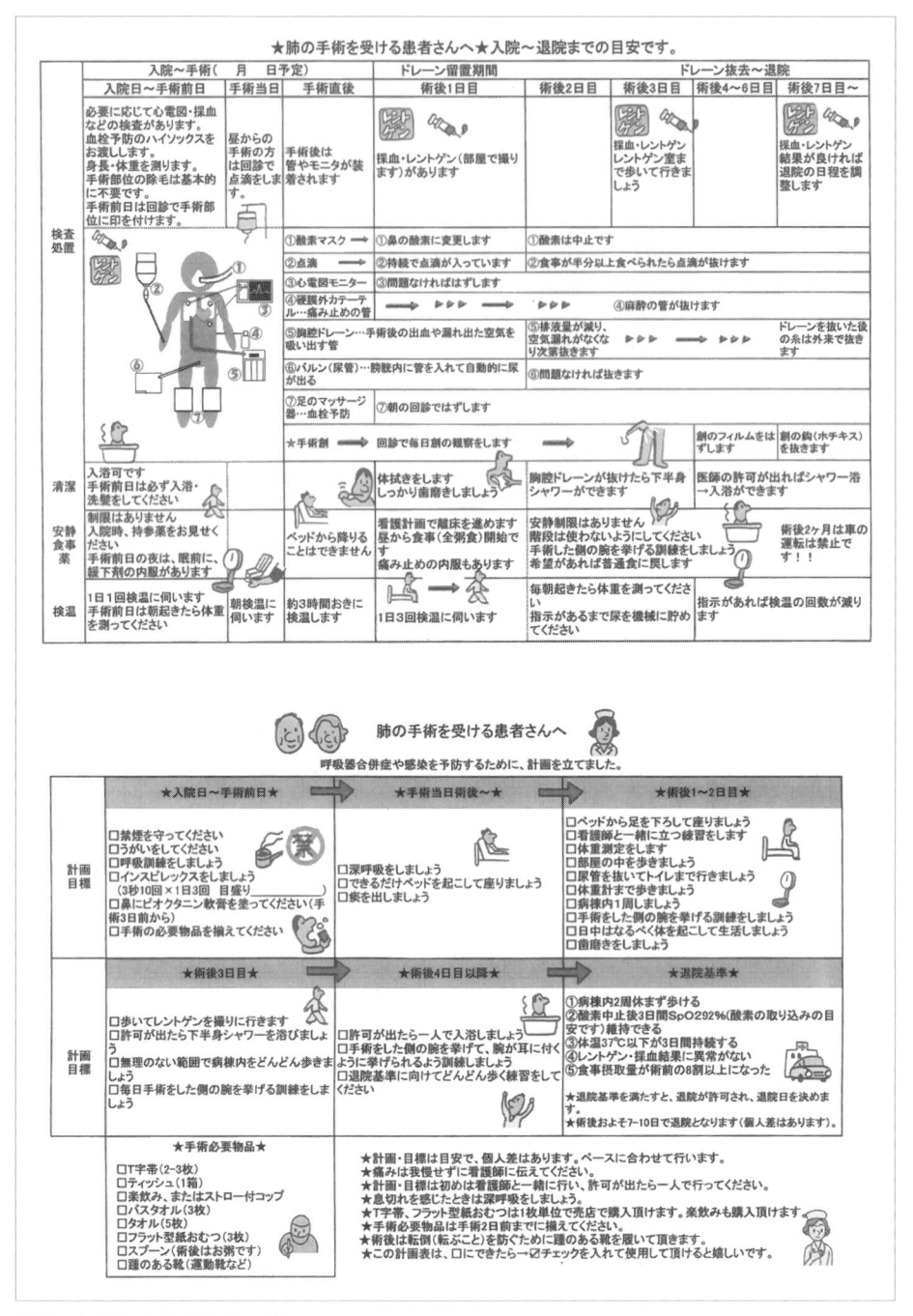

図6 クリニカルパスの一例

リカで始まり，日本では1990年代半ばに導入され，現在では広く普及している．

従来の医療は，同じ病院でも，担当医師の経験や判断によって違う方針がとられることがあったが，クリニカルパスの作成は，科学的根拠に基づいた処置や治療を一定の質を保ちながら行うことを可能にし，医療の標準化に資する．また，病気の治療内容とタイムスケジュールが明確になり，患者の入院生活での不安解消につながる利点もある．

クリニカルパスを効果的に運用するには，医師，看護師，薬剤師，臨床検査技師，診療放射線技師，栄養士，理学療法士，作業療法士，介護福祉士，病院管理者，医療事務担当者，行政側および患者など，すべての医療にかかわる人々がチームとして一体となった医療が行われることが最も重要である．また，急性期病院から回復期病院を経て早期に帰宅できるよう診療計画を作成し，治療を受けるすべての医療機関で共有可能な地域連携クリニカルパスがある．診療にあたる複数の医療機関が，役割分担を含め，あらかじめ診療内容を患者に提示・説明することにより，患者が安心して医療を受けることができる．

4．診断方針・予後

予後（prognosis）とは，病後の経過，すなわち，ある疾患が発生したあとの経過の予測であり，手術や病気，創傷の回復時期やその見込みを予測することを意味する．「予後がよい」「予後良好」とは見通しがよいことを，「予後が悪い」「予後不良」とは見通しが悪いことを表す．予後の意味は疾患や病状によって異なり，たとえば悪性度の高い進行がんや末期がんなどでは生存期間を，精神疾患では社会復帰可能かを意味することが多い．ただし同じ疾患でも複数の観点から予後が判断されることがあり，生存のみを考える場合は生命予後，機能に関する後遺症が残るかどうかを考える場合は機能予後という．致死的な疾患に対する生命予後の指標として広く使われているのが生存率である．5年生存率とは，ある疾患を診断された患者のうちどれだけが，診断から5年後にも統計的に生存しているかの割合であり，1年生存率，10年生存率もよく使われる．そのほか，平均生存期間（診断から死亡するまでの時間の平均）も生命予後の指標として頻用される．予後を判断する材料となるものを予後規定因子あるいは単に予後因子といい，疾患の種類，症状，病期，病理像，部位，遺伝子，合併症，年齢などがある．予後の予測は患者の意向を反映した治療を選択するうえで重要である．

参考文献
1) 臨床検査小史．社団法人日本臨床衛生検査技師会，1988
   ※臨床検査の歴史をまとめた本である
2) 平成21年度国民医療費の概況．厚生労働省，2011
   ※厚生労働省からの国民医療費に関する統計調査結果とその報告である
3) 政策レポート．特定健康診査（いわゆるメタボ健診）・特定保健指導．厚生労働省，2009
   ※厚生労働省からの特定健康診査・特定保健指導国民医療費に関する指針である
4) 臨床検査のガイドライン JSLM2009 検査値アプローチ・症候・疾患・検査の評価法．日本臨床検査医学会，2009
   ※日常診療における臨床検査の使い方についての標準化につながる本である

第2章
臨床検査管理の概念

学習のポイント

❶ 医療提供施設は，医療を受ける者の利益の保護および良質かつ適切な医療を効率的に提供する体制を確保し，国民の健康保持に寄与する必要がある．
❷ 医療提供施設には，1次医療，2次医療，3次医療を提供する施設と，療養系の施設がある．近年では，初期診療施設，急性期診療施設，慢性期診療施設間での連携が強く求められている．
❸ 病院は，診療部門，看護部門，事務部門などからなっており，医師，看護師，薬剤師，臨床検査技師，診療放射線技師をはじめ，すべての職種が連携・協力して医療に取り組む「チーム医療」の推進が求められている．
❹ 臨床検査は，正確かつ精密に測定し，信頼性の高い生体情報を迅速に診療側に提供することが重要である．しかし，施設間での検査データの乖離は大きな社会的問題であり，各検査室では，標準化体系(トレーサビリティ体系)に沿った測定法を選択するとともに，精度管理の励行が責務である．
❺ 臨床検査部門では，精度マネジメントシステムを構築し，安全・安心な検査体制の構築に加え，健全な経営管理を行っていく必要性がある．精度マネジメントシステムは，第三者による評価が望ましい．ISO 15189による検査室認定では，標準作業手順書(SOP)の作成とPDCAサイクルによる継続的な改善が重要である．
❻ 医療におけるプライバシー保護は重要であり，「個人情報の保護に関する法律」に従った対応が必要である．残存検体の業務・教育への使用は，原則，本人の同意が必要であるが，プール化および/または連結不可能匿名化する場合はこの限りでない．許可なく個人情報を外部に持ち出す行為やコンピュータのセキュリティに留意し，個人情報の漏えい事故防止に心がける必要がある．

本章を理解するためのキーワード

❶ **インフォームド・コンセント**
医師が患者に対して，受ける治療方法や意味，効果，危険性，予後や治療にかかる費用などについて，十分かつ，わかりやすく説明をし，そのうえで治療の同意を得ることをいう．医療における人権尊重上重要な概念として各国に普及している．

❷ **1次医療**
普段からの健康相談が受けられる，かかりつけ医を中心とした地域医療体制の確立を目指した医療をいう．

❸ **2次医療**
入院治療を主体とした医療活動がおおむね完結する医療をいう．

❹ **3次医療**
先進的な技術や特殊な医療，発生頻度が低い疾病に関するものなどの医療需要に対応した医療をいう．

❺ **療養系**
在宅診療支援診療所と療養型施設があり，療養型施設とは急性期医療を完了し病状が安定した後も，退院が困難で，療養を継続する必要がある患者のために用意された病棟をいい，医療療養型と介護療養型の2種類がある．

❻ **チーム医療**
1人ひとりの患者に対し，関係する専門職が集まり，チームとしてケアに当たることである．質の高い安全な医療へのニーズに応えるには，情報と

意見を多職種で交換しながら意思決定を行っていく過程が不可欠である．医療に従事する多種多様な医療スタッフは，おのおのが高い専門性を有することが前提となる．

❼ トレーサビリティ体系
トレーサビリティとは「不確かさ（ばらつきを特徴づけるパラメータ）がすべて表記された，切れ目のない比較の連鎖を通じて，通常は国家標準または国際標準に関連付けられる測定結果または標準の値の性質である」と定義される．測定結果が最上位の標準に関係づけることができるような伝達経路を示す体系をトレーサビリティ体系という．

❽ 精度マネジメントシステム
検査室内での分析法の管理である内部精度管理と検査室間精度の管理としての外部精度評価に，分析の前後過程の管理を含めた総合的な概念を精度保証という．さらに，検査室での予算，人材，検査記録，在庫管理，分析用機器，安全性などを含めた総合的な管理体系を精度マネジメントシステムという．

❾ PDCAサイクル
PDCAとはPlan-Do-Check-Actionの略称であり，①計画（Plan）：目標を設定し，実現プロセスを設計する．②実行（Do）：計画に沿って業務を行う．③評価（Check）：結果を評価し，目標と比較するなど分析する．④改善（Action）：プロセスの改善や規定類の見直しなどを行う．この4つの一連のサイクルをPDCAサイクルという．PDCAサイクルを継続的に実施することにより，改善のしくみが機能し，質の向上が確保される．

❿ 個人情報の保護に関する法律
個人情報の取り扱いに関連する法律であり，略称は個人情報保護法という．平成15（2003）年5月に成立し，平成17（2005）年4月に全面施行された．プライバシー保護の観点から，個人情報を取得する際には個人情報の利用方法を本人に明確に伝えなければならない．

A 病院と検査部門の役割

病院運営の基礎となる医療法では，法の目的を「医療を受ける者の利益の保護及び良質かつ適切な医療を効率的に提供する体制の確保を図り，もって国民の健康の保持に寄与すること」としている．そのうえで，医療は「生命の尊重と個人の尊厳の保持を旨とし，医師，歯科医師，薬剤師，看護師その他の医療の担い手と医療を受ける者との信頼関係に基づき，及び医療を受ける者の心身の状況に応じて行われるとともに，その内容は，単に治療のみならず，疾病の予防のための措置及びリハビリテーションを含む良質かつ適切なものでなければならない」とし，また，「国民自らの健康の保持増進のための努力を基礎として，医療を受ける者の意向を十分に尊重し，病院，診療所，介護老人保健施設，調剤を実施する薬局その他の医療を提供する施設（医療提供施設），医療を受ける者の居宅等において，医療機能に応じ効率的に，かつ，福祉サービスその他の関連するサービスとの有機的な連携を図りつつ提供されなければならない」と定められている．また，国及び地方公共団体には，国民に対し良質かつ適切な医療を効率的に提供する体制を確保することを求めている．医師・歯科医師・薬剤師・看護師その他の医療の担い手には，医療を受ける者に対し良質かつ適切な医療を行うよう努めなければならないこと，さらには，医療を提供するにあたり適切な説明を行い，医療を受ける者の理解を得ることを求めている（インフォームド・コンセント）．

1. 病院の機能と組織

a. 病院の機能

病院とはベッド数が20床以上の医療機関のことである．ベッド数が20床未満の医療機関を診療所（医院，クリニックを含む）といい，入院設備のある「有床診療所」と入院設備のない「無床診療所」に分けられる．診療所は一般的に1次医療（プライマリケア・初期診療）の役割を担い，風邪や腹痛といった日常的な病気の外来診療を中心に行い，専門的な治療が必要になった場合には，検査や入院のできる病院に患者を紹介する．このように患者の病状に合わせて診療所と病院が協力して診療にあたることを病診連携という．

病院の機能は，規模によってさまざまであるが，診療や看護を提供する入院機能と外来機能とがあり，診療所では対応しきれない患者を受け入れ，必要な検査や治療・手術などを行い，診療所の後方支援(2次医療)としての役割を担うことが求められる．

病院を機能別に分けると，大きく一般病院，地域医療支援病院，特定機能病院に分けることができる(図1)．大多数を占める一般病院は，病床数の規模により診療内容に多少の違いがみられ，200床以上の病院などでは発症直後から安定期までの急性期医療を中心に行っており，100床前後の中小病院では症状が安定している慢性期の患者の診療を中心に行っている病院が多い．

地域医療支援病院とは，一般病院と特定機能病院の中間に位置し，地域の診療所や中小病院からの紹介患者や救急患者を主に診療する医療機関のことである．また，地域の医療機関との間で医療機器の共同利用をしたり，地域医療従事者の資質向上のための研修を実施したりすることも義務付けられており，地域の中核施設としての役割が求められている．

特定機能病院とは，3次医療に当たり，高度先進医療の提供，開発，研修ができる病院である．内科・外科など主要な10以上の診療科，500以上の病床，医師・看護師数に関する条件などの外的要件を満たし，厚生労働大臣が承認する．大学病院や国立高度専門医療研究センター(国立がん研究センター，国立循環器病研究センターなど)といった大型病院が認可を受けている．

これら以外にも，療養を目的とする療養病床としては，医療型療養病床である回復期リハビリテーション病棟をもつ病院や介護型病床をもつ介護老人保健施設，さらに在宅診療支援診療所などがある．また精神病床，結核病床，感染症病床をもつ施設もある(表1)．

近年では，特にこれら初期診療施設，急性期診療施設，慢性期診療施設間での連携が強く求められている(図2)．

b. 病院の組織

病院の組織は，規模などによって異なるが，基

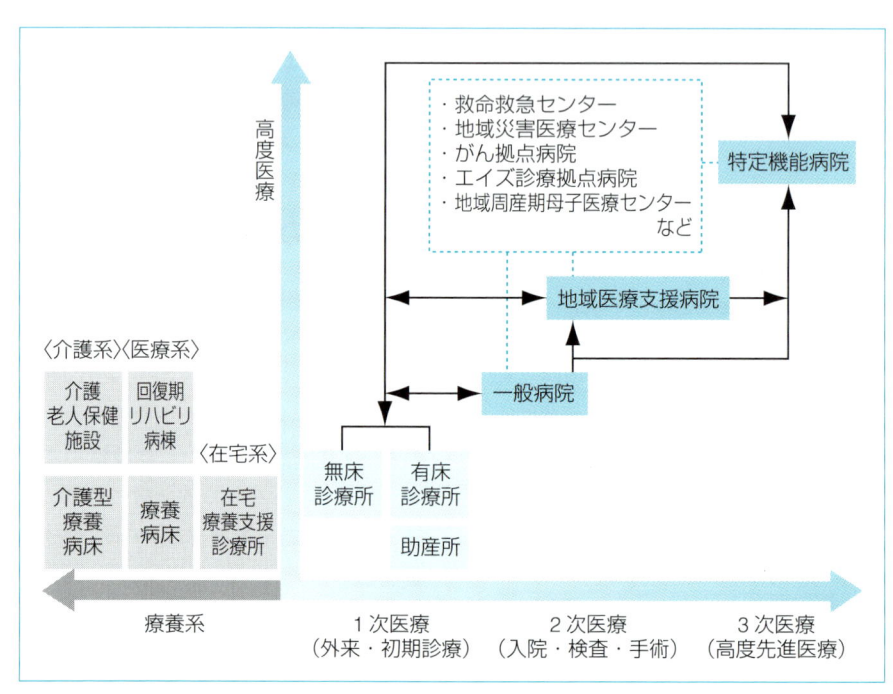

図1　医療機関の位置づけ
(病院のしくみと役割：http://www.cocokarada.jp/knowhow/system/)

本的には，診療部門，看護部門，事務部門などからなっている．総合病院などではさらに組織体系が分かれており，一般的には診療部，看護部，中央診療施設，薬剤部，事務部などが置かれる．診療部は内科，外科など多くの診療科からなり，医師を中心に看護師や他の医療関連スタッフにより構成される．看護部は看護師で構成され，外来，病棟，手術室などで看護サービスを担当する．中央診療施設には，検査部，輸血部，病理部，放射線部，リハビリテーション部，臨床工学部，手術部，救急部，中央材料部，医療情報部などが含まれ，各科との診療支援サービスを担当する．薬剤部は薬剤師で構成され，中央診療施設に所属するが，古い伝統をもつ部門であり独立して取り扱われている施設も多い．事務部は，医事課，総務課，管理課などの事務的業務を担当する．病院の規模により，集約され兼業する場合も多い（図3）．

近年，診療支援部（または医療技術部）として，検査部，輸血部，病理部，放射線部，リハビリテーション部，臨床工学部などに所属する医療技術者（臨床検査技師，診療放射線技師，臨床工学士，理学療法士，作業療法士，視能訓練士，言語聴覚士，歯科衛生士，歯科技工士など）を統合・一括管理し，人員の流動化などにより機能的配置を行う方向にある．

c. 臨床検査部門の組織

病院の組織により名称は異なるが，病院組織のなかで臨床検査技師が主に働く部門としては，検査部，輸血部，病理部などがあり，個々の部が独立して運営されている病院と臨床検査部門または中央検査部として一元化されている病院がある．

表1　病床の種類と目的

一般病床　発症直後から回復するまでの急性期の治療を行う病床
療養病床　長期にわたり療養を必要とする患者のための病床で，医療保険の対象になる医療型療養病床と介護保険の対象になる介護型療養病床がある．
精神病床　精神疾患の患者を入院させるための病床
結核病床　結核患者を入院させるための病床
感染症病床　感染症の予防および感染症患者に対する法律で規定された感染症の患者を入院させるための病床

（病院のしくみと役割：http://www.cocokarada.jp/knowhow/system/）

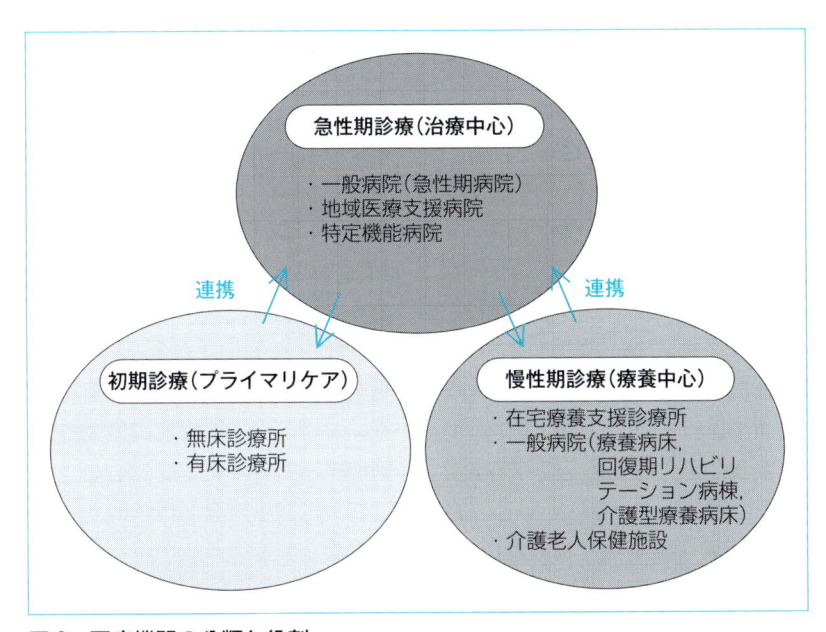

図2　医療機関の分類と役割

急性期診療（治療中心）
・一般病院（急性期病院）
・地域医療支援病院
・特定機能病院

初期診療（プライマリケア）
・無床診療所
・有床診療所

慢性期診療（療養中心）
・在宅療養支援診療所
・一般病院（療養病床，回復期リハビリテーション病棟，介護型療養病床）
・介護老人保健施設

（病院のしくみと役割：http://www.cocokarada.jp/knowhow/system/）

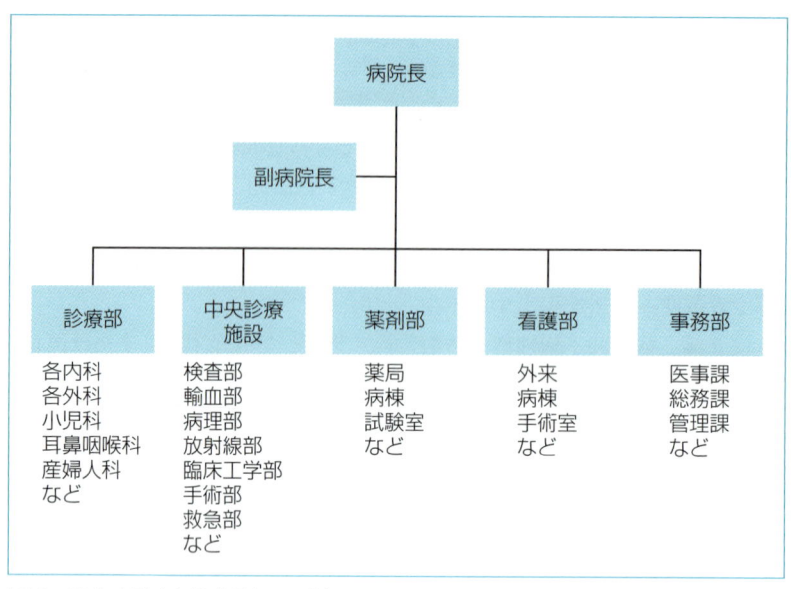

図3 総合病院（大学病院）の一例

```
                    病院長
                      │
                    副病院長
                      │
   ┌──────┬──────┼──────┬──────┐
  診療部  中央診療  薬剤部  看護部  事務部
         施設
  各内科  検査部   薬局   外来   医事課
  各外科  輸血部   病棟   病棟   総務課
  小児科  病理部   試験室 手術室  管理課
  耳鼻咽喉科 放射線部 など   など   など
  産婦人科 臨床工学部
  など    手術部
         救急部
         など
```

　臨床検査は，大きく分けて，患者から採取された材料（検体）を用いて検査を行う検体検査と，患者を直接検査する生理検査がある．検体検査には，臨床化学検査，免疫・血清検査，血液検査，一般検査，遺伝子・染色体検査，微生物検査，輸血検査，病理・細胞診検査などがあり，検査材料は，血液，尿をはじめ便，腹水，髄液，喀痰，咽頭粘液，擦過物，生検材料などが対象となる．生理検査は，心電図検査，超音波検査，呼吸機能検査，脳波検査，筋電図検査などの循環生理検査，呼吸生理検査，神経生理検査などがある．また，検体検査のうち，病理・細胞診検査や血液像検査，骨髄像検査，尿沈渣検査など顕微鏡を用いて細胞の形態を観察し，分類または正常細胞と異常細胞の区別を行う検査を広い意味で形態検査という．

　近年，臨床検査部門では検査の実施のみではなく，検体採取から結果報告まで一連の管理が必要であるとの考え方から，中央採血室での外来患者の採血業務も臨床検査部門で行う病院が多く，病棟の採血業務も臨床検査技師が行う施設もある．また，院内では，耳鼻科，血管外科，整形外科，産婦人科，放射線科などの多くの診療科において，超音波検査などの科内検査が医師により実施されている．チーム医療の一環として，耳鼻科の聴力検査や平衡機能検査，手術中の脳波検査や神経機能検査のモニタリングなど，臨床検査技師による検査部以外の場での業務支援も積極的に行われつつある．

2. 臨床検査部門の方向性と役割

a. 臨床検査部門の役割

　臨床検査の最大の目的は，医師の診断・治療を確実なものにすることであり，そのために臨床検査部門では，臨床医から求められた検査に対し，正確かつ精密に測定し，臨床の望む時間までに信頼性の高い生体情報を提供する必要がある．長年にわたり患者の負担軽減のため検体の微量化や高感度化を目指して開発・改良を行ってきた結果，現在では，緊急検査はもとよりスクリーニング検査においても，診療前に検査結果が報告できる体制が整ってきている．

　さらに臨床検査部門には，いつ，どこの検査室で検査しても同じ値が得られるように管理することが求められる．病診連携による患者の紹介やセカンドオピニオンによる他院への受診，健診からの来院など，検査データは複数の医療機関で利用

される．そのため検査室間での検査データの乖離は，大きな社会的問題となり国民医療費の削減の視点からも臨床検査の標準化が強く求められている．そのためには，各検査室では，標準化の体系（トレーサビリティ体系）に沿った測定法を選択するとともに，精度管理の励行が責務である．

b. 臨床検査技師の今後のあり方

日本臨床衛生検査技師会や関連学会などでの学術活動や認定技師制度の構築により，臨床化学検査，免疫・血清検査，微生物検査，血液検査，輸血検査，病理・細胞診検査などを専門とする臨床検査技師が育成され，より高度で安心・安全な検査が提供されるようになってきた．また，「臨床検査技師・衛生検査技師などに関する法律」での生理検査の業務拡大などの改正もあり，近年では生理検査や遺伝子・染色体検査，生殖医療検査などさまざまな検査の需要が拡大している．さらにチーム医療の推進などにより，これまでの中央検査室での業務に加え，病棟・外来での検査業務が拡大されつつある．

これからの臨床検査技師は，厚生労働省での「チーム医療の推進に関する検討会」の報告書にあるように，医療技術の進歩により各種検査に関係する業務量が増加するなか，さらなる知識・技術の研鑽を積むことが求められる．広く当該業務を実施することができる専門家として，また，臨床データから臨床病態が評価できる検査の専門家として，チーム医療のなかで果たす役割は大きい．

B 検査管理の定義

1. 検査室管理の方向性

臨床検査部門では，日常の検査結果の正確さ，精密さを管理する目的で，検査室内における検査方法の管理として内部精度管理（internal quality control；IQC）を，検査室間の検査精度の管理として外部精度評価（external quality assessment；EQA）を行い，信頼性の高い検査結果を提供して

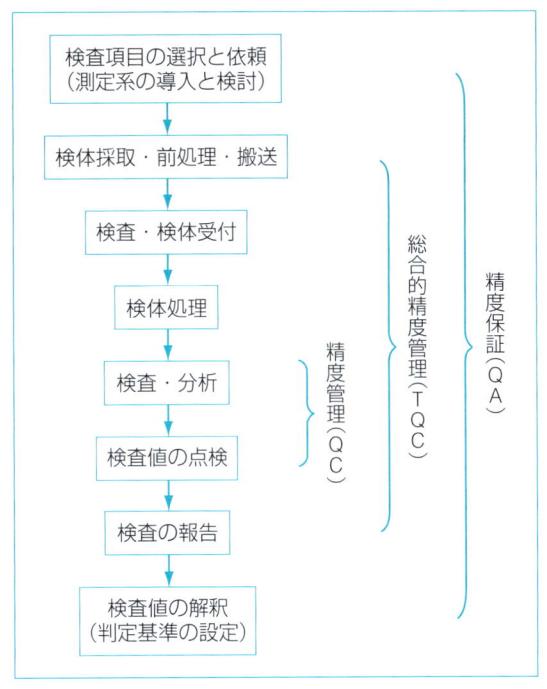

図4 検査業務の流れと精度保証
（社団法人日本臨床衛生検査技師会：臨床検査精度保証教本，精度保証の概念，pp7-10，2010より）

きた．しかし，分析機器や試薬の精度を管理することが目的である内部精度管理や外部精度評価では，分析前後の過程，すなわち検体の採取，搬送・運搬，保存，検査結果の返却・報告などを含めた診療過程のなかでの誤差は管理できない．そのため近年，分析前後の過程を含めた検査成績の管理を行う総合的精度管理（total quality control；TQC）の必要性がうたわれ，さらに検査項目の選択や依頼，測定系の導入と検討，検査値の解釈，判定基準の設定などを含めた管理を行う精度保証（quality assurance；QA）の概念が取り入れられている．また，検査室における予算，人材，検査記録，在庫，分析機器，安全性などの管理運営に関する検査管理業務（good laboratory practice；GLP）を含めた精度マネジメント（quality management；QM）システムを構築する考え方が浸透しつつある（図4）．

現在の医療環境は厳しい状況にあり，国民医療費削減の立場からも健全な病院経営が求められている．臨床検査部門においても精度マネジメント

システムを構築し，安全・安心な検査体制の構築に加え，健全な経営管理を行っていく必要がある．

2. ISO 15189 と臨床検査室

臨床検査室の役割は，正確かつ精密な質の高い臨床検査の測定結果を，診療を行う臨床医に提供することである．しかしながら，近年の標準化作業が広く普及する以前は，検査室間における検査値の誤差（施設間差）が歴然と存在していた．そのため，各検査室では日常の精度管理を励行するほかに，精度マネジメントシステムを構築するなどして，より質の高い，安全・安心な検査体制を心がけてきた．しかし，自施設による評価だけでは，構築した精度マネジメントシステムが本当に有用かつ適正かを評価するうえでは疑問が残る．そのため，医療の質の向上を目指して第三者評価を受ける医療機関が増加してきた．

わが国における医療機関を対象とした主な第三者評価には，病院機能評価，ISO 9001（品質マネジメントシステム），ISO 14001（環境マネジメントシステム），プライバシーマーク（個人情報保護）などがある．しかし，これらは施設全体を対象とする第三者評価であり，検査室に特化した第三者評価としては，ISO 15189 による検査室認定と日本臨床衛生検査技師会による検査室精度保証認証とがある．

国際標準化機構（International Organization for Standardization；ISO）は，1995 年に臨床検査と体外診断システム専門委員会（ISO/TC 212）を発足させ，臨床検査分野における標準化について国際規格の制定を目指した．その結果，ISO/IEC 17025「試験所及び校正機関の能力に関する一般的要求事項」および ISO 9001「品質マネジメントシステム—要求事項」の 2 つの国際規格を制定した．ISO 15189「臨床検査室—品質と能力に関する特定要求事項」は，ISO/IEC 17025 と ISO 9001 の両者をもとに臨床検査室に特化した内容で作成された国際規格である．

ISO 15189 の適用は各検査手順が文書化されているため，検査技術の適切な運用や維持管理が可能となり，客観的な内部評価が可能となる．また，PDCA（Plan-Do-Check-Action）サイクルによる継続的な改善のしくみが機能し，これらの相乗効果により検査の質が向上する（ISO 15189 については第 6 章を参照）．

C 検査の倫理

「ヒポクラテスの誓い」は，古代ギリシアの医者であるヒポクラテス（B.C. 460〜B.C. 370 年頃）により，初めて医師の倫理として成文化されたものであり，医師の倫理・任務などについての，ギリシア神への宣誓文としてまとめられている．現代の医療倫理の根幹をなす患者の生命・健康保護の思想，患者のプライバシー保護に触れる一方，徒弟制度や職能の閉鎖性維持など前近代的な内容も含まれている．また，1893 年にアメリカ合衆国デトロイト州のハーパー病院看護婦学校の監督であった Gretter がナイチンゲールに敬意を表して，「ヒポクラテスの誓い」を参考にして作成した「ナイチンゲール誓詞」がある．「ヒポクラテスの誓い」も「ナイチンゲール誓詞」もともに医師や看護師としての倫理を己れに誓うものであり，これらに流れている本質（医療者としての態度）は今日も医療に携わる者にとって生き生きと脈打っており，それゆえに，現在までこれらの誓いが受け継がれている．これらは，われわれ医療の現場にいる臨床検査技師にとっても通ずるものがあり，患者のプライバシー保護としての守秘義務については，臨床検査技師等に関する法律（第十九条）にも定められている．

1. 患者・検体の確認

臨床検査室の役割は，正確かつ精密な質の高い臨床検査の測定結果を，診療を行う臨床医に提供することである．しかし，いくら精度管理に力を注ぎ，精度の向上に努めても，検体採取での患者の取り違えがあっては意味がない．そのために

は，検体採取のみならず患者の取り違え防止のための本人確認（患者確認）が重要であり，二重・三重にチェックできる体制を構築する必要がある．

しかし，2003年5月に「個人情報の保護に関する法律」が成立され，外来患者の受付での氏名の呼び出しや，病室における患者の名札の掲示などの対応がプライバシー保護の観点から問題視された．2004年12月に厚生労働省から出された「医療・介護関係事業者における個人情報の適切な取扱いのためのガイドライン」では，「受付での呼び出しや，病室における患者の名札の掲示などについては，患者の取り違え防止など業務を適切に実施する上で必要と考えられるが，医療におけるプライバシー保護の重要性にかんがみ，患者の希望に応じて一定の配慮をすることが望ましい」とされた．自分の氏名などを別の患者などに聞かれることについて，どのように受け止めるかは，患者の考え方や年齢，通院・入院の原因となる傷病の種類などによってさまざまであり，各医療機関では，患者本人の希望をふまえ，個人情報の保護も含めた適切な医療を行うという観点に立って，対応可能な方法をとることが必要となった．

2．検査の倫理規定

日本臨床衛生検査技師会は「臨床検査を通じて医療並びに公衆衛生の向上に貢献すること」を目的とし，病院，教育機関，研究機関，行政機関など，あらゆる場面における会員の行動指針であり，自己を振り返る際の基本となる「倫理綱領」を下記のように定めている．

1. 会員は，臨床検査の担い手として，国民の医療及び公衆衛生の向上に貢献する．
1. 会員は，学術の研鑽に励み，高い専門性を維持することに努める．
1. 会員は，適切な臨床検査情報の提供と管理に努め，人権の尊重に徹する．
1. 会員は，医療人として，医療従事者相互の調和に努め，社会福祉に貢献する．
1. 会員は，組織人として，会の発展と豊かな人間性の涵養に努め，国民の信望を高める．

また，国家公務員では「国家公務員倫理規程」が，各医療機関においても院内の倫理委員会などにより規定が定められているため，それらの規定

サイドメモ：臨床検査を終了した検体の業務，教育，研究のための使用について

①臨床検査室の管理者（以下，管理者）および業務・研究担当者はいずれも，被検者の個人情報や検査データについての守秘義務を遵守し，被検者が不利益を被らないようにしなければならない．

　なお，管理体制については，各施設内で改めて討議し，定める必要がある．

②残存検体の「業務への使用」は，通常，プール化および/または連結不可能匿名化して行うが，連結可能匿名化して行う場合は，責任者を明確にしたうえで，被検者の個人情報に関する守秘を厳重にする．「教育のための使用」についても，「業務への使用」に準じて処理，管理されなければならない．

③残存検体の「研究への利用」にあたっては，臨床研究に関する倫理指針を遵守する．原則として，被検者から同意を取得して同意に関する記録を作成し，当該施設の倫理委員会の承認と施設長の許可を得て研究を実施する．ただし，同意を得ることが困難なときは，試料が連結不可能匿名化されている場合，あるいは当該研究が公衆衛生の向上のために特に必要であって，当該研究に関する試料などの利用目的を含む情報の公開，被検者による拒否の機会の確保という条件を満たす場合に，倫理委員会の承認と施設長の許可を得て研究を実施することができる．

④残存検体は，管理者が責任をもって廃棄する．他施設への残存検体の分与は，被検者の個人情報に関する守秘を厳重にして行う．「研究への利用」を目的とした分与の場合は，臨床研究に関する倫理指針を遵守し，原則として，被検者から同意を取得して同意に関する記録を作成する．

　ただし，同意を得ることが困難なときは，試料が匿名化されている場合，あるいは分与に関する情報が被検者に通知あるいは公開され，被検者に拒否の機会が与えられていることにつき倫理委員会の承認を得た場合に，施設長の許可を得たうえで分与することができる．

を遵守する必要がある．

特に，「個人情報の保護に関する法律」が成立されて以来は，プライバシー保護に留意することが重要である．

a. 臨床検査を終了した検体の業務，教育，研究のための使用

目的の検査終了後の臨床検査検体の残余部分（以下，残存検体）は医療廃棄物として処理されるが，その一部は従来，業務，教育や研究にも活用されてきた．日本臨床検査医学会は，2009年12月に「臨床検査を終了した検体の業務，教育，研究のための使用について―日本臨床検査医学会の見解―」をサイドメモの記載のように公表した．

b. 災害時における個人情報の取り扱い

災害時，意識不明となっている患者の病状や重度の認知症を認める高齢者の状況を家族などに説明する場合は，本人の同意を得ずに第三者提供できる場合と考えられる．この場合は医療・介護関係事業者が本人の家族などであることを確認したうえで，治療などを行うにあたり必要な範囲で情報提供を行うとともに，本人の過去の病歴や治療歴などの情報を取得する．本人の意識が回復した際には，速やかに提供および取得した個人情報の内容とその相手について本人に説明する．

c. 漏えい事故防止

職員が許可なく職務上取り扱う個人情報を持ち出し，個人所有のコンピュータを利用したことにより，ファイル交換ソフトなどを介して流出するという事故が多く発生している．

各施設においては，患者個人情報漏えいなどを防止するため，①患者個人情報などの持ち出し，②職場外で利用するコンピュータのセキュリティ，③ファイル交換ソフトへの対策を行い，患者個人情報の漏えいなどの防止に心がける必要がある．

参考文献
1) チーム医療の推薦について（チーム医療の推進に関する検討会　報告書）．厚生労働省，2010
　※チーム医療の推進について検討された結果の報告書である
2) 臨床検査精度保証教本．社団法人日本臨床衛生検査技師会，2010
　※臨床検査における精度保証の実践にあたって，総論・基礎編・各論編・実践編に分けて記述された教本である

第3章 検査部門の体制・業務

学習のポイント

1. 病院における臨床検査室は中央化されている．検査は，用手法から始まり自動分析装置やコンピュータの進歩により自動化・システム化してきている．その結果，病理学的検査，微生物学的検査，遺伝学的検査を除く検体検査は，ワンフロア化した検査室に移行してきている．
2. 病院における検査部の機能を補足または強化するために，サテライト検査室を利用する方法，POCTを利用する方法，衛生検査所を利用する方法などがある．
3. 病院以外で検査するには，OTC検査や在宅検査を利用することができる．これらは，自分の健康は自分で管理するというセルフメディケーションの観点から利用される．
4. 病院において臨床検査技師の所属する組織は中央診療部門の検査部が主である．
5. 臨床検査技師の業務は，検体検査と生理検査がある．多くの病院において緊急検査は24時間体制で行われている．
6. 最近では，臨床検査技師はチーム医療の一環として治験，感染対策，栄養管理，糖尿病療養指導，臨床検査情報の提供などの業務にかかわっている．それぞれの診療支援業務のなかには専門資格を取得できるものもある．

本章を理解するためのキーワード

1 臨床検査システム
検体受付，検査データの収集，データチェック，結果報告，統計処理などを行うシステムである．病理学的検査，微生物学的検査，輸血検査，生理検査などはそれぞれの業務に特化した個別システムを用いる場合がある．医事会計システム，電子カルテ，外部委託検査会社などと接続して運用される．

2 ターン・アラウンド・タイム(turn around time；TAT，検査所要時間)
検査室で検体を受付してから検査結果が返送されるまでの時間(検体採取から受付までの時間を含める場合もある)．検査結果の即時報告が要求されるようになったことから短縮に努めている．

3 中央診療部門
検査，放射線，手術など各診療科別に行っていた業務を合理化するため中央に集められて管理されるようになり，これらが中央診療部門として名称を引き継いでいる．検査部，放射線部，手術部などが該当する．これらに加え，近年では地域連携，患者支援などを行う部署もできている．

4 診療支援部(医療技術部)
臨床検査技師，診療放射線技師，理学療法士，作業療法士，言語聴覚士，臨床工学技士，歯科技工士，歯科衛生士などの医療技術職員を集約した部署である．医療技術職員間の連携が密になるため，病院によってはこの組織形態を採用しているところがある．

5 チーム医療
それぞれの医療専門職種の知識と技能を活かして連携を行い患者中心の医療を行うことである．嚥下・摂食チーム，糖尿病チーム，褥瘡管理チーム，感染対策チーム，栄養サポートチームなどのチーム医療がある．職種を越えて協同する作業はすべてチーム医療とされる．

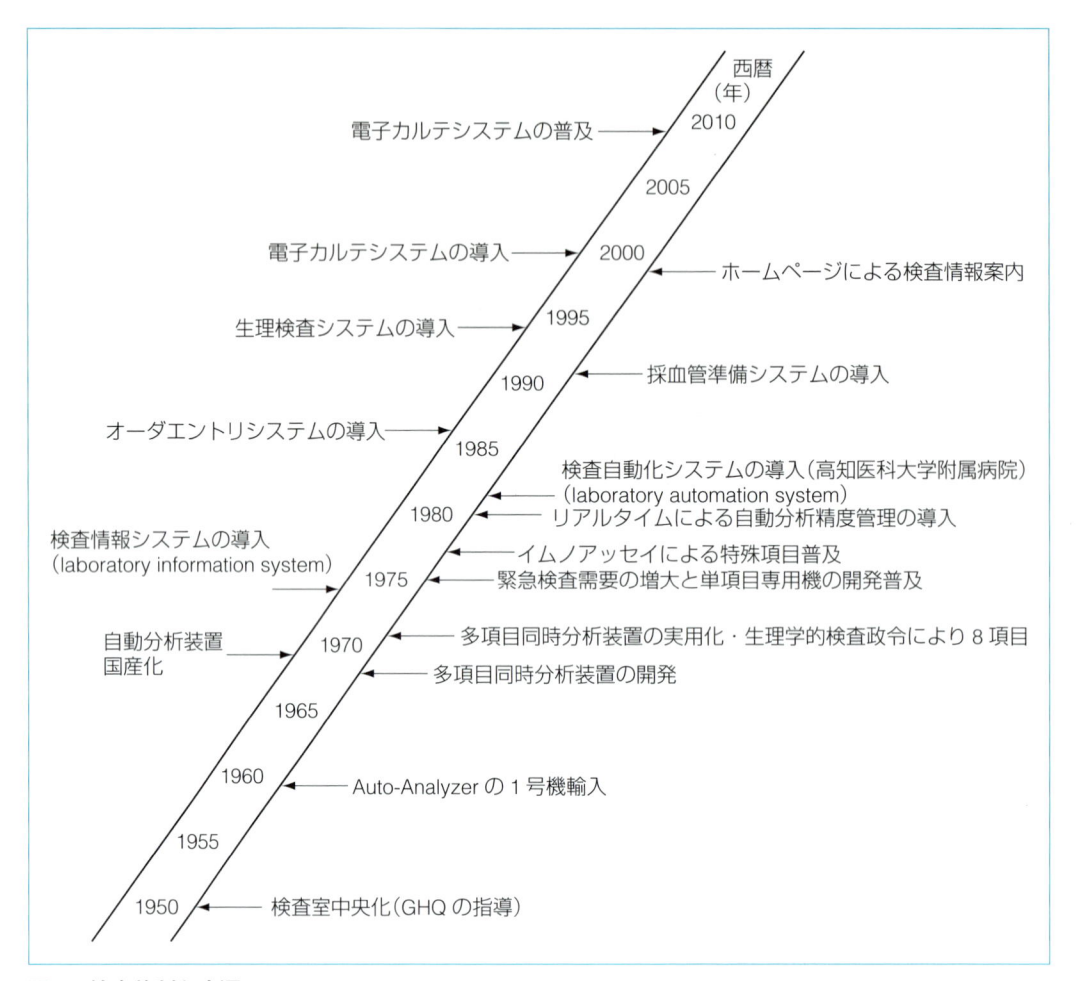

図1　検査体制と変遷

西暦(年)	
2010	電子カルテシステムの普及
2005	
2000	電子カルテシステムの導入　／　ホームページによる検査情報案内
1995	生理検査システムの導入
1990	採血管準備システムの導入
1985	オーダエントリシステムの導入
1980	検査自動化システムの導入(高知医科大学附属病院)(laboratory automation system)／リアルタイムによる自動分析精度管理の導入
1975	検査情報システムの導入(laboratory information system)／イムノアッセイによる特殊項目普及／緊急検査需要の増大と単項目専用機の開発普及
1970	自動分析装置国産化／多項目同時分析装置の実用化・生理学的検査政令により8項目／多項目同時分析装置の開発
1965	
1960	Auto-Analyzerの1号機輸入
1955	
1950	検査室中央化(GHQの指導)

A　検査体制と変遷(図1)

1. 中央化

　医療の先進国であるアメリカでは，分散して行われていた検査を1か所に集めて実施する中央検査室が1916年にコロラド大学病院に創設された．1920年代には臨床病理専門医，検査技師学校，検査技師の制度がいち早く発足した．

　わが国においては，戦前は主治医が自らの手で臨床検査を実施しており，検査の範囲も狭かった．第二次世界大戦後に連合軍総司令部(GHQ)の指導により1950年に国立東京第一病院(当時．現国立国際医療研究センター病院)において臨床検査の中央化が制度として導入された．臨床検査の必要性の認識が広がると主治医が診療の片手間に臨床検査を行うことはできなくなった．そこで，臨床検査は専門の技術者にゆだねられるとともに，中央化が取り入れられるようになった．当初は既設の部屋を使用したりしていたので中央化とは名ばかりという状況であったが，年月の経過により中央化の必要性が十分に認識され，施設の改築や増築を機会に1か所にまとめられるようになった．新設では設計する際に，能率よく臨床検査を行うことができるように機能的に整備されるようになり，真の中央化といえるようになった．

　検体検査の実質的な中央化が行われたのは1954年の大阪大学医学部附属病院であるといわれている．翌1955年にはわが国で初めて文部省

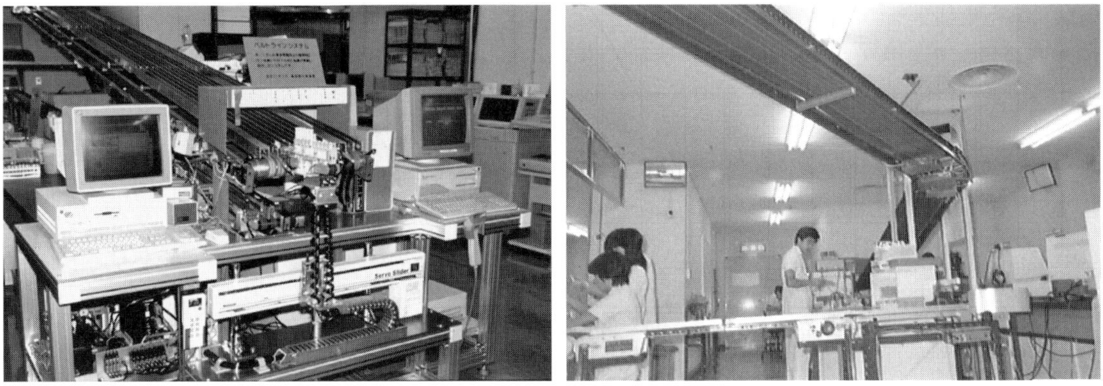

図2　高知医科大学の検体搬送システム(1981年)

(現文部科学省)からの予算措置で東京大学医学部附属病院に中央検査部が設置されたのを皮切りに，国立，公立，私立大学病院で次々に中央検査部が設置され，系列の病院を含めて急速に中央化が普及した．1960年代から医学・医療の進歩と試薬・機器の開発に伴い，新しい検査が次々と導入された．1980年代にはコンピュータ化時代の到来により，自動分析装置とシステム化が急速に取り入れられた．中央化は人員の効率的配置，業務管理，備品管理などに優れていることから現在も多くの病院で取り入れられている．

2. システム化

手作業(用手法)で検査を行っていた時代は，受付台帳，検査台帳，検査報告書などすべて手書きで行っていた．血球数の測定は，血球計算盤と顕微鏡により行われ，生化学項目の測定は比色計により行われていたが，項目数や件数が少なかったので手作業で十分対応可能であった．

自動血球分析装置は1953年にコールター理論が考案され，世界で初めて市販されて自動化が始まった．一方，生化学検査領域では，1956年にコンティニュアスフロー方式のAuto-Analyzerが開発された．わが国では，自動血球分析装置を，1963年に東亞特殊電気(当時，現シスメックス)が開発した．また，生化学検査領域では1968年に自動分析装置「日立400」が開発された．

1945年にフォン・ノイマンが発表したプログラム内蔵方式のコンピュータは医療界にも取り入れられた．わが国では，1970年代になると検査施設の規模にかかわらず自動分析装置ならびにデータ処理システムの導入が検討されるようになった．1980年代には急速にシステム化が取り入れられたが，多くの病院においては，検査部や医事課など特定部門内のシステム化であった．

1981年10月には世界初の手作り検体搬送システム(laboratory automation system；LAS)が高知医科大学附属病院で完成した(図2)．この成功を契機に国立大学の新設医科大病院などではシステム化が加速した．コンピュータの処理能力向上は，病院情報システム(hospital information system；HIS)と臨床検査情報システム(laboratory information system；LIS)の進歩をもたらした．依頼方法は光学読み取り方式のOMR(optical mark reader)やOCR(optical character reader)から始まり1980年代中～後半頃から徐々にオーダエントリシステム(オーダリングシステム)が開発されてきた．

この開発によりLISで検体受付時に，HISから患者属性情報，検査依頼情報などを受け取ることが可能となった．現在では，検査依頼によりバーコードラベルが発行され，検査システムおよび検査機器との連携により効率的な運用ができるようになった．また，画像を含む生理検査システムも技術の進歩により普及し，電子カルテシステムも普及しつつある．システム化は，効率化や安全管理の充実，経営管理に貢献している．また，

システムを構築するにあたり関連部署との業務の境が明確になり業務分担が可能になる側面もある．

3. 衛生検査所（検査センター）

診療所や小病院では検査室を設置しない施設がある．また，検査室を設置している病院においてもすべての臨床検査を実施することは人的資源に限りがあり無理がある．臨床検査は検体検査と生理検査に大別され，生理検査および検体検査の検体採取については医療行為とみなされるので医療機関でしか実施できない．しかし，採取後の検体については適切な保存条件が守られれば医療機関以外での検査が可能である．

このようなことから検体検査の一部またはすべてを外部検査施設に委託することがある．外部委託されている検体検査のほとんどが民間の衛生検査所で実施されている．これらの衛生検査所は，臨床検査に関する法律で定められた施設基準や検査体制を満たし，各都道府県知事に衛生検査所として登録を認められた施設に限られている．

通常測定は，医療機関外の衛生検査所で実施されるが，医療機関内のスペースを借りて実施する方法がある．
1) ブランチラボは，一般に生理検査を病院側の職員が行う一方で，検体検査については委託先が病院内のスペースを利用して検査室を設け，委託先職員により検査が実施される方法である．
2) FMS（facility management system）方式は，臨床検査技師および検査スペースは病院側より提供されるが，分析装置や試薬，消耗品などのランニングコストおよび検査部運用の技術的知識は受託した衛生検査所が負担する方式である．

ブランチラボやFMS方式を採用すると施設にとっては経費の節減になる．しかし，医療機関にとっては臨床検査の責任性・主体性・専門性が後退するなど課題が生じることがある．

4. サテライト化

サテライト（satellite）とは，本体から離れて存在するものとしてよく使われる言葉である．つまりサテライト検査室とは，従来の中央化した検査部以外の外来，病棟，手術室，集中治療室（ICU，CCU，HCUなど），救急部などに状況に応じて設置する検査室のことである．外来の中央採血室の近くに設置して分散測定するサテライト検査室や，手術室，集中治療室などで血液ガス検査，血液検査，心筋マーカーなど緊急性の高い項目を測定するサテライト検査室などがある．医療の進歩に伴い診療の細分化，専門化が進み，臨床検査に対する要望が多様化しているので，利便性や迅速性を高めるために設置する施設がある．

5. ポイント・オブ・ケア・テスティング（POCT）

臨床現場即時検査（point-of-care testing；POCT）とは，被検者の傍らで医療従事者が検査し，その結果を速やかに診療に活かす検査の仕組みである．医療情勢の変化とともにPOCTの注目度が増し，医療現場に急速に普及しつつある．POCTは，もともとアメリカにおいて1980年代後半にnear-patient testingという表現で導入され，1990年代になってpoint-of-care testingという表現に統一されるようになった．

日本臨床検査自動化学会のPOCTガイドラインには，「POCTとは，被検者の傍らで，あるいは被検者自らが行う検査であり，検査時間の短縮および（あるいは）被検者に見えるという利点を有する検査である．そして，これらの利点を活かし，迅速かつ適切な診療・看護・疾病の予防，健康増進などに寄与し，ひいては医療の質，被検者のQOL（quality of life）および満足度の向上に資する検査である．」と定義されている．欧米では臨床検査室で扱う検査は検体検査のことであるが，わが国では生理検査も含まれる．POCTの定義では，検査材料や検査項目の範囲を規定していないので血圧，心電図，超音波，脳波などの生理検

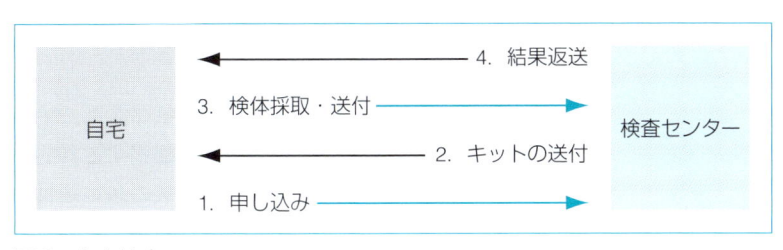

図3　在宅検査

査も POCT ととらえられる．

6. OTC検査

　OTC とは over the counter の略で，OTC 検査薬は，薬局やドラッグストアにおいて，薬剤師の相談・指導を受けるが，医師の診察および処方箋なしで購入できる店頭販売の検査薬のことである．日本の OTC 検査薬は，尿検査を対象としたもので 3 種類(尿糖・尿蛋白・尿潜血)の測定検査薬と妊娠検査〔尿中ヒト絨毛性性線刺激ホルモン(human chorionic gonadotropin；hCG)を検出する〕の検査薬に限られている．本来 OTC は自分の健康は自分で管理するというセルフメディケーション(self-medication)のために用いられるが，日本では諸外国に比べセルフメディケーションに対する意識が低いためか種類や市場規模は小さく，主に妊娠検査薬が一般の人に広く認識されている．

7. 在宅検査

　在宅検査は，自己採取した検体を郵送やコンビニエンスストアなどから検査センターに送り，検査結果が個人に返信されるシステムのことで，郵送検診・コンビニ検診ともよばれる．検査のために病院に出かける時間がとれない人や，遠距離で受診できない人，病院が苦手な人などを対象として自己採取検査キットを用いて行う．受診希望者は，インターネットや電話，ファクスで申し込み，検体採取器具セットが入った検診セットが宅配される．採取した検体は検査センターへ送る．配送された検体は検査センターにて測定され，測定結果はメール発信あるいは文書により発送される(図3)．定期的な人間ドックや健康診断を受診していない人には疾患の早期発見・予防に有用である．

B 検査部門の業務

1. 検体検査

　検体とは，人体から排泄されたもの，採取されたもので，この成分分析や微生物の有無などを調べることを検体検査という．排泄物には，糞便・尿・喀痰などが相当し，採取物は，血液・髄液・咽頭粘液・組織・細胞などが含まれる．検体は，各診療現場で採取されることが多いが，外来患者の血液や尿については中央採血室・採尿室を設置して採取するところが多い．採血は，標準採血法ガイドラインに従って行われる．検体採取においては検査値の変動要因(体位，食事，運動など)の管理，採取後の時間経過など検査前の状況ついても検査の一部ととらえて管理する必要がある．検体検査には，微生物学的検査，血清学的検査，血液学的検査，生化学的検査，病理学的検査などが含まれる．自動分析装置の進歩により病理学的検査，微生物学的検査，遺伝学的検査以外の検査についてはワンフロア化した運営が行われている施設が多い．自動分析装置が多数を占めるため試薬や機器などの精度管理が重要な業務となっている．

表1　厚生労働省令で定める生理学的検査

1	心電図検査(体表誘導によるものに限る)
2	心音図検査
3	脳波検査(頭皮誘導によるものに限る)
4	筋電図検査(針電極による場合の穿刺を除く)
5	基礎代謝検査
6	呼吸機能検査(マウスピースおよびノーズクリップ以外の装着器具によるものを除く)
7	脈波検査
8	熱画像検査
9	眼振電図検査(冷水もしくは温水,電気または圧迫による刺激を加えて行うものを除く)
10	重心動揺計検査
11	超音波検査
12	磁気共鳴画像検査
13	眼底写真検査(散瞳薬を投与して行うものを除く)
14	毛細血管抵抗検査
15	経皮的血液ガス分圧検査
16	聴力検査(気導により行われる定性的な検査であつて次に掲げる周波数および聴力レベルによるものを除いたものに限る)
	イ　周波数千Hzおよび聴力レベル30 dBのもの
	ロ　周波数4千Hzおよび聴力レベル25 dBのもの
	ハ　周波数4千Hzおよび聴力レベル30 dBのもの
	ニ　周波数4千Hzおよび聴力レベル40 dBのもの

2. 生理検査

　生理検査は患者の体に各種のセンサーを装着し,その信号を記録することによって臓器の機能を評価する目的で行われる検査である.記録された波形,画像,各種計測値,診断レポートなどが検査結果として報告される.1970年に臨床検査技師法が改正され,衛生検査技師の業務に加えて,心電図,脳波,呼吸機能など8項目の生理検査が加わった.生理検査については,本来,看護師の独占資格業務であるが,臨床検査技師にも認められている.2005年に改正された臨床検査技師等に関する法律では「医師又は歯科医師の指示」(以前は医師の指導監督)に変更となり,「政令で定める」から「厚生労働省令で定める」となり表1に示す16項目となっている.
　今後,技術の進歩や医師の負担軽減などから臨床検査技師の実施できる新たな生理検査が増えてくることが予想される.

3. 日常検査

　日常検査は,病気の診断,治療の選択,定期的な治療経過などを観察する目的で実施される.検体検査の場合,件数の多い項目や緊急性の高い項目は毎日実施されるが,それ以外の項目では測定日を決めて実施されることが多い.システム化が導入されているところではバーコードラベルから情報の授受を行い,無作為に測定を実施することができる.測定値については,検査システムから前回値や関連項目,分析装置コメントなどをチェックして電子カルテに送信することでターン・アラウンド・タイム(turn around time; TAT,検査所要時間)を短縮する工夫をしている.用手法検査についてはワークシートを出力してバッチ処理をすることが多い.報告書は出力せずに電子カルテで参照する施設が増えている.

4. 診察前検査

　診察前検査は外来患者が診察の前に検体検査を受け,その結果が出てから医師が診察することである.初診の患者はまず医師の診察を受けた後,当日に依頼された検査を受け,医師は検査の結果をふまえて診察を行う.再診患者では,診察が終わるときに,次回の受診日の検査予約を入れておく.予約した日に病院に到着したらまず検査を行い,検査結果が出てから医師が診察を行う.自動分析装置の普及と処理能力や精度の向上により迅速報告に応える体制が可能となり,一般的な項目ではほぼ当日に結果報告することができる.
　2006年4月より外来患者の外来迅速検体検査加算の診療報酬が新設された.2008年4月に改定され,尿一般物質定性半定量検査,末梢血液一般検査,総蛋白,アルブミンなどの40項目に限定され,かつ増点もされた.
　診察前検査には,結果確認のための再診が不要,追加検査のための再来が不要,治療の適切性,患者のQOLの向上などのメリットがある.一方,早朝からの機器の立ち上げや採血など検査室の努力も必要である.

表2 主な緊急検査項目

分野	検査項目
生化学検査	総蛋白, アルブミン, AST, ALT, LD, ALP, γ-GT, ChE, CK, AMY, CRP, UN, クレアチニン, IP, UA, ビリルビン, Ca, Na, K, Cl, 血糖, アンモニア
血液ガス検査	pH, Po_2, Pco_2
血液検査	CBC, PT, APTT, フィブリノゲン, ATⅢ, FDP, Dダイマー
感染症検査	HBs抗原, HCV抗体, インフルエンザ抗原, グラム染色
輸血検査	血液型, 交差適合試験
一般検査	尿定性, 穿刺細胞数
生理検査	心電図

5. 緊急検査

　救急搬送される患者や入院患者の容態の急変に対応するため24時間体制で緊急検査を実施している病院が多い．技師の少ない病院では，オンコール体制で行っているところもある．夜間や休日に実施する緊急検査は可及的速やかに行う検査であるため検査項目を絞って実施している（表2）．しかし，緊急検査項目は，一般的に検体検査のほかに生理検査，微生物検査，輸血検査など多岐にわたっている．したがって専門分野以外の検査項目を実施することがあるので標準作業手順書（standard operating procedure；SOP），機器操作マニュアルなどを整備し，定期的な訓練，教育体制を充実する必要がある．

6. 治験業務

　新薬が医薬品として認められ，厚生労働省から製造販売の承認を受けるためには，多くの患者の協力を得て臨床試験を行い，薬の有効性と安全性が確認されなければならない．このような厚生労働省に提出する資料を作成するための臨床試験を治験という．
　治験は国際的な合意に基づいて定められた基準であるGCP（good clinical practice）を遵守して行われる．このGCPは1997年，ICH-GCPに準拠した新GCPに改定された．新GCPは，役割・責任の明確化，インフォームド・コンセントの厳格化，管理システムの明確化，治験審査委員会の強化を主な柱としており，医師がこれらの要求をすべて満たしながら治験を適正に行うのは非常に困難である．このような背景から，治験責任（分担）医師を支援しつつ治験全体をコーディネートするスタッフが必要とされ，この役割を担うのが治験コーディネーター（clinical research coordinator；CRC）である．CRCには，薬剤師・看護師とともに臨床検査技師も就くことができる．図4に治験推進部の組織図の例を示す．臨床検査技師が特性を活かして行う業務は，臨床検査のスケジュール管理，院内検査の実施，外部委託業者への検体の引き渡しなどである．共通業務としては，治験実施計画書・治験薬概要書・同意説明文書・症例報告書のチェック，同意取得時の補助，診察前の面接や診察の介助，症例報告書への転記補助，連絡体制のサポートなどがある．

7. チーム医療としての診療支援検査

　病院では医師が中心となり患者の診療を行うが，医療の高度化，細分化に伴い医療施設を円滑に運営するためには，従来の縦割りの組織では対応できないことが多い．そこで組織横断的に活動するチーム医療を実践することが重要になっている．検査部においても従来は検査室内だけの業務を行っていたが，さまざまな診療支援業務が求められている．

a. 感染対策支援

　感染対策チーム（infection control team；ICT）により活動を行う．ICTの業務は，院内感染対策についての教育・啓発，院内感染防止対策の立案・実施やコンサルテーションおよび指導，感染対策マニュアルの作成などである．臨床検査技師の業務は，微生物の分離状況や耐性菌情報などの疫学統計の作成，病棟ラウンドでの感染制御の指導，院内の環境検査，針刺し事故への対応など

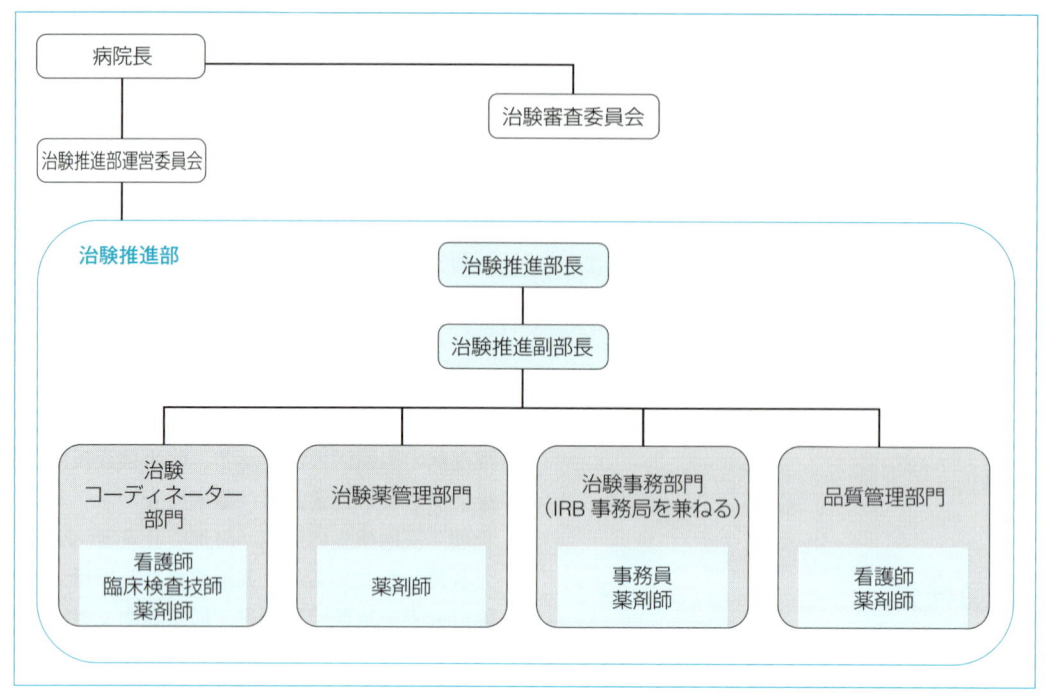

図4 治験推進部の組織図

で，重要な役割を担っている．感染制御認定臨床微生物検査技師(infection control microbiological technologist；ICMT)の資格を取得して活動している．

b. 栄養管理支援

栄養サポートチーム(nutrition support team；NST)により活動を行う．NSTの主な業務は，栄養管理が必要か否かの判定，適切な栄養管理の選択，栄養管理の指導・提言，栄養管理に伴う合併症の予防・早期発見・治療，栄養管理上の疑問に答えるなどである．臨床検査技師の役割は，栄養管理に必要なアルブミン，リンパ球数，ヘモグロビン，rapid turnover protein；RTP(トランスサイレチン，レチノール結合蛋白など)の測定とデータの抽出，NST回診の同行，検査値の読み方の指導などがある．NST専門療法士の資格を取得して活動している．

c. 糖尿病療養指導支援

糖尿病患者の療養指導は，合併症の発症予防と進展抑制，糖の代謝コントロールの維持を行う．臨床検査技師は，血糖自己測定(self-monitoring of blood glucose；SMBG)の機器使用説明・指導・機器の管理，糖尿病検査の説明指導などを主に糖尿病教室で行う．糖尿病療養指導士(certified diabetes educator；CDE)の資格を取得して活動している．

d. その他

肝臓病教室，POCTコーディネータなど多くの診療支援業務があり臨床検査技師の専門性を活かした活動の場がある．また，近年では診療科の垣根を越え横断的に活動する組織もできている．最適ながん診療を推進するキャンサーボード(cancer board)や動脈硬化疾患に対する診療を推進するバスキュラーボード(vascular board)などでは，看護師，薬剤師，臨床検査技師など関連する医療スタッフが加わり，患者の診断や治療方針を検討するカンファレンスを行っている．

8. 臨床検査情報の提供支援

　臨床検査情報は種類や量ともに膨大で，臨床検査に関する情報のすべてを医師や看護師など医療スタッフが理解し把握することは困難である．そこで検査情報室や検査相談室を置き，医療スタッフや患者を対象にアドバイスサービスを行う部署が設置されるようになった．相談内容は，検体の採取容器の種別，採取方法，検査方法，基準範囲などが多い．臨床医からは異常値の解釈，臨床症状と検査値の乖離などについての問い合わせもある．患者からは検査項目の意義などの問い合わせがある．人的な余裕がなく検査情報室や検査相談室をおくことができない施設は，ホームページを利用した情報提供を実施している．

参考文献

1) Laboratory Automation の軌跡と 21 世紀への新しい展開．臨床病理レビュー特集第 114 号．2000
　※臨床検査の自動化の歴史が記述されている
2) POCT ガイドライン第 2 版．日本臨床検査自動化学会会誌 29(Suppl 3)：8-46，2008
　※ POCT について広く俯瞰できる
3) チーム医療と臨床検査．臨床病理レビュー特集第 144 号．2009
　※臨床検査におけるさまざまなチーム医療が記述されている
4) 日本臨床検査標準協議会(JCCLS)：標準採血法ガイドライン(GP4-A2)．2011
　※標準的な採血法をわかりやすく解説している

第4章 検査部門の管理・運営

学習のポイント

❶ 臨床検査は医師が患者を診断し，治療やその経過観察をする際に必要なものである．臨床検査に責任をもつ検査室はその期待に添えるような，正確で精密な検査データを必要に応じて提供することが求められる．

❷ 検査室はその責任を果たすための組織運営が必要である．その骨格となる要素としては，機器・試薬・システムなどの物的資源の管理，検査を担当する要員の教育を含めた人的資源の能力向上，インシデントなどを防止する安全管理，経営収支の管理などがある．

本章を理解するためのキーワード

❶ 個人情報保護法（個人情報の保護に関する法律）
2003年5月23日に成立し，2005年（平成17年）4月1日全面施行された．この法律では，特定の個人を識別できる情報は，人格を尊重し，その取り扱いは適正であることが求められている．http://www.kantei.go.jp/jp/it/privacy/houseika/hourituan/で閲覧できる．

臨床検査データは医師が患者を診断・治療する際には必須のものである．そのため，検査室では正確で精密な検査データを医師に報告する義務がある．したがって検査部門における管理と運営の主眼は，臨床検査データの品質を維持・管理し，向上させることであり，そのために多くの配慮が求められる．

A 業務管理

近年，多くの分野において顧客サービスや組織運営の透明性が求められ，第三者による客観的な評価が必要になっている．医療機関も例外ではなく，患者への説明責任や医療行為に対する透明性が問われる時代になっている．これを背景として，検査室でも組織全体の取り組みと業務を管理し，組織力を強くすることが必要である．

1. 検査部門の理念

組織全体を同じ目的や方向に導くためには，組織としての理念が必要になる．検査室も病院における1つの組織であるため，検査部門の理念も病院全体の理念なり方針に合致した内容であることが必要である．多くの場合，検査室として患者や他の医療従事者の満足度に，また検査技師の立場から医療全体にどのような貢献ができるかなどが理念としてあげられている．

2. 品質目標

前記の理念に基づき，検査室としての目標を部員に周知する必要がある．一般的な工場で生産される「もの」は，検査室における「検査データ」に相当する．工場で生産される「もの」の品質がよければ，消費者（顧客）は積極的に購入する．これと同様に，検査データは，精度が高く，正確なものであるか，そして診断・治療を適切に実施するための要望に答えられる質とサービスであるかが重要

表1 品質方針・品質目標の例

品質方針
- ○○大学病院の理念ならびに基本方針に沿い，患者さんおよび依頼医師の検査に対する満足度を高める．
- 臨床検査のオピニオンリーダーとして検査データの標準化を推進し，社会に貢献する．
- 常に高い理想と進取の精神により検査技術の向上を目指し，医療に貢献する．
- 次代の臨床検査のリーダーを育成すべく，教育に力を注ぐ．

品質目標
- 検査を効率化し，迅速で精密・正確な結果報告を行う．
- 各部署のインシデントの防止および軽減をはかる．
- 学術的専門性の向上をはかる．

である．前述の「理念」に基づく品質方針・目標の例を表1にあげる．

3. 検査マニュアル・標準作業手順書

検査技術を習得し，業務を確実に実施するために，なんらかの参考資料があると役立つ．これに相当するのが「マニュアル」であり，「標準作業手順書（SOP；standard operating procedure）」である．検査室のなかには新人や，ローテーションにより別の検査室からきた部員もいる場合が多いが，これらの文書類は，誰もが確実に業務を実施するのに役立つ．検査部門に関係するこれらの文書類は複数あり，代表的なものを紹介する．

a. 検査マニュアル

検査をする際の操作法や原理などを解説した文書である．標準作業手順書が代表的な検査マニュアルといえる．臨床検査の国際規格であるISO 15189ではすべての手順を文書化することが求められ，そして標準作業手順書には次の項目について記載することが望ましいとされている．

①検査の目的，②原理，性能（直線性，精密さ，測定の不確かさで表現した正確さ），③検出限界，測定範囲（測定の真度，感度，および特異性を含む），④どのようなサンプルを測定するのか（例：血漿，血清，尿），⑤採取容器および添加剤の種類，⑥測定に必要な装置および試薬，⑦校正の手順（計量学的トレーサビリティ），⑧操作の方法，⑨品質管理法，⑩干渉物質（例：乳び，溶血，ビリルビン血症）および交差反応の有無，⑪結果計算法の原理（測定の不確かさを含む），⑫基準範囲，⑬報告可能な範囲，⑭パニック値など，⑮検査室の解釈，⑯安全性にかかわる注意事項，⑰可能性のある変動要因

b. 採血マニュアル

医療機関においては，看護師のほかに検査技師も採血をしている施設がある．採血には，動脈採血と静脈採血とがあり，後者にはさらに部位により細分化される．採血マニュアルには，採血方法，真空採血管による採血の場合には，その採血管の順番，駆血帯の解除のタイミング，採血針での神経損傷回避の予防対策，採血器具の安全な廃棄方法などが記載される．表2には真空採血管による採血法の標準的手順を示す．また，採血マニュアル作成にあたっては，日本臨床検査標準協議会（JCCLS）の「標準採血法ガイドライン」を参考にする．

c. 感染対策マニュアル

院内における感染対策は，患者の安全・安心を守ることに加えて，予防医学的，病院経営的に重要な課題である．このマニュアルでは，発生時の組織連絡・報告体制，アウトブレイクの報告基準，感染対策予防のための委員会や研修開催などの組織としての対応方針ほかに，感染に対する標準的な予防策，感染経路別予防策，消毒法，廃棄物処理，感染症診療方法，検体採取方法などの記載が望ましい．また，職員の針刺し事故などによる血液由来ウイルス感染への対策やウイルス曝露後の処置・治療のマニュアルも作成することが必要である．

d. 医療情報取扱マニュアル

医療機関では日常的に，多くの患者の情報（氏名，年齢，疾患名，家族歴，検査データ，等）を電子媒体として閲覧する．しかし，これらの情報

表2 真空採血管による採血法の標準的手順

1. 医師は採血の内容・必要性・考えうる問題点などについて可能な範囲で患者に説明し，少なくとも口頭で同意を得ることが望ましい．
2. 医師は採血の指示を書面またはコンピューターを用いて行う．
3. 採血者は採血管を準備し，ラベルの内容を確認する（以下はすべて採血者が行う）．
4. 必要器具を準備する．
5. 姓名により患者の確認を行う．
6. 必要事項について患者に尋ね確認する．
7. 手指を洗浄して使い捨て手袋を着用する．
8. 駆血帯装着前に，目視および指で触れて穿刺すべき血管について見当をつける．
9. ホルダーに採血針を取り付ける．
10. 患者に採血に適した姿勢をとってもらう．
11. 駆血帯を装着する．
12. 患者に手を軽く握ってもらう．
13. 指で触れて穿刺する血管を決定する．
14. 穿刺部位の消毒を行い，消毒液が乾燥するのを待つ．
15. 針を血管に対して30°以下程度の角度で刺入し，針が動くことのないようにホルダーを固定する．
16. 採血管をホルダー内へまっすぐ差し込み，血液の流入を確認する．
17. 必要量の血液を採取した後，ただちに採血管をまっすぐホルダーから抜去する．
18. 順次，採血管に採血を採取する．
19. 採血が終わった抗凝固剤または凝固促進剤入りの採血管は，確実に転倒混和する．
20. 最後の採血管をホルダーから抜去し，その後駆血帯を解除する．
21. 穿刺部位に消毒綿を，またはガーゼパッドを軽く当てた状態で針を抜き，圧迫する．
22. 針とホルダーを一体のまま鋭利器材専用廃棄容器に捨てる．
23. 止血を確認できるまで5分間程度圧迫する．
24. 採血後の採血管の取り扱いは手袋着用のままで行う．

〔日本臨床検査標準協議会(JCCLS)の「標準採血法ガイドライン」より〕

は個人情報であり，これが外部に漏れることは重大な問題となる．同時に管理体制の不備による医療機関のイメージダウンにつながる．したがって，このような病院情報システムへのアクセスの利用者を特定できるシステムの構築，設置場所への入退室の制限，USBメモリーなどの電子媒体へのダウンロードの禁止，個人情報を記載した媒体の廃棄の方法についてマニュアル作成が必要である．さらに管理者は，職員に対する個人情報保護の研修などの機会を設けることが必要である．

4. 検査成績の管理

医師は，患者が現在どのような状態にあるかを知るために検査を依頼する．医師は検査室に信頼を寄せて測定を依頼し，その結果を患者の診断・治療に利用することになるため，検査室は検査依頼された時点から最終的に検査成績を報告するまでの過程のすべてに責任をもつ必要がある．従来の検査成績の管理は，分析にかかわる精度管理 (quality control) が中心に議論されてきたが，現在では図1のように，検査前，検査中，検査後のすべての管理を行うことが国際的なルールになっている．これは品質マネジメント (quality management) という国際的な規格，ISO 15189の要求事項である．

分析にかかわる段階を除く，検査前および検査後の一連の検査成績に対する管理の留意点を日本適合性認定協会(JAB)の「分析前後段階の品質保証」についての指針(JAB RM320-2009)を引用し表3に示す．

B 人事管理

検査室が精度のよい検査データを報告するためには分析機器の性能とその管理が必要であるが，さらにそれを利用する部員の能力が必要となる．これが組織力を維持・発展させるためのかなめとなる．

1. 人員配置・ローテーション

施設の規模に見合った以上の人員が雇用されていれば問題は少ないが，多くの施設では人員配置に苦労することが多い．また，現在の臨床検査では，自動化・機械化が進んでいる分野と部員本人の能力に負うところが多い分野がある．化学検査や血液・凝固検査などの検体検査分野では処理能力の高い分析装置があり大量の検体数を処理できる．一方，細菌検査は自動化・機械化が追いつかず処理能力が限られ，また，生理検査はほぼマン

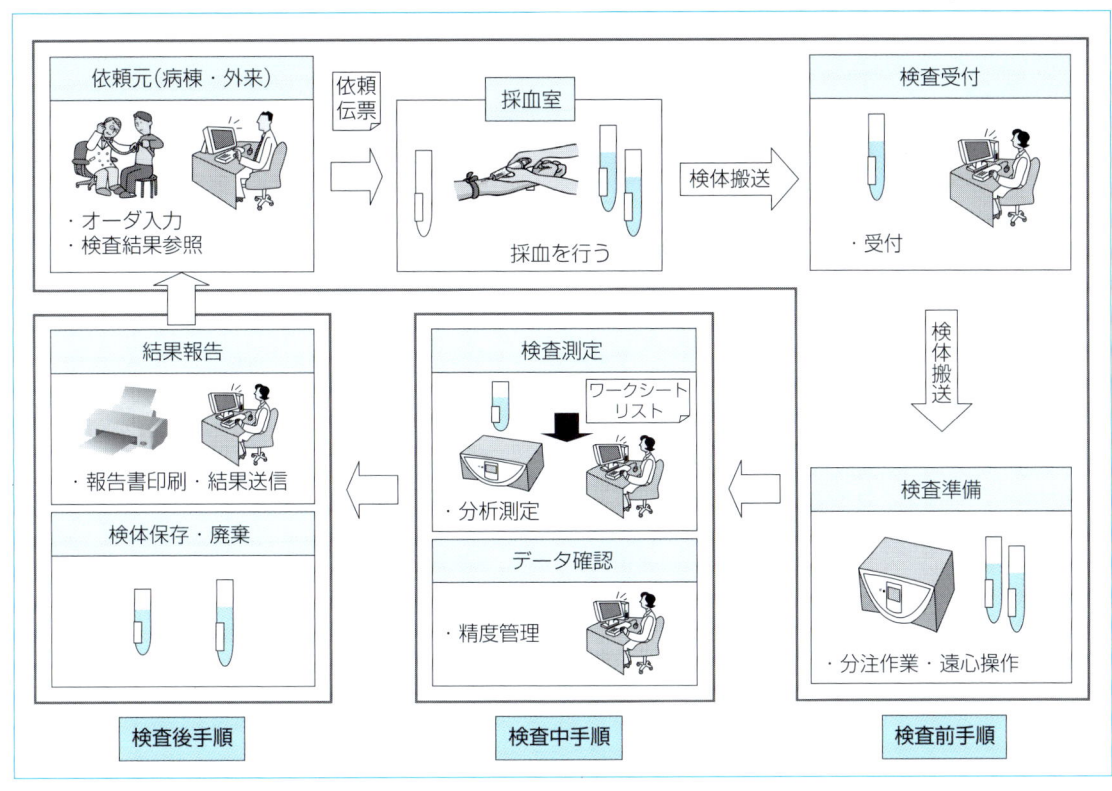

図1 検査手順概念図

ツーマンの検査となる．このような多様な分野のある臨床検査における人員配置とローテーションに対する考え方はおのずと決まってくる．すなわち，①細菌検査や生理検査に，依頼件数に応じて人員を多く配置し，相対的に自動化・機械化されている検体検査系は少ない人数配置となる．さらに，②部員が複数の検査分野に精通するように教育し，互いの業務をカバーできるようなローテーションを組む，ことになる．

2. 教育・研修

部員に対する教育訓練は，検査の質を上げるために必要なことである．

新人やローテーションにより移動した部員に対する教育訓練にあたっては，どのような内容を習得し，業務に生かすかを明確にしたチェックシートを作成することが望ましい．これによって学習するほうも目的がはっきりし，効果が上がる．そして，機会を設けて責任者が業務の習得を評価し，不足を常に補うシステムをつくることで業務の効率が向上する．また，必要に応じて内部・外部の関係する研修会に参加し，知識を得ることが求められる．**表4～6**に検査部の細菌検査，化学検査に関係する業務習得のための教育訓練記録の例と，その評価基準例を示す．

3. 人事評価

人が人を評価するのは難しい．基本は客観的な事例をもとに，たとえば与えられた業務に対してどれだけ期待に応えているか，組織のためにどれだけ貢献しているかが判断材料になる．また，個人がなんらかの資格を取得し，それを業務に生かしている場合も評価されるべきである．

表3 臨床検査の分析前後の精度を保証する操作の留意事項

検査依頼からサンプル受付までの留意事項

1) 検査依頼に関して

確認作業	留意事項
依頼に必要な事項	依頼者の特定ができること 患者の識別ができること 患者情報(性別, 年齢, など) 報告書送付先(診療科名, 病棟名など) サンプルの種類 サンプルの採取日時 依頼検査項目 データ解釈に必要な患者の臨床情報(病名, 透析前後, 感染症情報, 輸血など) 健康診査においては, 飲食後の経過時間

2) サンプル採取に関して

確認作業	留意事項
採血・採尿方法	日本臨床検査標準協議会(JCCLS)の「標準採血法ガイドライン」ならびに「尿試験紙検査法」JCCLS提案指針(GP3-P1)を参照.
その他, サンプルの採取方法	その他の体液, 排泄物, 滲出物, 分泌物, 組織などの採取については, 目的とする検査に適した採取方法を選択する.
採血管選択	検査目的に合った採血管を選択する. 採血後の採血管の攪拌方法
サンプルの種類と量	測定に使用するのは, 血清, 血漿, あるいは全血か. または, ほかのサンプルか. 特に尿の場合には, 蓄尿か随時尿か, など. 測定に必要な試料量を明記する.
ラベル内容/サンプルの識別方法	採取した一次サンプルが依頼伝票にトレーサブルになるように必要事項を記載する. 患者氏名, 患者ID, 採取年月日, 診療科名, など.
採取日時/採取者名など	採取日のほか, 採取時間を記録し, 誰が採取したかを明確にする.

3) 検査室までのサンプル搬送に関して

確認作業	留意事項
搬送準備	検査特性に合致した保冷剤, ドライアイスなどを十分量入れる.
搬送状態	検査特性に応じた適切な搬送時間, 搬送状態(温度など)が確認できるのが望ましい.
異常時の取り扱い	検体に異常がみられた際の対応方法を決めておく.
緊急検査	緊急性が必要な場合の検体の識別を明確にしておく.
感染防止・個人情報	授受者, 搬送者などに対する感染予防の観点を考慮する(手袋着用など). 検査依頼書, 患者情報を含むラベルの張られた試料容器などをほかからは見えないような工夫が必要
記録	搬送状態を記録する(搬送時, 受領時の状態確認, 授受者, 日時など).

4) 搬送サンプルの検査室の受け入れ手順に関して

確認作業	留意事項
受け入れ方針	依頼伝票の場合, 伝票が適切に書かれているか, 依頼伝票とサンプルがトレーサブルかどうか. 検査目的に合った採血管を選択しているか. 検査に適する状態か, あるいは適するように搬送されて来たか. 量は適切か. 患者識別がされているか.
受け入れ側の記録	受付日時および受付者の識別を記録する.

検査室の受け入れから分析までの手順

5) 血清分離などの手順および分析までの検査室内搬送に関して

確認作業	留意事項
血清分離	適切な遠心条件(温度, 回転数, 時間, など)を決める.
安全管理	サンプルを扱う際のゴム手袋の装着. 感染防止に必要な対策.
サンプルの識別	小分け分注する際には, 元の採血管と照合できるような管理を行う.

(つづく)

表3 つづき
6）検査終了後の手順と結果報告に関して

確認作業	留意事項
検査結果の承認	結果を判断し，承認する要員を決めておく．
結果報告	検査結果に付加価値を与える事項を加える．報告時間，試料の状態など．
結果報告書	患者固有情報（性別，生年月日を最低限含めた，解釈に必要な患者の臨床情報），依頼医師名，一次サンプルの種類，検査項目，報告日時，生物学的基準範囲，報告書発行者，必要な場合のコメント
パニック値	パニック値の設定．報告に際しては臨床側とあらかじめ合意しておく．報告記録の作成．
緊急（至急）報告	パニック値も含めて，緊急（至急）報告を電話，FAXで実施する場合，報告日時，報告者，報告先の対応者，報告内容を明確に記録する．
報告時間遅延の対応	結果報告時間の遅延が発生した場合の対応を診療側とあらかじめ合意しておく．

7）サンプルの保存と廃棄に関して

確認作業	留意事項
サンプルの保存	測定項目の安定性に応じた条件，期間を決める．また，再検査に際して，サンプルの取り違いに注意する．
サンプルの廃棄	法律をはじめとする地域の規制や勧告に従って処理する． ゴム手袋の装着．

C 検査機器管理

検査機器をどのように管理し，利用するかは検査成績の品質に大きく影響する．

1. 機器の導入と計画

機器類の老朽化は検査成績の正確性・精密性に直接的に影響する．また，機器の更新，新たな機器導入は減価償却期間を経過した場合や新たな検査項目の導入，用手法から自動化への変更などにより考慮される．

2. メンテナンス

機器類の性能を最大限維持するためには日々のメンテナンス（保守・整備）が欠かせない．機器メーカーによっては，検査終了後，1週間，1か月，半年のスパンで実施するメンテナンス項目を決めている．基本的にこのようなメンテナンスを実施するのは担当する検査技師であり，それによって機器類の構造や原理などを理解できるようにもなる．また，機器類が使い込まれると，精度に関係する部品の磨耗や検体搬送ラックを装置に送るベルトなどが緩んで測定に影響したり，故障の原因となる場合がある．そのような場合の修理や予防的なメンテナンスは機器メーカーに依頼することになる．このような機会に，測定を担当する検査技師は，メーカーの担当者が行う作業，たとえば機器本体のカバーを外し普段見ることができないような部分を観察しておくと機器の状況やメカニック部分の理解に役立つ．

D 物品管理

臨床検査を実施する場合には多くの試薬類，消耗品類が必要であり，適切な検査成績を生み出すためにはそれらの物品の適正な管理が求められる．

1. 試薬

十数年前までは自施設で検査試薬を調製して測定に利用していた施設もあったが，最近では特殊な検査試薬を除いて試薬メーカーから購入するようになっている．そして，自動分析装置を利用す

表4 業務習得確認記録(細菌検査室の例)

業務習得確認記録(細菌検査室②) (在籍期間　年　か月) (職種　　　　　)		評価	技師長 印	教育 委員会 印	部署 責任者 印	(　　　)年度	
		再評価	技師長 印	教育 委員会 印	部署 責任者 印	氏名	

対応項目等	内容	評価		再評価		備考(力量の評価基準)
		自己	部署 責任者	自己	部署 責任者	
	評価日					
同定検査	1) コロニーの観察の仕方					SOP(手順書)グラム染色確認まで
	2) 釣菌・純培養・確認培地への移植					SOP(手順書)
	3) 感染症システム					機器・感染症システムのオンライン仕様を理解しているか
						結果の入力の仕方(性状、部署内取決め事項)
						閲覧の必要性の理解(前回値、注意菌、パニック値、患者コメントなど)
	4) グラム陽性球菌の対処の仕方					SOP(手順書)ブドウ球菌、腸球菌、連鎖球菌の鑑別
	5) グラム陰性桿菌の対処の仕方					SOP(手順書)腸内細菌とそれ以外及びブドウ糖非発酵菌
	6) グラム陰性球菌の対処の仕方					SOP(手順書)
	7) グラム陽性桿菌の対処の仕方					SOP(手順書)
	8) 同定検査の選び方					SOP(手順書)VITEK、RAISUS、用手キット、用手法、KL、スタフォーレクス、コアグラーゼ
	9) 肺炎球菌の確認					SOP(手順書)コロニーの形状、OP試験、胆汁溶解試験など
	10) Streptococcus属A群とB群の鑑別					SOP(手順書)コロニーの形状、BCテスト、キャンプテスト、凝集反応
	11) Haemophilus属の確認					SOP(手順書)コロニーの形状、グラム染色、XV要求性、βラクタマーゼ
	12) 耐性菌の確認法					SOP(手順書)MRSA、VRE、ESBL、メタロ、MDRP、PRSP、BLNAR他
	13) 病原性大腸菌					SOP(手順書)
	14) サルモネラ、シゲラ凝集反応					添付文書に従い作業できるか
	15) ベロ毒素の検出					添付文書に従い作業できるか
	16) 結果報告					SOP(手順書)(中間・最終報告の手順など)
						測定結果の報告
感受性検査	1) 感受性検査の適切な選び方 ①					SOP(手順書)必要である菌と必要でない菌の見分け
	2) 感受性検査の適切な選び方 ②					SOP(手順書)VITEK、MIC2000サプリの必要性、嫌気用、真菌用
	3) 感受性検査の菌液の調整					SOP(手順書)
(中略)						
抗酸菌検査	8) 感受性検査					SOP(手順書)操作法・判定法・結果入力
						測定結果の報告
部署責任者 コメント	(評価時)			(再評価時)		

表5 業務習得確認記録(時間外生化学検査室の例)

業務習得確認記録(緊急生化学) [在籍期間　年　か月] [職名　　　　　] 部署:		評価	技師長 印	教育 委員会 印	部署 責任者 印	(　　　)年度	
		再評価	技師長 印	教育 委員会 印	部署 責任者 印	氏名	

対応項目等	内容	評価		再評価		備考 (力量の評価基準)
		自己	部署責任者	自己	部署責任者	
	評価日					
キャリブレーション	ISEプライムの実施					
	キャリブレーションの実施(ISE・Ca・NH₃、U-TP)					
	キャリブレーションの確認(ISEスロープ・キャリブレーショントレースの見方)					
	ISE・Ca・NH₃およびその他の項目のリキャリブの方法					
	キャリブレーターの種類　保存場所と使用時の注意					
試薬	試薬残量の確認方法・不足時の対応(電話当番への連絡)					
コントロール	コントロールの測定(指示の方法・測定のタイミング)					
	コントロールの保存場所(PS・U-TP)					
精度管理	精度管理幅を外れた場合の項目ごとの対応方法					
検体測定	マイクロテナーの処理・尿　髄液の測定方法・少量検体の処理とカップON					
	毛細管検体処理　クイックターボのCRP測定					
ワークシート	NH₃と異常値リストの出力					
コメント	結果コメントガイドの使い方　再検済み(53)参高値(38)など					
純水装置	アラームが鳴った時の対応(電話当番への連絡)					
再検	再検指示(AZSTでの削除・自動再検)					
	自動再検以上の希釈が必要な場合の対応					
メンテナンス	グリーンラックの流し方					
	日直メンテナンスの方法					
搬送ライン	搬送ライン検体の投入場所					
	日時処理後のラッククリア・データクリア・システム接続確認					
その他	トラブル対応(取説の保管場所・連絡方法・トラブル記録)					
	サンプルストップとスタートの方法					
	引継ぎ方法(未検査、保存検体、異常値報告など)					
部署責任者 コメント	(評価時)			(再評価時)		

表6　力量の評価基準(例)

レベル	業務習得確認表(総合評価)，力量評価表		
	装置の操作	測定結果の報告	SOP(手順書)
5	装置の原理を深く理解し，不確かさ要因をあげることができ，指導ができる．校正，トレーサビリティの知識がある．	意見および解釈ができる．	SOPに責任をもち承認ができる．不確かさを推定できる．妥当性確認ができる．
4	装置の保全管理ができる．	指導ができる．	測定原理を理解し，SOPを作成，検証ができる．
3	装置の立ち上げ，立ち下げができる．	単独で報告ができる．	指導者の助言をもとに作成できる．
2	測定操作のみできる．	指導者の助言をもとに承認ができる．	――
1	見習中．	単独では報告不可．	――
0	未経験．	――	――

業務習得確認記録(緊急検査)は測定結果の報告を用いて評価する．
再評価基準は以下のとおりとする
　業務習得確認記録(緊急検査)は測定結果の報告を用いて再評価する．：評価2以下
　業務習得確認記録(部署)
　　在籍期間1年未満　　：評価2以下
　　在籍期間1年以上　　：評価3以下

る機会の多い近年の臨床検査では測定する項目も多く，1項目の測定について2つの試薬(第1試薬と第2試薬)を使う場合が一般的である．そのため，化学検査のように1台で30〜40項目を測定する装置の場合には，60〜80の試薬類の管理をすることになる．複数台の分析装置がある場合にはさらに多くなる．この試薬管理において必要なことは，具体的には試薬ロット，有効期限，在庫量，保管する冷蔵庫の温度などの管理である．免疫検査試薬の場合には，特に試薬のロット管理が重要で，試薬中の抗体のロット差が測定値に影響する場合もある．そのため，安定した長期のロットを確保することも考慮されるべきである．

2. 標準物質・管理試料

　検査を実施するうえで，標準物質と管理(コントロール)試料の適切な利用と管理は検査成績に影響する．標準物質は基準となる測定法で値付けられ，その正確性を患者試料に付与する校正物質である．また，管理試料は毎日の測定が許容範囲にあるかどうかを判断する重要な試料である．このため，試薬と同様な十分な管理が必要である．

管理試料は測定が終了し廃棄する患者試料をもとに作製し，精度管理に利用している施設もあるが，現在では多くの施設で市販の管理試料を利用している．

3. 検査機材(器材)

　臨床検査において利用する検査器材は多岐にわたる．代表的なものは，採血管，採尿・検尿容器(スピッツ)，便採取容器，細胞診用容器，各種自動分析用サンプルカップ，スポイト，チップ，シャーレ，スライドガラスなどである．採血管や滅菌した器材には有効期限があるため，物品数の管理はもちろんのこと，有効期限の管理も適切な検査を行うために重要である．

4. 在庫管理

　検査を適正に実施するためには，それに付随する試薬や器材などの消耗品類の適正な在庫管理が求められる．この管理が不十分で欠品したり，有効期限切れを起こしたりすると必要な検査を実施することができなくなり，患者の診断・治療が遅延することもある．臨床検査に使用される物品類

の数は多く，検査室だけで管理するには限界もある．最近は，外部委託によるSPD（物流管理，supply processing & distribution）方式を採用している施設もある．これは，外部業者が医療材料や検査試薬，医薬品など，日常的に購入する物品の購買・供給・搬送などを一元管理するやり方である．この方式の医療機関でのメリットは，院内の在庫を適正に管理でき，過剰購入や欠品などのリスクと管理コストの軽減にある．

E 情報管理

1. 個人情報保護

臨床検査で取り扱う情報は多種多様であり，患者個人の氏名，ID番号，生年月日，性別などの個人を特定できる情報や，その個人に付随する検査用試料（血清，尿など），検査成績，疾患名，病態履歴，カルテ内容などがある．いずれも医療情報に包括される内容であり，患者本人がなんらかの疾病やその疑いで医療機関を受診すること自体が大きなプライバシーであり，さらにそこで取り扱う検査成績や診断名，診断結果は患者個人の秘密に属する．したがって，医療機関における情報管理は最大限の注意が必要である．

臨床検査技師等に対する守秘義務ついては，「臨床検査技師等に関する法律」第19条に，「臨床検査技師は，正当な理由がなく，その業務上取り扱ったことについて知り得た秘密を他に漏らしてはならない．臨床検査技師でなくなった後においても，同様とする」という文言がある．また，平成17（2005）年4月より，個人情報保護法が施行された．

a. 採血や検査のための患者の呼び出し

病院など医療機関では，受診する患者の呼び出しをする機会が多い．採血の順番待ち，診察室での順番待ちの際など種々想定される．患者は病気で，あるいはその疑いで診察に来ており，そのことを他人には知られたくないという思いは当然ある．このプライバシーを守る立場から，たとえば採血室で順番待ちをする際には番号札を渡し，名前を呼ぶのではなく順番が来たらテレビモニターにその番号を表示するシステムを採用している施設もある．また，医療機関の方針として，あらかじめ診察に際しては患者氏名を呼ぶことがある旨の看板を立てている施設もある．

b. 患者成績管理

最近，測定結果はコンピュータによる電子媒体で保存されることが多くなったが，ワークシートなどの紙媒体で残す施設もある．それらの紙媒体は決められた保存期間が過ぎたら，患者情報を保護する立場から適切に廃棄する．シュレッダーで裁断したり，専門の業者との間で秘密保持ならびに廃棄手順などの委託契約を結び依頼する．患者氏名など患者を特定する情報や患者データを不用意に個人のパソコンや電子媒体で持ち帰るのは厳禁である．また，患者データへのアクセス権（IDやパスワードなどによる認証システム）を設定し，管理することが最近では一般的となっている．

c. 検査用試料

検査のために提出される試料には依頼書とともに患者を特定するラベルが，またオーダリングによる依頼の場合にはバーコードラベルなどが貼られている．採血室や病棟から検査用試料を検査室に搬送する際には，ほかの患者や付添いの人から見られないようにする工夫が必要である．また，測定が終了し廃棄する際には決められた方法により適切に廃棄する．

d. 検査を外部委託する際の患者情報管理

すべての検査に責任をもつことが，依頼を受けた検査室の役割である．これは院内における検査のみではなく，外部に検査を委託する場合（いわゆる外注検査）でも同様である．このため，外部委託業者との間で患者情報の漏洩などを防止する契約を結んでおくことが必要である．最近では外部委託業者から報告される検査成績の授受は，紙媒体から暗号などのセキュリティのかかった電子

媒体やインターネット経由で行われることが多く，たとえ紛失や間違った転送先に送られても他人が簡単によび出すことができないように工夫されている．

e. 外来者の入退室管理

検査室には多くの個人情報が存在する．部外者を検査室に入室させる際にはそれらの情報を見られる可能性も考慮すべきである．機器の修理などで業者が入室する場合もあるので入退出記録を作成し，だれが検査室に来たかを記録しておくことが必要である．また，職員専用のカードキーやパスワード入力機器を設置して入退室を管理している施設もある．

f. 個人情報保護のための研修など

医療機関からの個人情報の流出は，組織として大きな損失につながる．それは患者の情報やプライバシーの漏洩により患者が精神的な苦痛を被るからである．そのため，医療機関においては定期的に個人情報の保護を目的とした研修会を開催し，職員の個人情報保護の意識を向上させることに努める必要がある．

2. 個人情報保護に関する学会などのガイドラインなど

個人情報保護に関しては，多くの医療関係の学会などが会員に対する行動規範としてガイドラインや見解を公表している．臨床検査に関係する代表例について紹介する．

・残存検体利用に関する学会の見解

日本臨床検査医学会（http://www.jslm.org/committees/ethic/kaikoku201002.pdf）から，臨床検査が終了し，結果を報告した後の患者試料の利用方法についての考え方を示した見解が出されている．概略は以下のとおりである．
　①臨床検査室の管理者などは，患者の個人情報や検査データについての守秘義務を遵守し，被検者が不利益を被らないようにしなければならない．
　②残存検体の「業務への使用」は，通常，多くの試料を混合し1つの試料にするか，または特定の試料が特定の患者のものであると結び付けられないようにする（連結不可能匿名化）．結び付けられる場合（連結可能匿名化）には，責任者を明確にしたうえで，患者の個人情報に関する守秘を厳重にする．「教育のための使用」についても，「業務への使用」に準じて処理，管理されなければならない．
　③残存検体の「研究への利用」にあたっては，臨床研究に関する倫理指針（厚生労働省，下記記載）を遵守する．原則として，患者からの同意書をとる．同意を得ることが困難なときは，倫理委員会の承認と施設長の許可を得て研究を実施することができる．
　④残存検体は，管理者が責任をもって廃棄する．他施設への残存検体の分与は，患者の個人情報に関する守秘を厳重にして行う．「研究への利用」を目的とした分与の場合は，臨床研究に関する倫理指針を遵守する．

・遺伝子検査に関するガイドライン（http://www.congre.co.jp/gene/guideline.html）

遺伝医学関連学会・研究会10団体から出されている．染色体検査・遺伝生化学的検査・DNA検査などの遺伝的な検査に関する個人の遺伝的情報に対する取り扱い，試料の取り扱い，情報保護，検査前後のカウンセリングなどに対する指針について述べられている．

・臨床研究に関する倫理指針（http://www.mhlw.go.jp/general/seido/kousei/i-kenkyu/）

厚生労働省によって2003年に策定され，2008年に全面改正された．医療の進歩を支える医学系研究を推進するとともに，それに伴う個人の尊厳，人権の尊重などの倫理的，科学的観点から研究者が遵守すべき内容を明確にし，社会からの理解と協力を得，臨床研究が適正に推進されることを目的としている．

F 財務管理

多くの企業体における資源とは，ヒト，モノ，カネ，情報である．これらの資源を有効に，効率よく利用することによって組織は繁栄する．医療機関も1つの企業体と考えれば，財政的裏づけのない活動は不可能となる．そのために収入と支出のバランスを考えた管理が必要となる．

1. 収入

保険診療機関の財務資源のもとになるのが診療報酬である．この診療報酬価格は中央社会保険医療協議会により決定され，改定は原則として2年に一度行われる．診療報酬には医科・歯科・調剤の3種類があり，急性期病院で用いる診断群分類 (diagnosis procedure combination; DPC) による報酬制度もある．

平成24 (2012) 年度診療報酬改定による臨床検査関係の診療報酬の一部を**表7**に示す．

この年の改定からは充実が求められる領域，たとえばがん医療，認知症医療などの医療技術の進歩の促進とその技術を導入することに対して適切に評価すること，患者の立場に立った医療の透明性，医療安全などを考慮して診療報酬の配分が実施されている．また，検査領域では検体検査の質の確保や迅速化について重点的な評価が行われた．表に示すほかに検査技師に関係する加算として，チーム医療推進の立場から感染防止対策加算が新設された．これは，感染症の専門的な知識を有する医療関係職種から構成される，チームによる抗生物質の適正使用の指導・管理などの取り組みを評価する趣旨で，医師，看護師，薬剤師に加え，3年以上の病院勤務経験をもつ専任の臨床検査技師が参加することが施設基準となっている．

2. 支出

一般的に支出は，変動費と固定費に分けられる．検査室に関係する支出の内訳として変動費の

表7 臨床検査関係の診療報酬の一部（平成24年）

項目	内容	点数
基本的検体検査実施料	（1日につき）	
	4週間以内	140
	4週間以上	110
検体検査判断料	尿・糞便等検査判断料	34
	血液学的検査判断料	125
	生化学的検査（Ⅰ）判断料[1]	144
	生化学的検査（Ⅱ）判断料[2]	144
	免疫学的検査判断料	144
	微生物学的検査判断料	150
検体検査管理加算	検体検査管理加算（Ⅰ）	40
	検体検査管理加算（Ⅱ）	100
	検体検査管理加算（Ⅲ）	300
	検体検査管理加算（Ⅳ）[3]	500
	外来迅速検体検査加算[4]	10点/件（最大5件まで）
	時間外緊急院内検査加算	110

1) 血液化学検査
2) 内分泌的検査
3) 特定機能病院等の大規模病院においては，高度な医療の提供が求められており，こうした検査の質を確保する観点から，臨床検査技師10名以上を擁する充実した体制で検体検査を実施する場合の評価として平成22年度改定で新設された．
4) 厚生労働大臣が定めるものの結果について，検査実施日のうちに説明した上で文書により情報を提供し，当該検査の結果に基づいて診療が行われた場合に，5項目を限度に加算される．

代表的なものとして，試薬・消耗品代，保守・点検費用が，そして固定費の代表的なものとして人件費がある．

a. 試薬・消耗品費用

検査依頼の増減が大きくなければ，おおむね一定した支出が予想できる．また，汎用型の生化学自動分析装置で使用する試薬は，複数のメーカーから販売されており適正な入札によって値段を下げる努力ができる．しかし，腫瘍マーカーやホルモン検査のように微量成分を対象にする試薬類は，多くは免疫測定法が採用されている．そのため，高感度に測定できる試薬と免疫専用の分析装置が一体となっており1つのメーカーの試薬類に偏ることになる．したがって納入価格は当該検査項目の診療報酬を考慮して適正かどうかを常に念頭に置くことが必要である．

b. 保守・点検費用

機器類を導入するに際しては，これらの費用も考慮されなければならない．新規導入時はそれほど頻繁な修理は発生しないが，定期的な保守・点検契約を結んでおけば障害の多くは予防できる．検査機器類の停止による検査報告の遅延は，患者の適正な診断・治療の観点からは避けなければならない．ある程度費用が発生しても，予防的な定期的保守・点検は必要となる．

c. 人件費

実は大きな支出となるのがこの人件費である．固定費とよばれ，人員が多ければ出費も多くなる．検査に対する必要性とその収入を勘案し，適正で効率的な業務ができる人員の配置が必要である．

3. 収支計算

検査室の収支計算は毎年実施して，経年的な比較と分析をすることが大切である．検査報酬のまるめや包括などによって，実際に実施した検査件数と診療報酬額は一致しないことがある．しかし，最低限収集する項目は，入院・外来の依頼項目件数，それによる診療報酬額，試薬・消耗品代，保守点検費用であり，さらに，各種の検査にかかわる管理加算（検体検査管理加算，外来迅速管理加算，時間外緊急院内検査加算など）を統計資料として医事課などから入手するようにする．このような資料があれば，検査室の経営状態が把握できる．

G リスクマネジメント

医療に限らず，どの分野においてもリスク（危険）はつきものである．発生するリスクを防止する，あるいは発生した場合にはどのように対応するかの道筋を立てておく必要がある．医療における事故は人間の命にかかわるため，最大限の注意を払う．

リスクに対する考え方として，労働災害における経験則から導き出されたハインリッヒの法則がある．これは1つの重大事故の背後には29の軽微な事故があり，その背景には300の異常が存在するというものである．

1. 医療事故・医療過誤（表8, 9）

医療事故は医療施設内で発生したすべての事故が該当する．傷病そのものではなく，医療機関で発生した患者の有害な事象をいい，医療行為や管理上の過失の有無は問わない．合併症，医薬品による副作用や医療材料・機器による不具合も含んでいる．また，医療過誤は「患者に傷害があること」「医療行為に過失があること」「患者の傷害との間に因果関係があること」の三要件が揃った事態を意味している．医療事故の例では，患者の転倒事故，採血時の針刺し事故，などがあり，医療過誤の例には，手術に際して誤って神経を損傷した，血液型を間違えて輸血した，などである．ハインリッヒの法則の最も上位に位置する事例である．

2. インシデント

重大事故に至る潜在的な可能性がある事例で，実際には事故につながらなかった事例を指している．「ヒヤリ・ハット」と同義として使用される．また，医療施設内全体で発生した事項の報告すべきリストを作成して，事象が発生した場合に自発的に報告するオカレンス（occurrence）という言葉もある．「報告すべきリスト」は医療機関によって異なり，また，インシデントとオカレンスを区別していない医療機関もある．

3. 医療事故発生時の対処

医療事故などが発生時した場合には，患者の状態を見極め，迅速に保護する必要がある．そして，おのおのの医療施設で決められた対処と情報の伝達が必要である．

表8 報告様式および影響度分類

報告様式	レベル	傷害の継続性	傷害の程度	内容	具体例
インシデントレポート	0	—	—	エラーや医薬品・医療機器の不具合が見られていたが，患者には実施されなかった．	未然に防げた事例
	1	なし	—	患者への実害はなかった．	なんらかの影響を与えた可能性は否定できない．
	2	一過性	軽度	処置や治療は行わなかった．	観察の強化，バイタルサインの軽度変化，安全の確認のための検査の実施．
	3a	一過性	中等度	簡単な処置や治療を要した．	消毒，湿布，皮膚の場合，シーネ固定，鎮痛剤などの薬剤の投与，短期の入院延長 ＊骨折の場合：保存的治療で，入院日数の延長が短期，退院が可能であった．入院の必要がなかった．
直後の口頭連絡と診療経過等報告書	3b	一過性	高度	濃厚な処置や治療を要した．	バイタルサインの高度変化，人工呼吸器装着，手術または手術に匹敵する処置． ＊骨折の場合：手術，観血的処置，手術が望ましいが，患者の症状から保存的治療の選択．保存的であってもこのことで入院日数が大幅に延長する場合．
	4a	永続的	軽度～中等度	永続的な障害や後遺症が残る可能性がある．または残ったが，有意な機能障害や美容上の問題を伴わない．	—
	4b	永続的	中等度～高度	永続的な障害や後遺症が残る可能性がある．または残り，有意な機能障害や美容上の問題を伴う．	—
	5	死亡	—	死亡（原疾患の自然経過によるものを除く）	—
	その他	—	—	上記分類に該当しないもの，分類が困難なもの．	—

＊このレベルには，不可抗力によるもの，過失によるもの，予期せぬ事態など含まれる．
＊影響度レベルの判断は，「発生時」に判断して対応する．その後，症状固定の段階で2回目のレベル判断を行うものとする．

4. 医療事故防止対策

基本的な考え方は，「人間は過誤を起こす可能性を常にもっている」ことを前提にした防止対策が必要である．医療事故・過誤の防止対策を考える場合には，何が現在問題になっているかの情報を収集し，その記録を残しておく必要がある．これは検査室の場合も同様である．

2007年3月に厚生労働省医療安全対策検討会議から出された「医療安全管理者の業務指針及び養成のための研修プログラム作成指針」には「医療安全に関する情報収集」として，①医療事故およびヒヤリ・ハット事例報告，②患者や家族からの相談や苦情，③患者および職員への満足度調査などの結果，④院内の各委員会の議事録，⑤院内巡視の結果，⑥各部門，部署の職員からの情報提供，が求められている．この「指針」の根底にあるのは，医療の質の向上と安全を確保することにあり，そのための事例を集め，改善し，記録に残し，情報の共有化を行うことであるとされている．

5. 検査室におけるインシデント

検査室におけるインシデント例として，検体の取り扱い（検体破損や，少量検体），患者間違い

(ラベルの貼り間違い，検体の取り違い，など)，検査データに関すること(試薬切れのまま測定値の異常に気づかず報告，フィブリン析出により不完全なサンプリングのままのデータを報告した，など)が散見される．このような異常に気づいたら依頼医師に連絡し，原因を追及して再測定を実施し報告する．しかし，このような事態が発生する前に，防止する方法を考えることが重要である．検査データは患者の診断・治療に利用されること，そして間違ったデータによって患者の治療方法などが大きく違ってくることを常に念頭におき，検査業務に当たらなければならない．それだけ，検査データは重要であり，それを行う検査技師の日々の技術の向上と知識が必要となる．なお，具体的な事例として**表10**に厚生労働省の調査報告を示す．

表9 報告すべき範囲

対象	対象外
(1)患者に傷害が発生した事態(ただし，右に掲げるものを除く)	①院内感染
(2)患者に傷害が発生する可能性があった事態	②食中毒
(3)患者や家族からの苦情(医療行為にかかわるもの)	③職員の針刺し
上記(1), (2)に含まれるもの ・医療用具(医療材料や医療機器)の不具合 ・転落・転倒 ・自殺・自殺企図 ・無断離院 ・予期しない合併症 ・発見，対処(処置)の遅れ ・自己管理薬の服薬ミス ・患者の針刺しなど	④暴行傷害(事件)，窃盗，盗難(事件) ⑤患者や家族からの苦情(医療行為にかかわらないもの)

6. セイフティマネジメントへ

患者の立場に立った医療を実践することが一般的になっている現在，「リスクマネジメント」という言葉はしだいに「セイフティマネジメント」という表現に変化している．もともと「リスクマネジメント」は，1970年代なかばごろ，アメリカにお

表10 臨床検査に関するインシデント事例(厚生労働省重要事例の内訳)

【検体検査部門】
検体採取の前段階で患者取り違え：25例
・氏名確認：10例
・採取容器：4例
・IDカードなどの確認：6例
・依頼伝票などの確認：5例
患者からのサンプリング時のインシデント：48例
・検査ラベル貼り違い：3例
・容器違い：5例
・採取量不足：2例
・依頼見落とし：14例
・採取後処理：4例
・検査室以外でのミス(未採取など)：9例
・採取時間の誤り：9例
・点滴，薬物混入：1例
・その他：2例
検査室到着以前の検体搬送ミス：9例
・検体放置：3例
・検体紛失：5例
・保存処理ミス：1例
依頼受付，到着確認など情報伝達，処理段階でのインシデント：1例
・検体取り違い：1例
分析前処理段階でのインシデント：1例
・検体破損，紛失：1例

検査実施時のインシデント：1例
・分析機自体のトラブル：1例
結果情報処理のインシデント：12例
・異常データの見落とし：4例
・入力：6例
・オンライントラブル：1例
・その他：データの取り違え：1例
【生理機能検査部門】
患者取り違い：2例
・氏名確認ミス：1例
・IDカード確認ミス：1例
患者接遇でのトラブル：3例
・待ち時間：1例
・設備，環境：2例
情報処理などに関するインシデント：5例
・患者搬送ミス：1例
・連絡，伝達ミス：3例
・その他：1例
検査時のトラブル：3例
・点滴などのトラブル：1例
・機器のトラブル：1例
・その他の事故：1例
結果報告に関するインシデント：4例
・報告時の患者取り違い：1例
・結果記載，入力ミス：2例
・結果の紛失，消失：1例

いて患者の権利運動が活発になるとともに医療過誤訴訟が急増し，その賠償金支払対策として医療過誤を防止することに使われた意味合いが大きい．そのため，インシデントやアクシデント情報を収集し，それを分析して対策を講じる前向きな医療の質と安全確保を目的とする概念の強い「セイフティマネジメント」という表現が一般的になりつつある．

H 安全管理

先のリスクマネジメントと同様に，医療機関においてリスクを未然に防止する意味からも安全管理の徹底が求められる．これは，その機関に従事する者，患者，来訪者を含めた安全管理である．

1. 検査室作業環境

検査室に特化した国際規格であるISO 15189では検査室の作業環境について，「仕事の質，品質管理手順，要員の安全性，あるいは患者診療サービスを犠牲にすることなく作業が遂行できるよう十分なスペースをもっていること」，との要求事項がある．検査室において，精度や品質のよい検査データを生み出すためには，検査に従事する検査技師が安全に作業をする環境の整備と管理が必要となる．また同時に，来訪者や患者の安全性を考慮した環境の整備が求められる．採血室が検査室の管理の下にある場合には，体の不自由な人に対する配慮，患者の安心およびプライバシーを考慮することが必要である．また，医療機関として自動体外式除細動器（automated external defibrillator；AED）を設置することが必須となっている．

2. 電気

検査室にはさまざまな分析装置，機器類，コンピュータ類などがありいずれも電気を利用して動いている．大型の自動分析装置の場合には200ボルトの容量が必要で，専用の電源を必要とする．また，最近では多くのコンピュータが利用されるため，1つのテーブルタップに複数のコンピュータならびに周辺機器が接続される，いわゆる「たこ足配線」が行われ，コードなどが過熱する原因にもなっている．火災の原因となり，コンセントを増やすことも必要である．検査室を含む医療機関では，一般の商用電源以外に停電や瞬間停電に備えた自家発電や無停電装置（UPS；uninterruptible power supply）が設置されている．これは測定している途中で停電が発生し，分析装置などが停止することを防ぐ意味からも，また生命維持装置の停止による患者の命を守るためにも必要な設備である．

3. 医療ガス（表11）

医療ガスは「薬事法」で医薬品として規定された種類と，医薬品として規定されていない種類の2種類に大別される．さらに，「高圧ガス保安法」に従い製造・販売・移動・消費が規定されている．そのため，医療ガスは「薬事法」「高圧ガス保安法」の2つの法律によって規定されている．また，使用や保管に際しては，地震などによる転倒防止対策をしておくことが必要である．

4. 薬品（表12）

検査室において業務上使用する薬品の数は大幅に減少している．その理由としては，最近の測定試薬には酵素的測定法が汎用されているからである．そのため，アルコール，アセトン，キシレン，トルエンのような有機溶媒，過酸化物や硝酸塩，硫酸塩などの酸化剤や酸・アルカリといった試薬を利用する従来の化学的測定法が少なくなっている．しかし，臨床検査技師も分析の専門家として薬品に対する正しい知識は必要である．特に注意して取り扱う薬品としては，毒物・劇物である．「毒物及び劇物取締法」に該当する薬品は，その内容をよく理解したうえで十分注意して取り扱うことが重要である．

表11　医療ガスの種類

ガス名称	用途	ボンベの色
日本薬局方酸素	・呼吸器系疾患に対する吸入，蘇生 ・吸入療法（人工呼吸器など），高圧酸素療法 ・合成空気（人工空気） ・笑気ガスへの混合 ・低出生体重児の保育治療	黒
液化酸素	同上	黒
日本薬局方窒素	不活性ガスとして利用され，日本薬局方酸素と混合し合成空気として使用	灰色
液化窒素	同上 液体窒素の状態でも，その冷却効果を利用して低温寒冷療法，冷凍手術用などとして使用	灰色
日本薬局方二酸化炭素（炭酸ガス）	酸素と混合し呼吸療法として使用 ・内視鏡手術，冷凍手術	緑色
日本薬局方亜酸化窒素（笑気ガス）	・全身麻酔，鎮痛	ヘッド部：青 本体部：灰色
殺菌（滅菌）ガス	酸化エチレンと炭酸ガスの混合ガスで，ほぼすべての微生物・昆虫・昆虫卵を殺し，またウイルスを不活性化する強い滅菌力もある	灰色（メーカーによっても異なる）
治療用圧縮空気	酸素と混合して治療に使用	配管部分：黄色

表12　毒物・劇物の表示及び貯蔵・陳列場所の表示，保管などについて

1. 容器及び被包に表示する事項
 1)「医薬用外毒物」（赤地に白色文字），「医薬用外劇物」（白地に赤色文字）の文字を表示
 2) 毒物または劇物の名称
 3) 毒物または劇物の成分およびその含量
 4) 厚生労働省令で定める毒物または劇物については，厚生労働省令で定めるその解毒剤の名称
 ［例えば，有機リン化合物及びこれを含有する製剤については，2-ピリジルアルドキシムメチオダイド（別名PAM）の製剤及び硫酸アトロピン製剤］
 5) 毒物または劇物の取扱いおよび使用上とくに必要と認めて，厚生労働省令で定める事項
2. 貯蔵・陳列場所の表示
 毒物または劇物を貯蔵し，または陳列する場所に「医薬用外」の文字および毒物については「毒物」，劇物については「劇物」の文字を表示する．
3. 保管について
 1) 盗難紛失を防ぐために必要な措置
  ①鍵のかかる場所に保管する．
  ②薬品の管理簿を作成し使用量，残量が把握できる体制作りをする．
 2) 飛散，漏れ，浸みだし等を防ぐ構造設備

（毒物及び劇物取締法より）

この法律での毒物，劇物の定義は，いずれも医薬品及び医薬部外品以外のものが該当する．その種類は，2011年4月時点での調査で，毒物に指定されているものが156項目，劇物に指定されているものが494項目あり，特に著しく毒性の強いものとして特定毒物（13項目）がある．毒物・劇物に関する具体的な物質などの詳細は，厚生労働省医薬食品局審査管理課化学物質安全対策室のホームページ（http://www.mhlw.go.jp/new-info/kobetu/seikatu/kagaku/index.html）を参照のこと．

また，試薬の廃棄についても注意が必要である．化学的測定法が少なくなっているとはいえ，あれば法に定められた適切な廃棄手順を遵守するようにする．一方，最近の試薬には防腐剤としてアジ化ナトリウムを含むものが多く，水で洗い流す際に金属と反応し爆発性のアジ化金属を，また酸と反応して有毒かつ爆発性のアジ化水素酸を発生させることがあるので，廃棄の際には大量の水で洗い流すようにする．その他，試薬添付の説明書に従って適切な廃棄を行う．

5. 感染性医療廃棄物(表13)

検査室で取り扱う検体は，生体由来である．特にHBV，HCV，HIVなどのウイルス感染には注意する必要がある．そこで働いている人々はもちろん，それ以外の人々に対しても安全に気を配

表13　感染性廃棄物容器

廃棄物の種類	バイオハザードマークの色と容器	対象物
液状または泥状のもの	赤色 プラスチック製容器など （廃液などが漏洩しない密閉容器）	・血液，血清，血漿，体液，血液製剤など ・手術などに伴って発生する病理廃棄物 ・胸腔ドレーン ・吸引用のパック ・排液ドレナージバッグ
固形状のもの	橙色 ビニール専用袋（2重にする） 紙とプラスチック複合容器	・血液または，汚染物が付着した紙オムツ，ガーゼ，紙くず，繊維くず，廃プラスチック類など，専用袋を破損させない固形状のもの
鋭利なもの	黄色 プラスチック，金属製容器など 非貫通性容器	・注射針，メスなど鋭利なもの ・病原微生物に関連した試験や，検査などに使用した試験管，シャーレなど

り，検体以外にも試薬の廃棄や注射針・検体容器の処置については一定の安全基準に従って処理する必要がある．先にも述べた国際規格であるISO 15189の「5.2　施設及び環境条件」のなかで「作業場所は，清潔に維持されている．危険物の保管及び廃棄は関連する規則に基づいている．」ことが要求されている．ここで，「関連する規則」については各種のガイドラインが報告されており，その1つとしてCLSI（Clinical and Laboratory Standards Institute，元のNCCLS）では検査室の保守・点検に関するガイドラインを定めている．2004年に第2版が出され，一般的な安全基準，放射性物質や劇薬に対する適切な標識，ガスボンベの取り扱い方，発癌物質の取り扱い・廃棄法，感染性微生物の処理などさまざまなことについて注意を喚起している．日本でも医療施設などから出る廃棄物の処理に関して，廃棄物処理法（1970年）や「廃棄物処理法に基づく感染性廃棄物処理マニュアル」（1992年環境第234号厚生省通知，2004年改正，http://www.env.go.jpで閲覧可能）に基づいて適正な処理をするように求められている．なお，臨床検査に関係する感染性医療廃棄物の解説書としては，参考文献7）が参考になる．

また，採血時などに針刺し事故が発生した場合，HBV，HCV，HIVなどのウイルス感染を想定した対応を各医療機関で考えておく必要がある．図2に針刺し・汚染事故など発生時の対応スキームの例を示す．

a. 注射針などの処理

安全剃刀や注射針，採血管などの不燃物は黄色のバイオハザードマークの付いたプラスチック容器に入れる．針や刃が突き刺さらないようにするためである（図3，右）．検査室外のような不特定多数が出入りするような場所で，たとえば血液ガス装置が医師に開放され使用済みの注射筒を廃棄する場合には図4のような鍵のかかる容器を利用することもある．また，注射針を廃棄する場合には，キャップを付け戻したり（リキャップ）せずに捨てるべきである．しかし，リキャップしなければならないときは指を傷つけないで安全にキャップの付け戻しができる工夫が必要で，その例を図5に示す．

b. 検体の処理

血液などの液体は，赤色のバイオハザードマークの付いたプラスチック容器に入れる．また，血液や体液などが付着した可燃物，たとえばガーゼ・脱脂綿・紙おむつ・包帯・紙製品（濾紙，プレート，ペーパータオル，尿コップなど）は橙色のバイオハザードマーク（図3，左）の付いた透明ポリ袋，もしくはプラスチック容器に入れる．尿，吐瀉物，大便などの排出物はトイレに流し処理する．血液を含むプラスチック容器などの感染性物質は「廃棄物処理法に基づく感染性廃棄物処理マニュアル」に従って焼却する．

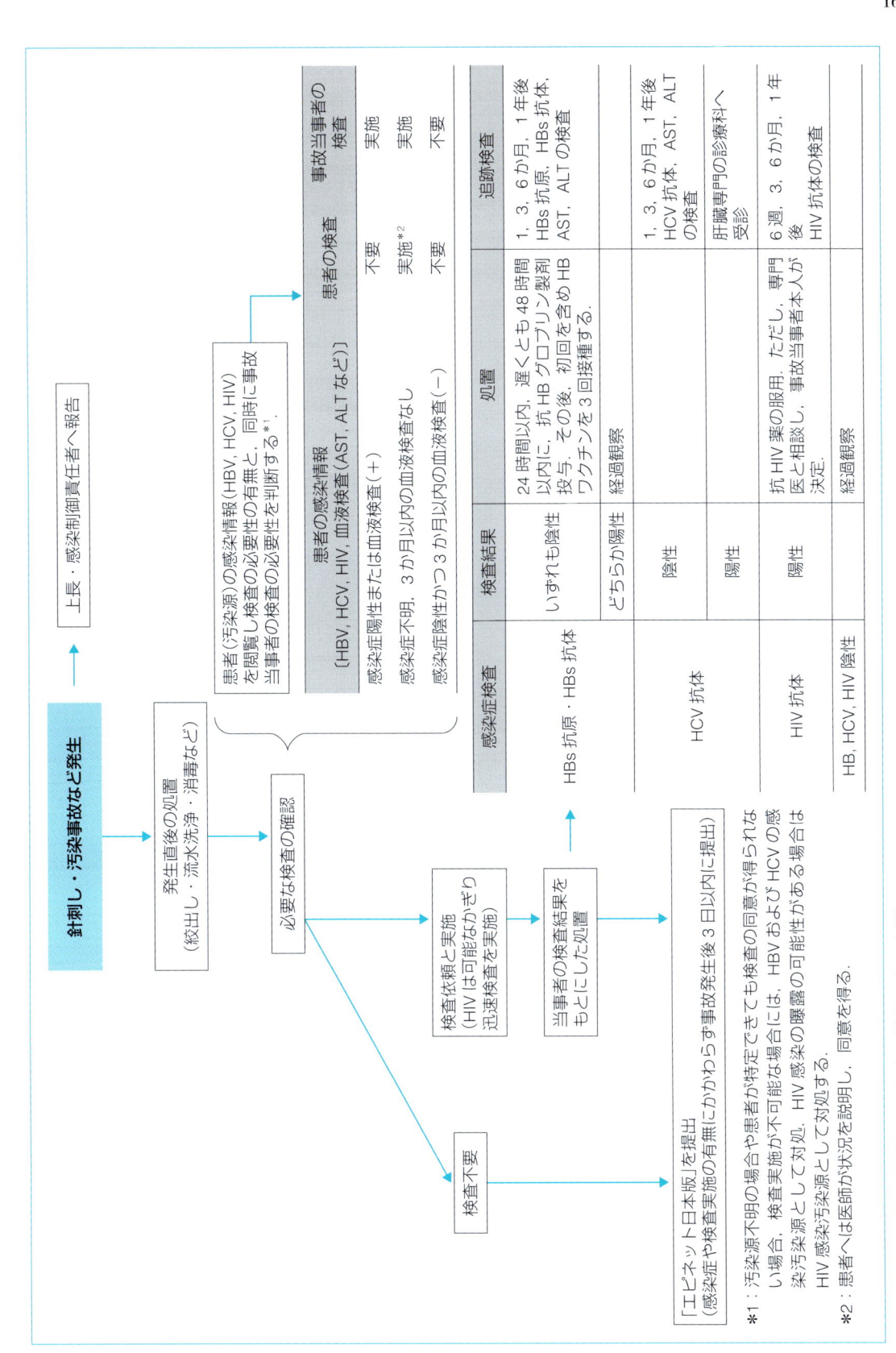

針刺し・汚染事故など発生
↓
発生直後の処置
（絞出し・流水洗浄・消毒など）
↓
必要な検査の確認

上長・感染制御責任者へ報告

患者（汚染源）の感染情報（HBV, HCV, HIV）を閲覧し検査の必要性の有無と、同時に事故当事者の検査の必要性を判断する*1

患者の感染情報（HBV, HCV, HIV, 血液検査（AST, ALT など）

	患者の検査	事故当事者の検査
感染症陽性または血液検査（＋）	不要	実施
感染症不明、3か月以内の血液検査なし	実施*2	実施
感染症陰性かつ3か月以内の血液検査（−）	不要	不要

感染症検査	検査結果	処置	追跡検査
HBs 抗原・HBs 抗体	いずれも陰性	経過観察	
	どちらか陽性	24 時間以内、遅くとも 48 時間以内に、抗 HB グロブリン製剤投与、その後、初回含め HB ワクチンを 3 回接種する。	1, 3, 6 か月、1 年後 HBs 抗原、HBs 抗体、AST, ALT の検査
HCV 抗体	陰性	経過観察	
	陽性		1, 3, 6 か月、1 年後 HCV 抗体、AST, ALT の検査 肝臓専門の診療科へ受診
HIV 抗体	陽性	抗 HIV 薬の服用。ただし、専門医と相談し、事故当事者本人が決定。	6 週、3, 6 か月、1 年後 HIV 抗体の検査
HB, HCV, HIV 陰性		経過観察	

検査依頼と実施
（HIV は可能なかぎり迅速検査を実施）
↓
当事者の検査結果をもとにした処置
↓
「エピネット日本版」を提出
（感染症や検査実施の有無にかかわらず事故発生後 3 日以内に提出）

検査不要

*1：汚染源不明の場合や患者が特定できても検査の同意が得られない場合、検査実施が不可能な場合には、HBV および HCV の感染汚染源として対処。HIV 感染の曝露の可能性がある場合は HIV 感染汚染源として対処する。
*2：患者へは医師が状況を説明し、同意を得る。

図 2 針刺し・汚染事故など発生時の対応スキーム例

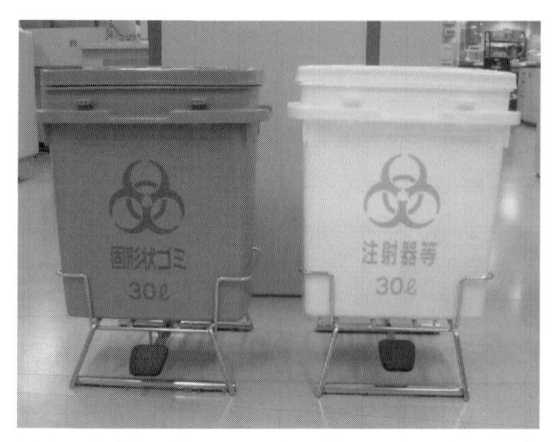

図3　バイオハザードマークの付いたプラスチック容器
黄色は不燃物(右)，橙色は可燃物用(左)として利用され，写真はいずれも足で蓋を開けることができるタイプ．

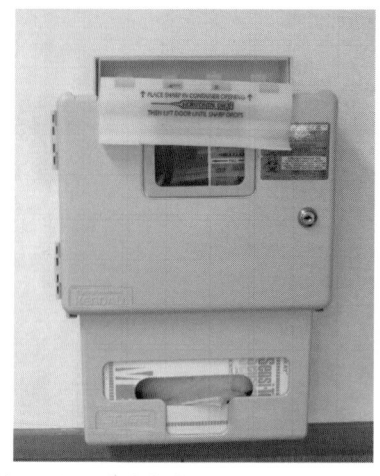

図4　鍵のかかる廃棄物容器
上部の空間に使用済み注射筒を入れ，白いパネル(矢印)を持ち上げると蓋が開き注射筒が落下し，再び取り出すことができない．

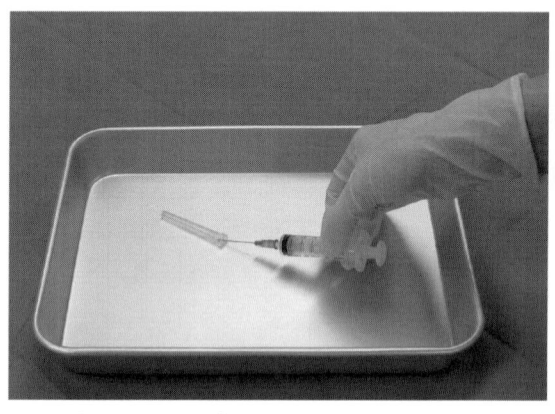

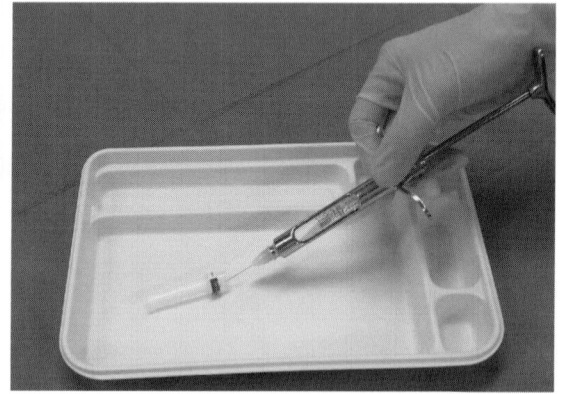

図5　片手リキャップ法
検査室ではあまり実施しないが病棟などで注射薬を調製する際，準備後，清潔に保管しなければならない場合(シリンジポンプや持続硬膜外注入器など)は，トレイ内で片手リキャップ法にて行う．

6. 労働衛生管理

　労働に従事する者を職業上の疾病や災害から保護し，健康的な職場環境をつくり労働者を守ることを目的として各種の法律がある．日本では労働基準法が昭和22(1947)年，労働安全衛生法が昭和49(1974)年に制定され，労働者の作業環境の改善と健康的な労働の場をつくり，労働者のより高い健康状態を確保する方向性が示された．また，労働衛生管理法では，労働者を守るため各職場に総括安全衛生管理者，安全管理者，衛生管理者，安全衛生推進者，産業医などを置くことが義務付けられている．また，労働者をどのようなものから守るかは，表14のような項目がある．そして，健康管理については，労働安全衛生法に基づき医師による健康診断を雇用時，雇用後1年間に1回定期的に実施すること，さらに特定の業務に従事する者(労働安全衛生規則第13条第1項第2号に掲げる業務に常時従事する労働者．病原体によって汚染の著しい業務に従事する検査技師も含まれる)は，配置替えの際や6か月ごとに1回医師による健康診断を受けることが義務付けられ

表14 労働者の健康障害を防止すべき事例

種類	例
1	材料，ガス，蒸気，粉じん，酸素欠乏空気，病原体等による障害
2	放射線，高温，低温，超音波，騒音，振動，異常気圧等による障害
3	計器監視，精密工作などの作業障害による障害
4	排気，排液または残さい物による障害
5	作業環境（通路，床面，階段などの保全ならびに換気，採光，照明，保温，防湿など）による障害

（労働衛生法より一部改変）

表15 トリアージ・タグの書式規格

黒(Black Tag)	カテゴリー0（死亡群）	死亡，もしくは生命にかかわる重篤な状態であっても救命に現況以上の救命資機材・人員を必要とするため，該当する時点での救命が不可能なもの．
赤(Red Tag)	カテゴリーI（最優先治療群）	生命にかかわる重篤な状態で一刻も早い処置が必要で救命の可能性があるもの．
黄(Yellow Tag)	カテゴリーII（待機的治療群）	今すぐに生命にかかわる重篤な状態ではないが，早期に処置が必要なもの．
緑(Green Tag)	カテゴリーIII（保留群）	軽度の病症および救急での搬送の必要がないもの．

（総務省　消防庁ホームページより）

ている．

7. 災害対策

「災害」の定義を災害対策基本法から引用すると，「暴風，豪雨，豪雪，洪水，高潮，地震，津波，噴火その他の異常な自然現象又は大規模な火事若しくは爆発その他その及ぼす被害の程度においてこれらに類する政令で定める原因により生ずる被害をいう．」とされている．医療機関におけるこれらの大規模災害に対する対応として，患者の安全確保を第一に，電気・ガス・水道などのいわゆるライフラインの確保などが求められる．そして，日頃からの対策としては，地震に備えた建物の耐震・免震構造化，自家発電，貯水設備，薬品・食料などの備蓄，そして職員間の指示命令系統の明確化および周知方法の準備がある．さらに，地域あるいは広域での大規模災害や事故などの現場で急性期に活動できる専門的な訓練を受けた災害派遣医療チーム（disaster medical assistance team；DMAT）の派遣に協力できる組織体制の準備も必要である．災害地域においては傷病者の人数に比較し，救助する側の人数が限られる場合が大いにある．多数の傷病者を重症度と緊急性によって分別し，治療の優先度を決定するトリアージ訓練（表15）も必要となる．

医療機関内で災害に遭った場合の検査室の対策や対応はどのように考えたらよいだろうか．対策として，検査室のどこにガス栓や水の元栓があるか知っておくこと，懐中電灯の用意，日頃から非常口を確認し，避難口を確保すること，可燃性ボンベの安全な設置を考えておくことがあげられる．また，その災害が発生した時点でどのような検査ができるのか，至急担当部員に調査を依頼し，責任者はその時点で検査室としてできる検査とできない検査を明確に把握しておくことが必要である．電気・水道が供給されない場合には簡易医療機器でできる検査方法もあるため，このような機器や試薬の準備も必要である．

参考文献

1) 河合忠（監修）：臨床検査室のためのISO 15189. 日本規格協会，2008
※国際規格であるISO 15189「臨床検査室―品質と能力に関する特定要求事項―」の内容がわかりやすく解説されている

2) 日本臨床検査標準協議会（JCCLS）：標準採血法ガイドライン（GP4-A2）．2011
※採血方法全般にかかわる手技などについてわかりやすく解説されている

3) 日本適合性認定協会：「分析前後段階の品質保証」についての指針―臨床検査室（JAB RM320-2009）．2009
※臨床検査の分析にかかわる事項以外の，分析前後の精度管理や報告方法などについて解説されている．
http://www.jab.or.jp/feedback/att/RM320-2009R0D1.pdf で閲覧できる

4) 厚生労働省医療安全対策検討会議医療安全管理者の質の向上に関する検討作業部会：「医療安全管理者の業務指針および養成のための研修プログラム作成指針医療安全管理者の質の向上のために」平成19年3月．2007
※医療機関において医療安全を推進する任にあたる管

理者が行うべき業務内容やその管理者を養成するための研修内容について記載されている．http://www.mhlw.go.jp/shingi/2007/03/s0309-12.html で閲覧できる

5) 廃棄物の処理及び清掃に関する法律．昭和45年法律第137号，1970
※廃棄物の排出抑制と処理の適正化により，生活環境の保全と公衆衛生の向上をはかることを目的とした法律であり，廃棄物処理法，廃掃法と略される．http://law.e-gov.go.jp/htmldata/S45/S45HO137.html で閲覧できる

6) 廃棄物処理法に基づく感染性廃棄物処理マニュアル．環境省大臣官房廃棄物・リサイクル対策部，2012
※廃棄物処理法に基づいて感染性廃棄物を処理する際の実施方法に関係する内容が記載されている．http://www.env.go.jp/recycle/misc/kansen-manual.pdf で閲覧できる

7) 松島肇，伊藤機一（編）：新改訂 医療廃棄物の適正処理マニュアル―感染性廃棄物を中心に．臨床病理刊行会，2005
※医療廃棄物を処理するための全般的な解説に加え，施設ごと，部門ごとの実例を交え，特に感染性廃棄物を中心に記載されている

第5章
検査の受付・報告

学習のポイント

❶ 検査の依頼から結果報告までの一連の流れを理解する．
❷ 検体検査においては，検体採取から検査が始まる．
❸ 検体の前処理のよしあしが，得られる検査結果の精度を左右する．
❹ 検査結果報告においては，ひと工夫添える．
❺ 検査結果はそのまま報告するのではなく，その精度を確認してから報告する．
❻ 電子化して保存された膨大な検査データは宝の山である．

本章を理解するためのキーワード

❶ **オーダリングシステム**
検査，処方，処置，指示などをコンピュータ入力することで伝達するシステム．

❷ **物品搬送システム**
病院の建物内部にレールを張り巡らせ，その上を箱状の格納庫が行き来して物品を運搬する装置．

❸ **電子カルテ**
従来の紙カルテに記録されていた各患者のあらゆる診療情報を電子化してファイリングしたシステム．

A 検査受付

1. 検査予約

　検査を行うには，医師が患者を診察して何の検査を行うかを決め，その内容を検査技師に伝達する必要がある．その手段として，従来では検査項目の一覧が記載された検査依頼用紙(図1)を用い，検査が必要な項目を選択して検査技師に検査依頼を行う，という方法が採られていた．
　しかし，この20数年の間に多くの病院や医療施設でコンピュータ化が進み，オーダリングシステムとよばれる検査依頼用紙を使用しない方法が全国的に普及している．これは，医師が病棟あるいは診察室に設置されている病院情報システムの端末を使用して，画面に表示されている検査項目の一覧から目的の検査項目を選択することで簡単に検査依頼が可能である．また，オーダ登録後の検査項目の追加や削除などの修正も容易である．
　コンピュータに入力された検査依頼内容はオーダ情報とよばれ，それをもとに検体検査の場合には，必要検体数分のバーコードラベル(図2)がプリントアウトされる．そして，個々の検体にバーコードラベルが貼られて検査室に届けられる．オーダ情報は，オーダ入力が完了したとき，あるいはバーコードラベルが出力されたときに病院情報システムのコンピュータから検査室のコンピュータに送信され登録される．よって，検体が検査室に届けられた，または患者が検査室に来た時点で，検査室ではどのような検査を行ったらよいかを把握している．このように，医師が検査依頼入力を行うことを検査予約する，という．
　検査予約には1日に検査できる人数(検体数)に制限がある場合と，そうでない場合がある．前者は，検査依頼時(オーダ入力時)に検査日時を決定する必要があり，オーダリングシステムでは予約

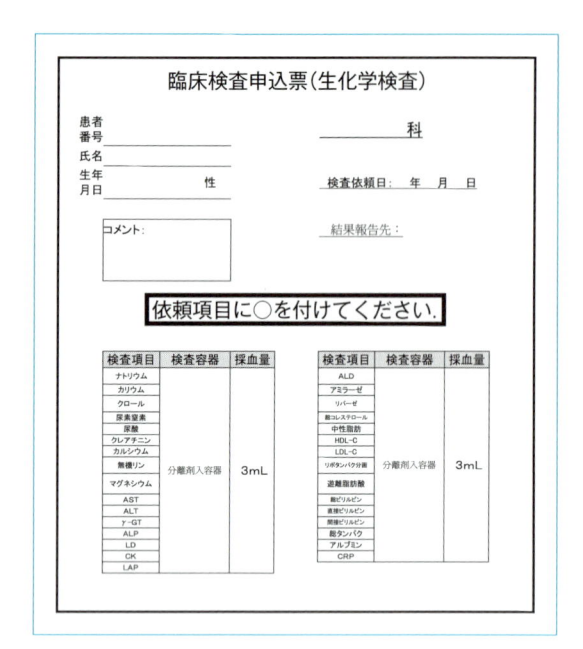

図1 検査依頼用紙の例

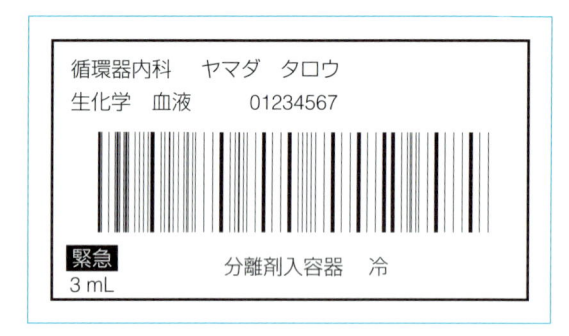

図2 検体ラベルの例
ラベルには検査依頼診療科名，患者氏名，検査種別，検体名，患者ID番号，採血量，採血管種別，提出時の温度などが印字されている．また，この例では，緊急検査であることも印字されている．

取得画面とリンクさせてオーダ登録と同時に検査日時を予約する（図3）．当日の急な検査依頼は原則的に不可である．その理由としては，患者あるいは検体の前処置（処理）が煩雑で検査に長時間を要する，試薬などのランニングコストが高価であるため，より効率的に検査を行う必要がある，あるいは，検査に使用する器具の保有台数に制限がある，などがあげられる．例として，検体検査では糖負荷試験や凝固因子，生理検査では脳波検査や心臓超音波検査などがある．

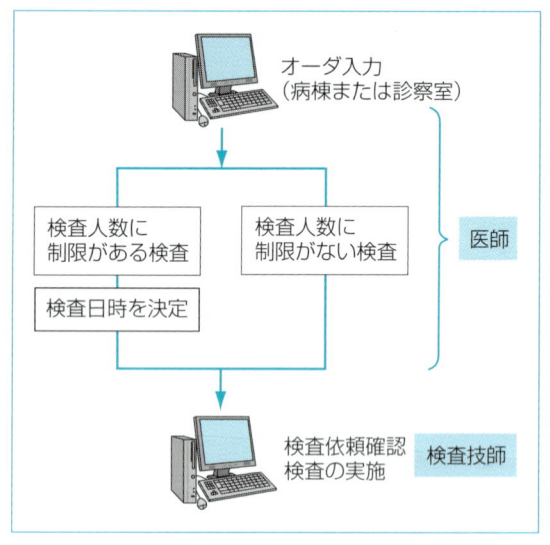

図3 オーダリングシステムによる検査依頼

一方，1日の業務時間内に検査できる検体数または患者数に制限がない検査の場合は，検査日時を指定する必要もなく，急を要する検査に対しても検査室は対応可能である．例としては，血球計算，尿一般定性検査，生化学スクリーニング検査など多くの検体検査，生理検査では心電図検査がある．心電図検査は，心電計の台数や検査技師の人員数の問題があるが，1人あたりに要する検査時間が短いため比較的多くの患者を検査できる．また，これらの検査は外来患者において，次回の診察までに検査結果が得られればいつ検査をしてもよいので，患者自身の都合に合わせて検査することが可能である．もちろん，緊急検査など検査依頼当日に迅速的に行う検査なども該当する．施設によっては，検査日時を指定して検査依頼する場合のみ検査予約とよんでいるところもあり，オーダリングシステムが普及してきた現在では，検査依頼＝オーダ入力であり，これを検査予約と理解して差し支えない．

2. 検体照合

採取された検体を受け取ったときには必ず検体照合を行う必要がある．検体照合とは，検査依頼項目に合致した検体であるか，採取された検体が

検査依頼内容に適した採取容器に入れられているか，検体量は規定量あるか，提出条件が間違っていないか，などを確認することである．

オーダリングシステムにおいては，検査依頼内容と検体ラベルの記載事項（患者氏名，カルテ番号，検査日，採取容器名，提出条件など）に不一致が認められることはないが，検体ラベル記載事項と実際の検体材料あるいは採取容器が間違っていることが，しばしばみられる．また，検査依頼用紙がある場合は，採取容器に貼られた検体ラベルの記載事項と依頼用紙に記載されている内容が一致しているかも照合して確認する必要がある．もしこれらの確認事項に誤りがあったまま検査を行ってしまうと正確な検査結果を得ることができず，間違った診断や処置を招くことになる．

たとえば，検体ラベルに記載されている採取容器が，血清分離用の凝固促進剤が塗布された採血管を指定しているにもかかわらず，エチレンジアミン四酢酸2ナトリム塩（EDTA-2Na）入りの採血管に検体採取している場合，ナトリウム（Na）値が異常高値になり，カルシウム（Ca）やマグネシウム（Mg）はEDTAとキレート結合することにより，異常低値になる（図4）．

一方，検査の現場でよく見かける検体提出条件の間違い例として，検体採取後速やかに氷冷しなければならないもの，あるいは37℃の加温状態で提出しなければならない場合に，しかるべき温度管理を行わずに室温のまま検体提出していることがある．検体採取後速やかに氷冷しなければならない検査項目としては，ヒト脳性ナトリウム利尿ペプチド（BNP），アンモニア（NH_3）などがあり，室温のまま放置しておくと，BNPについては血中の酵素によって分解され低値に，NH_3については血中アミノ酸の分解によりNH_3が増加して高値にそれぞれ検査されてしまう．また，37℃で検体提出する検査項目としては，寒冷凝集素やクリオグロブリンなどがあり，室温放置では血清から血餅に移行して低値になってしまう．

これらの例はごく一部であるが，検査前に検体照合することで未然に防ぐことが可能である．したがって，検体照合を行うことは必要かつ重要な作業である．

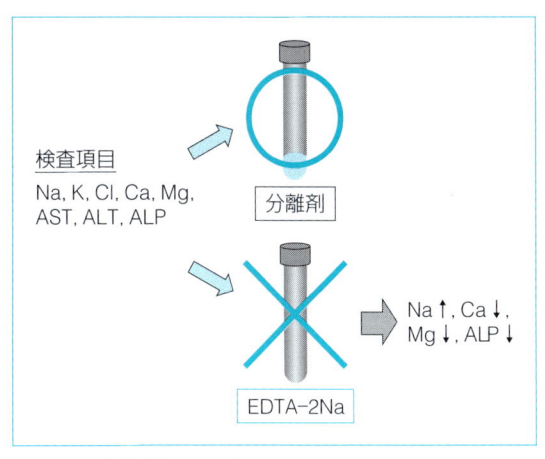

図4 採血管間違いの例
Na：ナトリウム，K：カリウム，Cl：クロール，Ca：カルシウム，Mg：マグネシウム，AST：アスパラギン酸アミノ基転移酵素，ALT：アラニンアミノ基転移酵素，ALP：アルカリホスファターゼ
これらの項目が依頼されているとき，EDTA-2Na容器に採血すると，Na測定値が上昇し，Ca，MgおよびALP測定値が低下する．

3. 検体搬送

検体の検査室までの搬送については，医師や看護師などの医療従事者，あるいはメッセンジャーとよばれる病院内各所を巡回して種々の物品や検体搬送を専任としているスタッフによる搬送，病院内設備として整備された物品搬送システムによる搬送などがある．

これら人手による検体搬送，あるいは機械による搬送で検体（検査）に影響を及ぼすと考えられる最初の要因は，検査室までの搬送時間と温度管理である．温度管理については，検体照合で述べた検体提出条件と関連するが，検体採取後氷冷が求められる場合は氷の入った容器に検体を入れて搬送し，37℃での検体提出が求められる場合は温水が入った容器に入れて搬送するか，人が検体を握ったまま検査室に届ける，という方法がとられている．しかし，温度管理が十分であっても検体提出までに長時間をかけることは厳禁で，検体採取後は速やかに検査室へ届けることが望ましい．

検体搬送に関して検査に影響を及ぼすものとして，搬送中の検体破損がある．これは，特に物品搬送システムを用いた場合にみられることであるが，採取管または採取容器が搬送途中の振動などで倒れ，検体が容器からこぼれ出ることがある．この状況は，検体の送り手，すなわち医師や看護師が搬送用ボックス内で検体をしっかり固定していないことに起因することもあり，送り手の理解と協力が必要である．したがって，検体の受け手側である検査室でも検体が転倒しないよう，搬送用ボックス内に試験管立てを設置する，尿カップ（尿コップ）を置くための専用容器などを設置する，などの工夫をすることも大事である．

また，医師あるいは看護師が検体を搬送用ボックスに確実に入れたはずなのに検査が行われていない，ということが稀に発生し，再度搬送用ボックス内を確認すると，奥まったところに検体が取り出されずに残っていた，という初歩的なミスが起こることがある．よって，搬送システムで検体が送られてきたときには，搬送用ボックス内の隅々まで確認することが重要である．また，搬送システムは，トラブル発生による稼働停止というリスクもあるので，温度管理が必要な検体や緊急検体を搬送するときは，人手によって行われるほうが望ましい．

B 検体の前処理と検査

1. 検体種別

日本では明治時代中期頃に顕微鏡が輸入され，尿，便あるいは血液の形態的観察が行われるようになり，検査対象となる検体種別が拡大した．現在では血液，尿，髄液，骨髄液，腹水，胸水などの体液や糞便，喀痰あるいはリンパ節，胃粘膜などの各種組織などさまざまな検体が検査対象となっており，特に微生物学的検査においては，これら以外に上記検体や組織が付着したガーゼやカテーテルなどの医療用具も検査対象になることがある．

このように多岐にわたる検体種別からどのように目的の検体を選択するかというと，基本的には分析する検査項目が決まれば，おのずと決定される．たとえば，アスパラギン酸アミノ基転移酵素（aspartate aminotransferase；AST）は，肝臓障害があると肝細胞から血液中に流れ出す逸脱酵素であるため，ASTを検査するときは採血して血清が検体となる．また，髄膜炎を疑う場合，細菌性なのかウイルス性なのかを判別するために髄液中の細胞数を検査することがある．もし，好中球などの多核球が増加していれば，細菌性，リンパ球などの単核球が増加していればウイルス性となる．オーダリングシステムでは各検査項目の規定検体種別が設定されており，ASTをオーダするとその検体種別は自動的に「血液」あるいは「血清」になる．このように，検査項目の臨床的意義をよく理解することが，検体種別の選択には重要となる．

2. 検体処理

検体は，すべてがそのままの状態で検査されるわけではなく，さまざまな前処理を経て検査されている．この前処理がその後の検査結果に大きく影響する．

血液検体を例に述べると，依頼検査項目に応じた採血管への採血があげられる．すなわち，血清を対象とする検査であれば，シリカやポリビニルピロリドンなどの凝固促進剤が内壁に塗布された採血管に採血し，全血液を試料として行う血球算定やその他血漿を試料として検査する場合は，EDTA-2NaまたはEDTA-2K，ヘパリン，クエン酸ナトリウムやフッ化ナトリウムなどの抗凝固剤が添加された採血管に採血する．これらは，いずれも検体中の検査対象成分の安定化や，検査条件の至適化を目的に使用されている．

採血後最も多く行われる検体処理は，遠心分離である（図5）．遠心分離する条件は一般的に通常の遠心分離機であれば，3,000～3,500 rpm，5～10分で行われる．ただし，この条件は検査項目や検体種別によって異なり，注意が必要である．

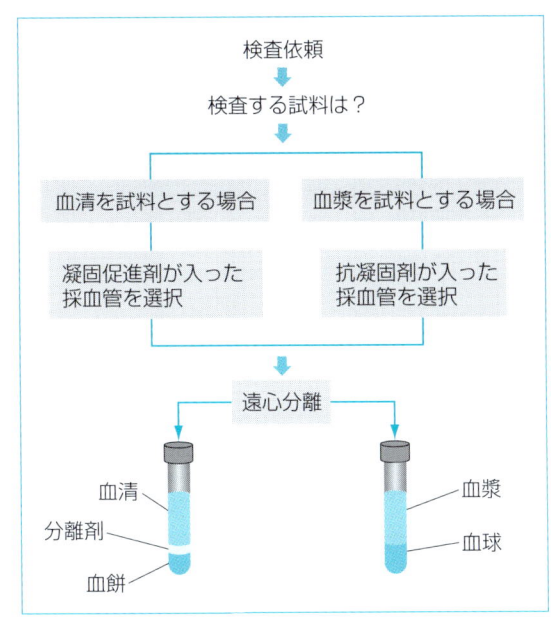

図5　血液検体の前処理

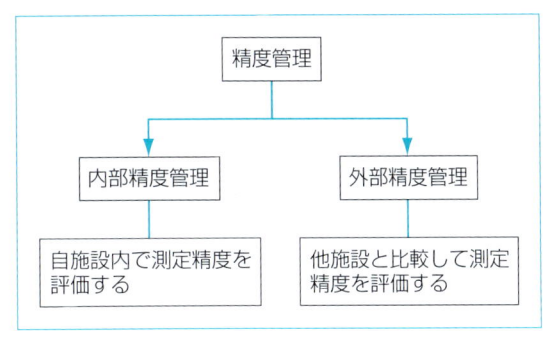

図6　精度管理の種類

その他の検体処理の例としては，遺伝子検査におけるRNAあるいはDNAの抽出，微生物学的検査における塗抹や喀痰検体のNALC-NaOH処理法，病理検査における組織の固定や集細胞など，さまざまなものがある．これら検体処理は，その後の検査結果を大きく左右する要因となり，処理の不備により検体が損なわれると，正確な検査結果が得られない．それゆえ，検体処理を適切に行うことの重要性を十分理解する．

3. 検査精度の管理

検査は用手的あるいは分析装置を用いて行われるが，検査値には必ず誤差があり，これが大きくなりすぎると検査法として成立しなくなる．そのため，日々誤差を把握し，最小にとどめるよう心がけなければならない．これを精度管理という．

精度管理は大きく2つに分けられる．1つは，施設（検査室）内部で既知濃度の管理試料などを測定し，測定値が表示値と比べてどれくらい差がある（乖離している）かを確認する内部精度管理である．もう1つは同一検体について自施設を含む他の複数施設でそれぞれ検査し，自施設の結果値が他施設と比較してどれくらい乖離しているかを確認する外部精度管理である（図6）．

内部精度管理は，分析工程管理と患者の個別データ管理に大別される．検体検査においては，毎日検査が始まる前や検査終了後，あるいは患者検体測定の合間に管理試料を測定し，精度を評価する．また，患者検体の測定値について，前回値（前回検査したときの結果値）と比較して大きな差異が生じているか否かを確認し，あらかじめ設定された許容範囲を超えていれば，再測定する．生理検査に関しては，たとえば，心電計について電圧校正を行ったり，肺機能検査のフローセンサーについて較正器を用いてゼロ点調整・キャリブレーションなどを行ったりして日々精度管理されている．

一方，外部精度管理については，日本国内では日本医師会や各都道府県医師会，あるいは日本臨床衛生検査技師会などが，国際的にはアメリカ臨床病理医協会（College of American Pathologists；CAP）が行っているサーベイランスに参加（いずれも有料）して精度を評価してもらう，ということが行われている．検体検査においては，未知濃度の管理試料がサーベイランス参加全施設に配布され，それぞれが測定値を上記の協会に報告する．そして，統計的処理が行われて，自施設の結果が全体の平均値からどれくらい乖離しているかが評価される．また，生理検査では，心電図波形や脳波波形などが配布され，各施設で所見などを記入して報告し，正解獲得点数で評価される．な

お，これら精度管理の評価方法は次章で詳しく述べているので，そちらを参照されたい．

C 検査結果の報告

1. 報告の種類・方法

検査結果報告の種類としては，検体の受付から結果報告までの時間で規定されるものと，結果の形態で規定されるものの2つに大別される．

前者については，検体受付後約30分で結果報告する緊急報告，検体受付後1～2時間程度で結果報告する診察前報告，検体受付当日中に報告する即日報告，これら以外の通常報告などがある．これらの呼称は，施設によってさまざまであり，正式な定義があるわけではない．ただし，緊急報告と診察前報告など急いで結果報告するものは，迅速報告ともよばれ，特に外来患者に対しては，既定の検査項目について医師が結果報告書を手渡して結果説明を行うことにより迅速加算〔平成22(2010)年保険改正では1項目10点で最大5項目まで加算〕が算定される．また，迅速報告の対象検査項目でなくても，検査結果がパニック値であったり，微生物学的検査でMRSAが検出された場合，前回と比較して著しく乖離した場合などは，急いで主治医に報告することがある．

結果の形態で規定されるものについては，数値，半定量値あるいはコメントだけによる報告と画像も含んだ報告の2種類がある．たとえば，血球計算での赤血球数や白血球数などは数値報告される検査項目であり，尿一般定性検査の性状や，遺伝子検査での「変異あり」，あるいは「変異なし」などはコメントによる結果報告である．また，免疫電気泳動や染色体検査などは電気泳動像や培養した染色体画像が結果に含まれるため，数値だけの結果報告とは異なった報告形態になる（図7）．さらに，脳波検査や内視鏡検査などでは，ビデオ動画を用いた結果報告もある．

それでは，これらの結果報告はどのような手段で行われているかというと，最も一般的なものと

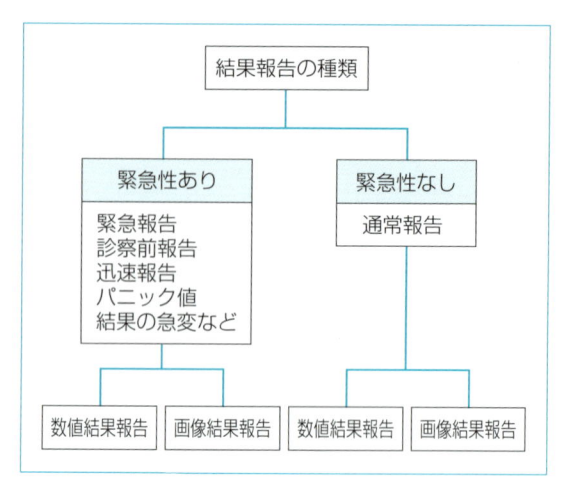

図7 結果報告の種類

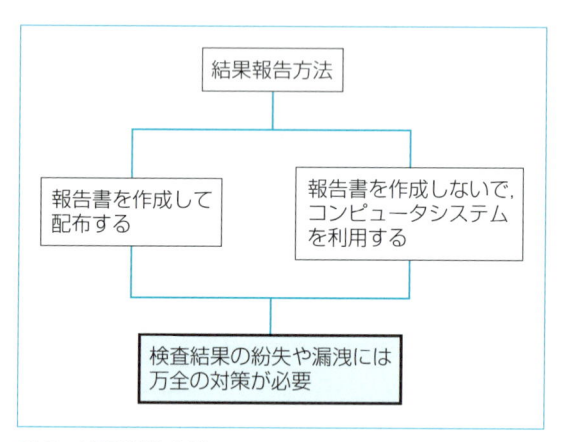

図8 結果報告方法

して，結果報告書を作成する，あるいはビデオテープを主治医や病棟に配る，という方法があげられる．配送方法は，メッセンジャーや搬送システム（→ p.173）にて行われる．ただし，個人情報保護には細心の注意を払う必要があり，搬送途中の紛失や結果の漏洩などはあってはならない（図8）．そのため，頑丈で密閉できるケースなどに結果報告書を入れ，報告書の受け渡しには送り側と受け側が互いにサインして確認することが望ましい．特に日本医学会をはじめとする関連学会が策定した「医療における遺伝学的検査・診断に関するガイドライン」の対象となっている生殖細胞系列における遺伝子変異や先天性の染色体検査の結果報告書については，封書で親展にて主治医に報

告する手段を考慮する．

　報告書を作成しない報告方法として，コンピュータシステムを利用したものがある．これは，平成11（1999）年4月に医師法および歯科医師法に規定する診療録等について電子媒体による保存が容認されたことを受けて，平成15（2003）年から厚生労働省によって標準的電子カルテシステムの推進がはかられ，多数の医療施設で電子カルテが導入されてきたことが影響している．

　コンピュータシステムを利用した結果報告では，分析装置と検査室の検査システムがオンライン接続されており，分析装置で結果が出力されると，検査システムのデータベースに結果値が取り込まれる．そして，種々のデータ確認を経て電子カルテへオンラインで結果が送信される．画像結果については，プリントアウトしたものをイメージスキャナーで検査システムあるいは電子カルテに取り込んだり，顕微鏡画像であれば，顕微鏡にセットされたデジタルカメラで撮影された画像ファイルを直接検査システムに取り込んで，電子カルテへ送信する．ビデオ画像の場合は容量が大きいため，画像ファイル専用のコンピュータに格納し，電子カルテを通じて参照する，という方法が取られることが多い．

　このように，コンピュータシステムを利用した場合は，結果報告書の紛失は起こらないが，病院情報システムに接続しているパソコンから容易に結果を見ることができるため，患者の個人情報や検査結果の漏洩には万全のセキュリティ保護を講じる必要がある．そのため，電子カルテにアクセスする際は利用者の個人ID番号とパスワードで認証することを必須とし，場合によっては，職種や個人ごとにアクセスする権限に違いをもたせることが重要になってくる．

2. 検査結果への付加情報

　検査結果を報告する際は，単純に結果だけを報告するのではなく，検査結果に対するなんらかのコメントを添えることが重要である．もちろん，検査技師は迅速に精度よく検査を行って報告することが使命であるが，検査結果だけではなく，医師が診断するための補助情報も付加することが求められる．たとえば，異常値が得られた場合には，その原因と考察される内容を報告書に記載し，電子カルテの場合であれば，そのコメントを検査結果と一緒に参照できるよう入力する．

　また，検体の性状として溶血や乳ビが観察される場合は，それらが影響を及ぼす検査結果に対して，参考値である旨を記載・入力する．電子カルテにおける結果参照画面では，検査項目の基準値・単位・測定方法・臨床的意義などを表示させたり，各検査項目の過去測定値から今回測定値までを時系列的にグラフ化して表示させたり，さらに，血液像や尿沈渣などにおいて異常な細胞が見られた場合は，その画像も添えることで医師の検査診断を補助する．

　これら以外の検査付加情報としては，得られた検査結果から今後行うべきと考えられる検査項目名や，結果から解釈される病態の付記，などがあげられる．前者の具体例としては，酵素活性が異常高値となった場合に，そのアイソザイムを検査するようすすめる，染色体検査で9番染色体と22番染色体の相互転座が認められた（フィラデルフィア染色体の検出）ときにbcr/abl遺伝子の同定をすすめる，などがある．後者の例としては，血清蛋白分画の結果コメントがある．これは，電気泳動パターンから病態を推察するもので，急性炎症型や慢性炎症を伴った肝障害型，というコメントを自動的に分析装置が判断して結果に付加するものである．将来的には，検査結果をもとにコンピュータが自動診断するようになるかもしれないが，最終的な判断は医師が行う．しかし，これらの付加情報は診療を大きくサポートするため，決しておろそかにしてはならない（図9）．

3. 結果の評価

　検査で得られた結果あるいは測定値は必ずしも正しいとは限らない．これまでに述べたように検体検査においては，検体を採取するときから検査が始まっているといっても過言ではなく，検体の

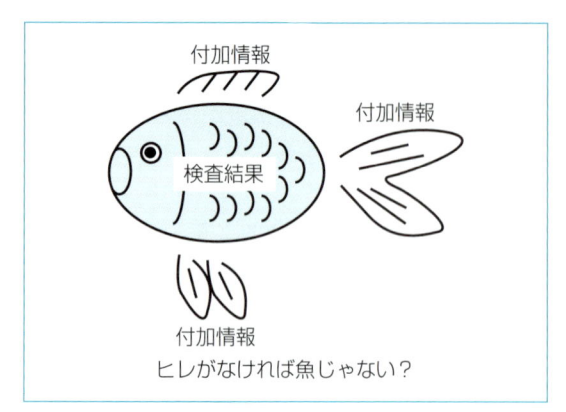

図9　検査付加情報の重要性
検査の結果報告は，付加情報も添えてこそ結果報告といえる．

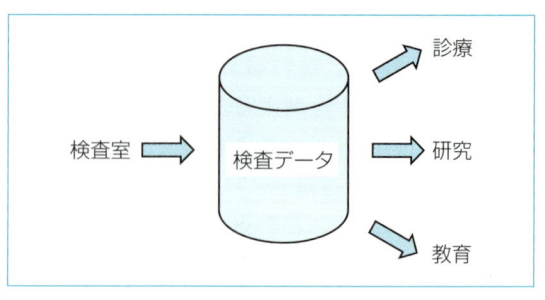

図10　検査データの活用
検査室から報告される検査データは膨大で，それらが，診療・研究・教育に利用される．

採取方法，採取管，検体搬送時間やその間の温度管理，検体の性状，検体量，検体や試薬のサンプリング精度，検体と試薬の反応条件，分析装置の検出精度など，さまざまな要因が検査結果に影響を及ぼす．特に入院患者検体については検体採取から検査室に検体が届くまでの諸要因が，医師あるいは看護師に委ねられているため，検体の正確な採取方法や提出方法を医師や看護師に周知する努力も必要である．

このように，検査結果には複数の誤差要因が含まれているため，得られた検査結果を何の確認もせずに報告することはきわめて危険であり，精度よく検査されたかの評価が必要になる．この評価こそが先にも述べた精度管理である（第6章を参照）．

検体検査や生理検査のいずれも，検査結果（測定値）を評価して許容範囲を超える誤差が認められたら，その原因の究明と改善がなされるまでは，検査結果報告を行うべきではない．

4. 検体および検査データの保存と活用

検体は，検査後，残検体があれば少なくとも検査結果が報告されるまで保存しなければならない．結果の評価を行った際に，再測定して確認しなければならないことがあるからである．また，検査結果報告後も医師が他の検査データや臨床症状などを総合的に判断した結果，再検査の必要性が生じることもある．特に外来患者では，患者の通院サイクルが1週間，あるいは慢性疾患の患者であれば1か月～数か月単位であることが多く，医師の結果確認も患者の次回診察日になることがあるため，理想的には検体は数か月間保存されることが求められる．しかし，数か月間も保存するには，それ相応の保管スペースが必要となり，通常の施設では困難であるため，実際には1週間から10日程度保存した後廃棄されている．

また，検体を保存するには，その間検体が変質しないことが絶対条件となるため，それぞれの検査項目に応じた最適条件で保存することが必要となる．一般的には，1～2日程度であれば4℃で保存，それ以上なら-20℃または-70℃で保存される．しかし，血球計算依頼検体や新鮮尿検査依頼検体などは細胞やその他成分の安定性から長期保存できないため，最終的な結果評価を経て結果報告された後，検査当日中に廃棄される．

次に検査データの保存であるが，従来は検査結果を報告書の控え（複写物）などの用紙の状態で，医師法や歯科医師法で規定されている診療録の保存期間と同じ5年間を目途にそれぞれの施設で保存されていたが，平成11（1999）年4月の法改正以降，診療録の電子媒体による保存が認められたことから，検査結果も電子媒体で保存されるようになった．すなわち，コンピュータのディスク容量が許す限り，検査データの保存が可能となり，またCDやDVDなどのメディアに記録すること

で，長期的に検査データを保存することが可能となる．そのため，膨大な検査データを一元的に蓄積することになり，時系列的な結果表示や，患者ごと，疾患ごと，検査項目ごとなどで検査データを抽出して臨床研究や教育に活用されている．さらに，画像結果や動画データについてもファイリングシステムの導入によりデジタル化されて画質の劣化もなくコンピュータに保存され，診療のみならず研究や教育に利用されている（**図10**）．

参考文献

1) 宮井潔：わが国における臨床検査医学の歩みと展望．生物試料分析 33：93-102，2010
　※臨床検査の検査対象，検査法，検査体制および教育体制などの歴史が幅広く述べられており，臨床検査技師を目指す学生には知っておいてもらいたい．入手方法は，図書館で検索，あるいはインターネットでも簡単に検索できる

2) 日本医学会「医療における遺伝学的検査・診断に関するガイドライン」（URL：http://jams.med.or.jp/guideline/genetics-diagnosis.html）2011年
　※遺伝子検査における検査結果の取り扱いに関するガイドラインが示されており，医療現場で働く者にとって知っておくべきである．インターネットでアクセスできる

第6章 検査の精度保証

学習のポイント

❶ 品質マネジメントシステムは，高品質の臨床検査データをタイミングよく提供するために臨床検査室にとってなくてはならないツールである．臨床検査室の標準化という観点からも重要な考え方である．国際規格 ISO 15189 はこのことを保証する認定である．

❷ 臨床検査における測定法の標準化は，効率よく医療を運営するうえで重要なテーマである．基準となる測定操作法の制定と標準物質の作製，トレーサビリティの概念の普及は臨床検査における測定法の標準化を推進している．

❸ 臨床検査で用いる測定法は，決まった方法で評価試験を行い妥当性の確認を取る必要がある．また，測定法を日常検査へ適用する場合，その検査法と検査対象物質に関する情報を整理しておくことが求められる．

❹ 誤差の許容限界には，生理的変動から求められた精密さの許容限界と真度（かたより）の許容限界が提示されつつある．不確かさの評価などに適用する．

❺ 日常の精度管理には，機器・器材・試薬の管理，検体の管理，分析状態の管理，測定データの管理，技能試験，患者個別データ管理，検査過誤の管理などを包含する．品質マネジメントシステムの中心的な部分である．

本章を理解するためのキーワード

❶ 品質マネジメントシステム
良質の臨床検査データを提供するための臨床検査室の質を担保するすべての要因について管理運営する方式．

❷ ISO 15189
臨床検査室における品質マネジメントの国際規格．国内では日本適合性認定協会 JAB が，その認定機関として機能している．

❸ 標準
その取り決めに関係する人々の間で，便益が公正に得られるように調整することを目的として，物体・性能・能力・配置・状態・動作・手順・方法・手続き・責任・義務・権限・考え方・概念などについて定めた取り決め（JIS 規格）．基準となる測定操作法，標準物質などがある．

❹ 標準化
標準を設定し，これを活用する組織的行為（JIS 規格）．標準物質を用いた施設間差の改善活動などがある．

❺ 不確かさ
測定の結果に付随した，合理的に測定値に結び付けられうる値のばらつきを特徴づけるパラメータ（VIM 国際計量基本用語）．測定値のばらつきを表す信頼性の指標．

❻ トレーサビリティ
不確かさがすべて表記された，切れ目のない比較の連鎖を通じて，ある決められた標準に関連づけられうる測定結果または標準の値の性質（VIM 国際計量基本用語）．正確さの根拠にたどり着けること．

❼ バリデーション
測定システム（検査方法）が，必要な性能を満たしているかどうかを，科学的に立証すること．測定方法の妥当性評価のこと．

❽ 誤差の許容限界
生理的変動幅を基準に求められた誤差の許容値．

精密度の許容限界 CV_A と真度（かたより）の許容限界 B_A がある．
❾ **内部精度管理**
検査の一連のプロセスにおける，すべての要因に対する施設内の管理．機器・試薬の管理，管理試料を用いた分析状態の管理，患者データ個別管理，検体採取・提出・処理・保管・廃棄などの管理，検査過誤の管理などを包含する．品質マネジメントシステムの中核的位置づけ．
❿ **技能試験（外部精度評価）**
臨床検査室の品質保証に関する外部機関からの評価．地域および臨床検査領域すべての力量評価としても位置付けられ，標準化活動などと密接に関係して実施される．

A 概要

1. 品質マネジメントシステム

臨床検査データは疾患の診断や治療方針の決定，治療の経過観察，健康管理などに必須の情報である．したがって常に高品質のデータを提供することが必要である．安定した臨床検査データを長期にわたって提供するためには，統制のとれた臨床検査部門のもと，日常の精度管理体制が構築され，組織的に実践されなければならない．臨床検査に携わるすべての人（要員とその行動），物（検査機器や機材，試薬など），情報（医療情報など）を有機的に結び付け，効率よく，よりよい状態で活動させる統合的な考え方を，品質マネジメントシステム（QMS；quality management system）という．

品質マネジメントシステムは，それぞれの検査室において，その時点における臨床検査にかかわるすべての要因に関する客観的な取り決めを設定し，スタッフ全員がこれを理解したもとで，円滑に作業が行われる仕組みである．日常のなかで発生した問題点やトラブルなどは，改善に向けての重要な題材として取り扱い，取り決めの改定へとつながっていく．これを繰り返すことで，常に時代の進化に対応できる検査室運営が可能になる．

2. 臨床検査室における QMS と標準化

品質マネジメントシステムの考え方として，検査室内（施設内）の品質を長期にわたって維持管理していくことが，最も重要な事項であるが，他の検査室（他施設）との共同的なマネジメントシステムの構築を目指すことも大きな課題である．近隣の施設の検査室との連携や検査データの互換性確保は，地域医療を円滑に行うための必須条件である．人の社会活動が狭い地域内から，国内全域あるいは地球規模まで拡大してきていることを考えると，国際的に標準化された高品質の臨床検査データを提供することが，検査室の任務となっている．さまざまな国際ルールが検討され，勧告され，これに基づいた研究法や表現法が求められている．臨床医学の分野においても，国を越えた国際共同治験などの活動が積極的に行われるようになってきており，臨床検査データにも，国際的に通用する品質が求められるようになってきた．

標準化された臨床検査室に求められる条件は主に次の4点である．① ISO 15189 に示された質と能力の要求事項を満たしていること．②妥当性が確認された日常検査法を使用していること．③適切な内部精度管理を実施していること．④適切な技能試験（外部精度評価）に参加していること．

これらの条件をクリアした多くの検査室が，共同的に作業を行えば，臨床検査の基礎研究や診断基準作成への参画，健康管理対策の研究などの大規模な活動が可能になり，健康や疾病管理への臨床検査の貢献がますます増えてくるものと思われる．

3. ISO 15189 による国際認定（品質と能力に関する特定要求事項）

ISO 15189 は，臨床検査室の品質と能力に関する必要条件（要求事項）を示している国際規格の1つである．臨床検査室の標準化と品質マネジメントシステムを運用するうえで，最適なツールの1

つとして位置付けられている．

ISO 15189 は次のように構成されている．

1) 序文には ISO（国際標準化機構）の概要と ISO が制定した国際規格の作成手順と注意点が述べられており，ISO 15189 が作成されるに至った経緯が示されている．
2) 序論には ISO 15189 の発行目的とその背景にある考え方がまとめてあり，臨床検査室が提供するサービスの内容が列挙され，幅広い医療への貢献を推奨する旨が示されている．
3) 第 1 章には ISO 15189 の適用範囲について，臨床検査室の品質と能力についての特定要求事項に規定された内容であることが示されている．
4) 第 2 章は ISO 15189 作成の基礎となった ISO 9001 と ISO/IEC 17025，ISO 31，ISO/IEC ガイド 43-1，ISO 9000 などが列記されている．
5) 第 3 章は ISO 15189 で使用される用語とその定義がまとめられており，組織上の名称や臨床検査のプロセスで登場するいくつかの用語について解説が加えられている．
6) 第 4 章には**表 1** のような管理上の要求事項が述べられている．
7) 第 5 章には**表 2** のような技術的要求事項が述べられている．

いったん制定された品質マネジメントシステムは永遠不滅のものではなく，これを使用した日常管理を行っていく過程で，不適合や不具合が発生し，その是正処置や予防処置へとつながっていく．定期的に品質マネジメントのレビューを行い，改善点などを逐次更新し，品質マネジメントの改善を推進する．この結果，新たなバージョンの品質マネジメントシステムへと進化していく．この，品質方針・計画（Plan）→実施・運用（Do）→点検・評価（Check）→見直し・改善（Action）の繰り返しを管理のサイクル（PDCA サイクル）とよび，これを繰り返す（スパイラルアップ）ことによって，継続的な改善のサイクルができ上がり，発展的な検査室の姿となる（**図 1**）．

以上のように，臨床検査に携わるすべての人

表 1　ISO 15189　第 4 章の要求事項

組織とマネジメント
組織体制とそれぞれの責任の所在の明確化および相互関係，スタッフのコミュニケーション
品質マネジメント
品質マネジメントシステムの骨子と，これを規定する文書としての品質マニュアルの制定
文書管理
品質マニュアルをはじめ，これから派生するすべての手順書，仕様書，報告書などの作成と管理，定期的見直し
契約内容の確認
臨床検査のユーザーである臨床サイドなどへの検査室の能力の提示や検査法の照会（検査案内など）への対応
委託検査室による検査
外部委託検査（検査センターへの外注検査）の管理
外部からのサービスおよび供給品
物品購入業者との取り決めやその定期的監視と評価，在庫管理など
アドバイスサービス
臨床検査のユーザーである臨床サイドへの情報提供や検査オーダーへの助言，結果の解釈などへの対応，検査運営に関する会議の開催
苦情処理
依頼者や患者からの苦情およびその対応，不適合事項との関係
不適合の識別と管理
「不適合」が要求事項を満たしていないことと定義され，不適合が発生した場合の原因特定，文書化，対処する方針と手順
是正処置
特定の事故や問題点が発生した場合の再発防止策として，是正処置を行う手順，文書化，監視
予防処置
改善または潜在的な不適合の源を特定し，これを除くための先行的プロセスとして「予防処置」を定義し，手順の作成，実施，監視する体制
継続的改善
品質マネジメントシステムを用いた品質システムサイクル，PDCA サイクル
品質および技術的記録
すべての品質記録と技術的記録を作成する手順，様式，保管，効果的なバックアップ，維持および廃棄に関する取り決め
内部監査
品質マネジメントシステム全体にわたる監査を，内部スタッフが監査員となって，定期的に実施すること
マネジメントレビュー
品質マネジメントシステムが機能していることおよび品質目標の達成度を管理主体が確認し，次の目標設定を行うこと，およびスタッフ全員への周知

（要員とその行動），物（検査機器や機材，試薬など），情報（医療情報など）のすべてに対して，明確な位置づけと運用方法の細かいルールを規定

表2 ISO 15189 第5章の要求事項

要員
検査室の責任者（部長）から各スタッフに至るまでの個々の要因の職務規定とそれを遂行するための力量（スキル，資格など）とその評価と記録，特定業務や専門的スキルを求められる業務の取り扱い

施設および環境条件
検査室の環境条件およびその監視，外部者の立ち入り時の対応や災害・事故などへの配慮，危険物などの保管や廃棄

検査室の機材
検査室で使用するすべての機材の保守点検や定期的校正による性能維持確認とトラブル対応，コンピュータシステムのソフトウェアの妥当性およびデータ保護の取り決めなど

検査前手順
適切な検査依頼と検体採取および検体の輸送のための方法や器材および適正な時間などの取り決め，その監視体制

検査手順
妥当性確認と検査手順書（SOP）の文書化と管理，生物学的基準範囲の妥当性確認と定期的見直し，検査案内の作成と提供

検査手順の品質保証
いわゆる狭義の内部精度管理の実行，管理検体を用いた精度管理，不確かさの計測と検証，トレーサビリティの確保および技能試験（外部精度評価，コントロールサーベイ）による評価

検査後手順
個々の患者データの確認方法，検体保存および廃棄に関する取り決め

結果報告
検査結果の報告様式と責任の所在，結果に対するコメントの付記，適正な報告時間の設定，結果を修正するときの手続き，パニック値などの取り決め

追記
検査室情報システムの管理（保護）に関する事項と検査医学における倫理に関する事項

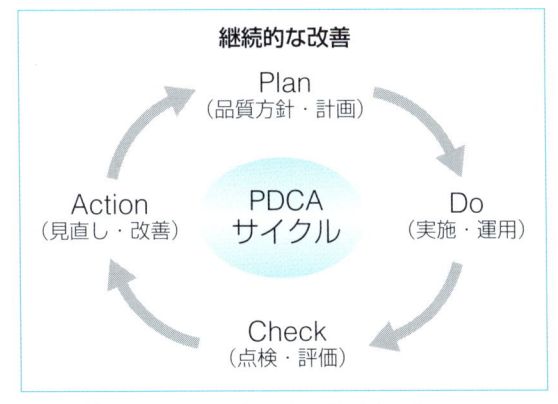

図1 管理のサイクル（PDCAサイクル）

継続的な改善

- Plan（品質方針・計画）
- Do（実施・運用）
- Check（点検・評価）
- Action（見直し・改善）

PDCAサイクル

し，PDCAサイクルを回転させることによって，検査室の能力をスパイラルアップしていく1つのツールとなりうるのが，ISO 15189認定に求められる特定要求事項の遂行である．歴史的に勘と経験を重んじてきた検査の現場に，科学的なエビデンスをもとにした作業環境を構築していくことは，臨床検査をサイエンスとして位置付けていくためにも，きわめて重要なことである．

B 臨床検査における測定法の標準化

1. 測定法標準化の考え方

臨床検査室では，国内外の多くの企業が開発したそれぞれ特徴的な検査機器や測定試薬を用いて，日常検査が行われている．それぞれの製品は，各企業が開発研究の努力を重ね，よりよい製品へと進化を遂げており，特定の科学的根拠に基づいた測定値が出るように設計されているが，製品間で測定値に差が発生することも起こりうる．これが原因で，結果の判断の違いなどが発生し，医療行為の差を引き起こすことになり，ひいては医療過誤などの社会的不利益をもたらす可能性も否定できない．臨床検査の分野においても，使用する製品による臨床検査データの差を解消するような方向で活動が進められている．基準となる測定操作法の制定とトレーサビリティ連鎖の考え方は，臨床検査データの標準化を進める大きな原動力となっている．

2. 基準となる測定操作法

検査法の基準となる測定操作法は，国家レベルや政府関連機関，非政府組織としての協会，国際学会，国内の学会などが，それぞれ検討を行い，その検査項目の用途に応じた関係した複数の学会や組織と調整を行ってつくり上げられる．現在，臨床検査にかかわる基準となる臨床化学分野における測定操作法の例を**表3，4**に示す．末端ユーザーである各検査室が用いる検査機器や測定試薬

表3 物質濃度測定用の基準法および実用基準法の例：NIST/ReCCS

	基準法		
項目	校正	測定方法	主な標準物質の値付け
Na	NaCl 純物質（NIST SRM 919）	IEG	イオン電極用一次標準血清（JCCRM 111）
K	KCl 純物質（NIST SRM 918）	ID-MS	イオン電極用一次標準血清（JCCRM 111）
Cl	NaCl 純物質（NIST SRM 919）	ID-MS/IC/電量滴定法	イオン電極用一次標準血清（JCCRM 111）
総 Ca	炭酸 Ca 純物質（NIST SRM 915）	ID-MS	ヒト血清（NIST SRM 909）
総 Mg	グルコン酸 Mg 純物質（NIST SRM 929）	ID-MS	ヒト血清（NIST SRM 909）
UN	尿素純物質（NIST SRM 912）	ID-MS	ヒト血清（NIST SRM 909）
CRE	CRE 純物質（NIST SRM 914）	ID-MS	ヒト血清（NIST SRM 909）
UA	UA 純物質（NIST SRM 913）	ID-MS	尿酸測定用 JCCLS 認証標準物質（JCCLS 021）
GLU	D-GLU 純物質（NIST SRM 917）	ID-MS	ヒト血清（NIST SRM 965）
HbA1c	HbA1c 純物質（IRMM/IFCC-466, 467：pcal）	IFCC 法	IFCC 法 HbA1c 測定用常用参照標準物質（JCCRM 411）
TCHO	CHO 純物質（NIST SRM 911）	ID-MS	コレステロール一次実試料標準物質（JCCRM 211）
HDL-C	CHO 純物質（NIST SRM 911）	CDC レファレンス法	ヒト血清（NIST SRM 1951）
LDL-C	CHO 純物質（NIST SRM 911）	BQ 法	ヒト血清（NIST SRM 1951）
TG	トリパルミチン純物質（NIST SRM 1595）	ID-MS	ヒト血清（NIST SRM 1951）
	実用基準法		
項目	校正	測定方法	主な標準物質の値付け
Na	JCCRM 111	炎光光度法	イオン電極用常用標準物質（JCCRM 121）
K	JCCRM 111	炎光光度法	イオン電極用常用標準物質（JCCRM 121）
Cl	JCCRM 111	電量滴定法	イオン電極用常用標準物質（JCCRM 121）
総 Ca	NIST SRM 909	原子吸光光度法	電解質実用標準物質（JCCRM 321）
総 Mg	NIST SRM 909	原子吸光光度法	電解質実用標準物質（JCCRM 321）
UN	NIST SRM 912	AACC/GLD 酵素法	含窒素・グルコース常用標準物質（JCCRM 521）
CRE	NIST SRM 914	JSCC/HPLC 法	含窒素・グルコース常用標準物質（JCCRM 521）
UA	JCCLS 021	JSCC/HPLC 法	含窒素・グルコース常用標準物質（JCCRM 521）
GLU	NIST SRM 965	JSCC/HK-G6PD 酵素法	含窒素・グルコース常用標準物質（JCCRM 521）
HbA1c	JCCRM 411	JSCC/JSCC DCM（KO 500 法）	HbA1c 測定用実用標準物質（JCCRM 421）
TCHO	JCCRM 211	CDC/アベル-ケンダール法	コレステロール・中性脂肪常用標準物質（JCCRM 223）
HDL-C	JCCRM 211	CDC レファレンス法	脂質測定用常用参照標準物質（JCCRM 224）
LDL-C	JCCRM 211	BQ 法	脂質測定用常用参照標準物質（JCCRM 224）
TG	高純度トリオレイン	JSCC/アルカリ水解酵素法	脂質測定用常用参照標準物質（JCCRM 224）

〔桑克彦, 他：臨床化学検査の標準化基礎技術マニュアル. 日本臨床検査自動化学会会誌 34(Suppl. 1)：39-41, 2009 より〕

を製造・供給する企業は，これらの標準測定操作法を考慮した製品開発を行うことが求められる．

3. 標準物質

検査法の基準となる測定操作法が確立したならば，この上位の測定法で値付けされた測定試料を

表4 酵素活性測定用の学会勧告法および常用基準法の例

項目	測定対象物	勧告法	常用基準法	主な標準物質の値付け
AST	total C-AST	IFCC法(30℃)	IFCC法(37℃)	—
AST	holo C-AST	JSCC法(30℃)	JSCC法(37℃)	常用参照標準物質(JCCLS CRM-001)
ALT	total C-ALT	IFCC法(30℃)	IFCC法(37℃)	ERM-AD 454(IRMM-454)
ALT	holo C-ALT	JSCC法(30℃)	JSCC法(37℃)	常用参照標準物質(JCCLS CRM-001)
CK	serum CK	IFCC法(30℃)	IFCC法(37℃)	ERM-AD 455(IRMM-455)
CK	serum CK	JSCC法(30℃)	JSCC法(37℃)	常用参照標準物質(JCCLS CRM-001)
ALP	serum ALP	IFCC法(30℃)	IFCC法(37℃)	—
ALP	serum ALP	JSCC法(30℃)	JSCC法(37℃)	常用参照標準物質(JCCLS CRM-001)
LD	serum LD	IFCC法(30℃)	IFCC法(37℃)	ERM-AD 453(IRMM-453)
LD	serum LD	JSCC法(30℃)	JSCC法(37℃)	常用参照標準物質(JCCLS CRM-001)
γ-GT	serum γ-GT	IFCC法(30℃)	IFCC法(37℃)	ERM-AD 452(IRMM-452)
γ-GT	serum γ-GT	JSCC法(30℃)	JSCC法(37℃)	常用参照標準物質(JCCLS CRM-001)
AMY	serum AMY	IFCC法(30℃)	IFCC法(37℃)	IRMM/IFCC 456
AMY	serum AMY	JSCC法(30℃)	JSCC法(37℃)	常用参照標準物質(JCCLS CRM-001)
ChE	pseudo ChE	JSCC法(37℃)	—	常用参照標準物質(JCCLS CRM-002)

〔桑克彦,他:臨床化学検査の標準化基礎技術マニュアル.日本臨床検査自動化学会会誌34(Suppl.1):39-41, 2009 より〕

用いて,次の位置の測定法(実用基準法や企業内基準法など)の校正を行うことが可能になり,測定値の正確さを伝播することができる.このように,上位の測定法から下位の測定法へと測定値の正確さを伝えるための物質を標準物質とよぶ.標準物質は,基準となる測定操作法の位置づけや測定方法間の位置関係によって,一次標準物質,二次標準物質,実用標準物質などの名称でよばれるが,これも学会や協会あるいは国家機関によってそれぞれ定義されている.臨床検査における測定対象物は血清や尿,体液などの多成分系であることが多く,現場の検査室で用いる測定方法は,これら多成分系の試料を直接分析できるように設計されているものが多い.このため,標準物質も実試料に近い組成(マトリックス)を保持した形で作製する試みが続けられており,より高品質の標準物質の入手が可能となってきた.現時点での臨床化学分野における主な標準物質を,表3,4の右列に示す.

ことによって,上位の測定方法から下位の測定方法へと,最終的には現場の臨床検査室で用いている測定方法までの階層が明確に表現できるようになった.それぞれの測定方法の間では,標準物質によって正確さが伝播されることになり,臨床検査データの標準化が現実のものとなってきた.

臨床検査室の立場から考えた場合,日々使用している測定方法における測定値の正確さの根拠を,逆に上位の測定方法へとたどっていくことによって,基準となる測定操作法に帰着することが可能である.このことをトレーサビリティ(traceability)の連鎖とよんでいる(図2).臨床検査室においては,各検査項目におけるトレーサビリティ連鎖を明確にしておくことで,標準化された検査値を提供することが可能となる.

4. トレーサビリティ

基準となる測定操作法と標準物質が整備された

C 検査法の信頼性評価と日常検査への適用

1. バリデーションとは

臨床検査室が日常検査で使用する測定方法は,

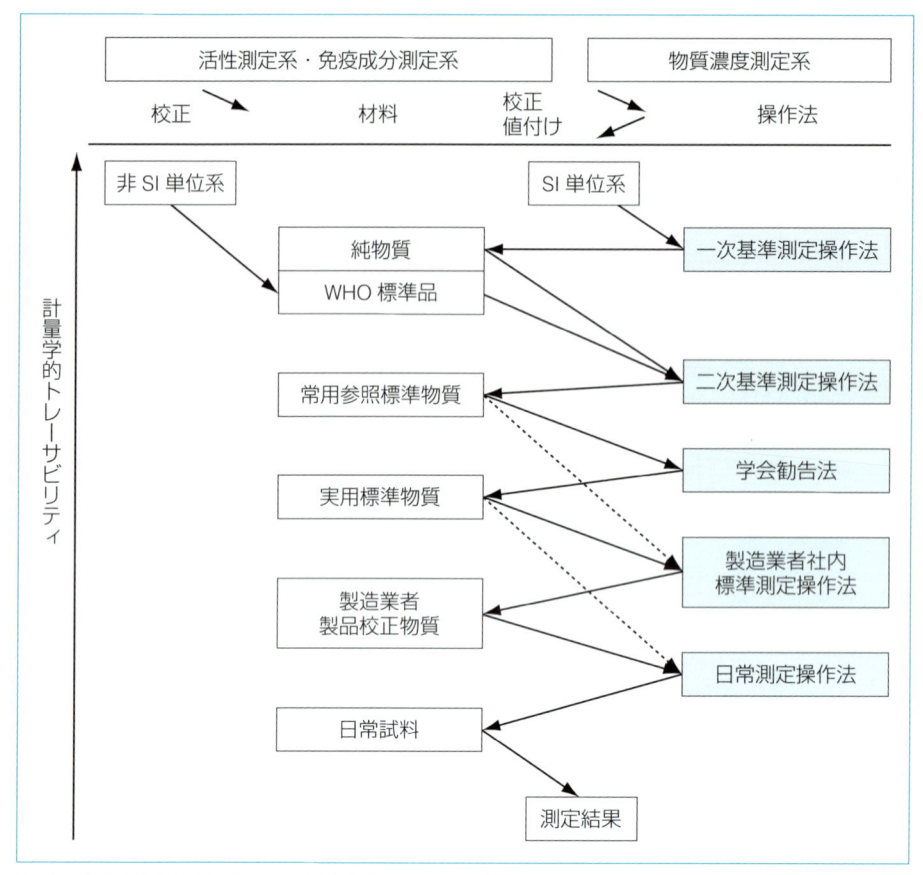

図2 臨床化学分析における計量学的トレーサビリティ連鎖図
破線は精確さの校正，確認や評価に適用
〔桑克彦，他：臨床化学検査の標準化基礎技術マニュアル．日本臨床検査自動化学会会誌 34 (Suppl.1)：13, 2009 より〕

市販の試薬キットを分析装置に適用したものがほとんどである．この測定システムの構成要因が，必要な性能を満たしているかどうかを，科学的に立証することをバリデーション（validation）とよんでいる．一般的には，製造した企業がその測定システムの条件のもとでバリデーションを実施しており，保証データとして提供することが多いが，実際の自施設の環境と測定装置を用いてバリデーションを実施しておくことが望ましい．もし，測定条件を一部変更した場合や，独自の測定方法によって臨床検査データを出す場合は，ひととおりのバリデーション実験を実施し，その性能が満足いく内容であることを検証しておくことが必須の条件となる．

2. 検査法の基礎データの整理

a. 測定原理と測定パラメータ

検査法の測定原理について明記し，十分理解しておくことが必要である．また，測定装置に適用する際の測定パラメータについても明記し，測定波長や測光モード，測光ポイントなどの条件を熟知し，その意味について十分理解しておくことが大切である．

b. 試薬の構成と保管上の注意

試薬の構成を把握し，適切な保管方法を設定する．

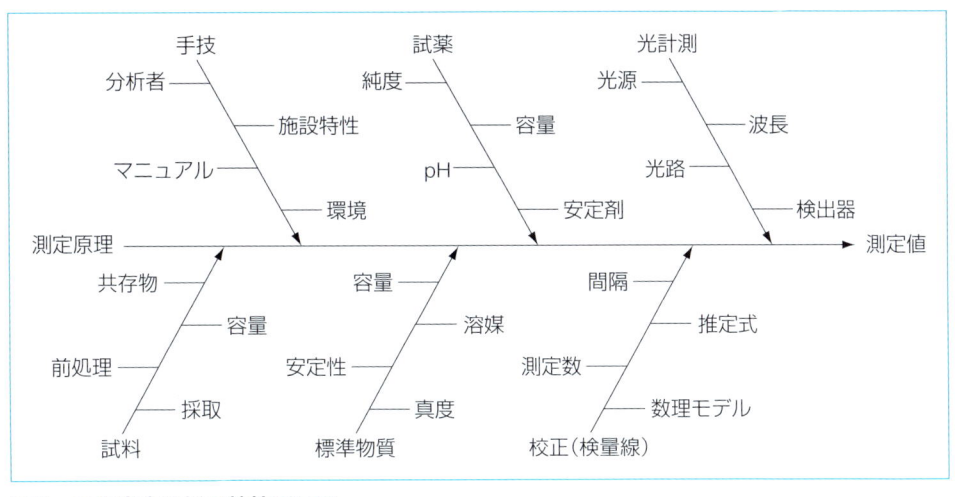

図3 吸光光度分析の特性要因図
〔桑克彦,他:臨床検査における測定の不確かさ算出・活用マニュアル.日本臨床検査自動化学会会誌 33(Suppl.1):20,2008より〕

c. 試薬の調製方法と調製後の保管方法および有効期限,廃棄方法

試薬の的確な調製方法を把握し,調製後は適切な保管を行い,有効期限内に使用すること.また,残った場合の廃棄方法などについても,適正な方法を取り決めておく.

d. 特性要因図(魚骨図)による不確かさの成分の表記

測定原理や測定機器,試薬構成,目的物質の存在様式などから,測定値に影響を与えることが想定されるすべての因子について系統的に整理を行い,特性要因図(魚骨図)の形式で表記しておく(図3).バリデーションを実施した場合や,日常精度管理を行っていくにあたって,誤差要因の解析や原因特定のために参考となる.

3. バリデーションの内容

a. 真度(正確度)と精密度,精確さ

測定値の信頼性の程度を表す指標であり,真度(正確度,trueness)は偏りの成分を示し,精密度(precision)はばらつき成分を示す指標である.両者をまとめて精確さ(accuracy)と表現している.精確さは,値が既知の試料を繰り返し測定し

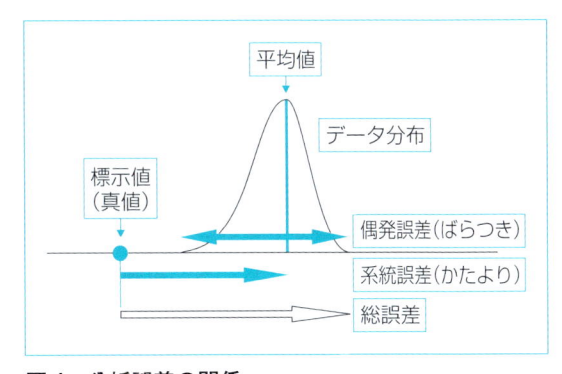

図4 分析誤差の関係

たときの測定値の分布で評価され,測定値と標示値(真値)との差である誤差(error)が小さいほど望ましい状態であると考えられる.また,誤差は,真値からのかたよりを与える系統誤差と,測定値にばらつきを与える偶発誤差に分類されることもある(図4).

仮に標示値が付記してある標準物質を用いて真度の評価を行い,誤差の大きさが判明した場合,その補正が可能となり,測定値の偏りを解消することが可能である.一方,精密度の評価に関しては,同時再現性や日内変動,日差再現性,検査室内再現性,検査室間再現性など,多様な実施法が存在するために,一様に評価することが困難なことが多い.このような不明瞭な点を改善した測定

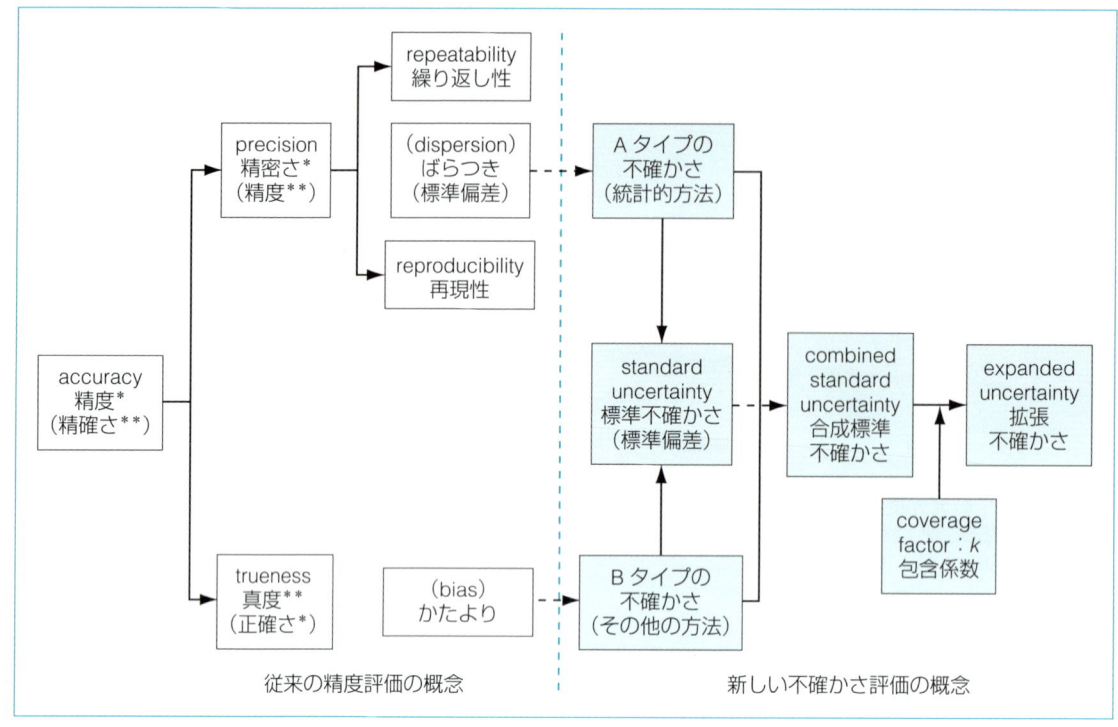

図5 不確かさ評価の概念
 * JIS Z 8103：2000，計測用語
 ** 8402-1：1999，測定方法及び測定結果の精確さ（真度及び精度）—第1部：一般的な原理及び定義
〔今井秀孝（編）：計測の信頼性評価．日本規格協会，1996より〕

値の信頼性の指標が，不確かさの評価の概念である（図5）．

b. 不確かさ

国際計量計測用語（VIM3）によると，測定不確かさは「用いる情報に基づいて，測定対象量に帰属する量の値のばらつきを特徴づける負ではないパラメータ」であると定義されており，測定値の信頼性を表す指標として，通常は標準偏差（SD）で表され，標準不確かさ（U）とよばれる．

一般的な吸光光度法による化学計測の場合，不確かさの成分は次の3つに分類できる（ただし，実試料標準物質を用いた線形校正方式を想定した場合）．

1) 標準物質の不確かさ U_S

標準物質認証値（標示値）の不確かさで，認証値設定時の誤差，保存中の不安定性，開封後の不安定性などを含む．Bタイプの不確かさとよばれる．

2) 試料および試料調整の不確かさ U_B

試料を解凍，溶解，希釈など行ったことに伴う誤差，試料を放置したことによる変性や濃縮，試料のマトリックス効果やバイアル間差などの不均一性などを含む．Aタイプの不確かさに分類される．

3) 測定操作に伴う不確かさ U_M

校正に伴うばらつき，日内や日間のばらつき，施設内の機器間におけるばらつき，施設間のばらつきなどを含み，環境，分析装置，試薬とその調製作業による要因などが含まれる．Aタイプの不確かさとよばれる．

実際に不確かさを求める場合の手順を次に示す．標準物質の不確かさ U_S は，標準物資認証値

に記載されている拡張不確かさの数値を使用する．ただし，包含係数が$k=2$を用いた拡張不確かさで表現されている場合は，記載値を2で割った値をU_Sとする．試料および試料調整の不確かさU_Bと測定操作に伴う不確かさU_Mについては，複数バイアルの試料（q個）を毎日複数回測定（n回）し，これを日間にわたって繰り返し（p日間）行って得られたデータ（$p \times q \times n$個）に，二段枝分れ分散分析法を適応して算出する．望ましい測定日数は15以上，バイアル数は2以上，毎日の測定回数は2以上（$p \geq 15$，$q \geq 2$，$n \geq 2$）である．算出されたバイアル間変動U_B，日間変動U_A，日内変動U_Eから，測定条件に伴う不確かさU_Mを合成する．

$$U_M = \sqrt{U_A^2 + U_E^2}$$

さらに，標準物質の不確かさU_S，試料および試料調整の不確かさ（バイアル間変動）U_B，測定条件に伴う不確かさU_Mの各推定値を合成し，標準不確かさU_Cと拡張不確かさUを計算する．

$$U_C = \sqrt{U_S^2 + U_B^2 + U_M^2}, \quad U = 2 \times U_C$$

注1：包含係数kは，一般的に信頼の水準を$p=95\%$に相当すると考えて，$k=2$とする．

注2：実験期間中に毎日校正を実施していれば，校正に伴う不確かさを含めていることになるが，初回のみ校正を行い，実験終了まで途中で校正を行わない場合は，校正の不確かさU_{CAL}を別に求めて合成する必要がある．

c．測定値の比例性（直線性）

実試料中の目的成分が低値から高値まで比例的に測定されていることを確認する．測定可能濃度範囲の上限付近の原溶液（10/10：濃度既知）を準備する．溶媒を用いて0/10，1/10，2/10……10/10の11段階の希釈系列を作製する．各段階の調製試料をそれぞれ3重測定以上行い，得られた測定値を平均し，相対値(％)＝測定平均値/理論値を計算する．比例性の適合基準を相対値(％)が100±3％以内とし，これを満たす測定上限値を直線性の目安とする．

注：希釈溶媒には，一般的に生理食塩水またはPBSを用いるが，蛋白質ベースの溶媒などが必要な場合もあるので，用いる測定試薬メーカーに確認する．

d．共存物質の影響（干渉試験）

実試料中の特定干渉物質の存在が，目的成分の測定値にどのような影響を与えるかを確認する．特定干渉物質の確認したい最高濃度の10倍濃度の干渉物質原液を作製する．この干渉物質原液をもとに，0/10，1/10，2/10……10/10までの11段階の干渉物質希釈系列を調製する．それぞれの干渉物質希釈液1容に対して，実試料（プール血清など）9容の割合で混合し測定用試料を作製する．各測定用試料を3重測定以上行い，得られた測定値を平均し，相対値(％)＝各測定平均値/干渉物質0/10添加の試料測定平均値×100を計算する．相対値(％)が100±3％以内までを，干渉物質の影響なしと判断し，これを超える干渉物質の濃度から影響があるものとする．

注：一般的に，溶血（ヘモグロビン），ビリルビン，アスコルビン酸，乳びなどの干渉物質について行う．

e．基準となる方法（あるいは他の方法）との相関

遭遇しうる可能なかぎり多数の実試料（健常者およびあらゆる種類の患者検体）を用いて，測定方法間に比例互換性（commutability）が確保されているかどうかを確認する．基準となる方法（対照法：x）および比較したい方法（対象法：y）のいずれにおいても，測定可能濃度範囲内で均等になるように測定用試料（検体）を収集する．あらゆる疾患の患者検体を300～500例収集し，測定用試料とすることが望ましい．ただし，実際には困難なので，少なくとも50例以上は収集する．試料は-80℃に保存するなど，測定まで変質しないよう配慮する．両方法で測定された測定値をもとに，相関係数r，線形関係式$y=bx+a$，誤差分散$S_{y/x}$を算出し，データ数nとともに散布図に表記する．散布図と統計値から，全体の状況（r，$S_{y/x}$を目安），系統誤差（bとaを目安）などを観察し，乖離データなどを把握するが，線形関係式を中心

に $2S_{y/x}$ を超えるデータを乖離データの目安とする．乖離データを発生させた試料については，再測定を行い確認し，試料の性状や臨床情報（病態や投薬情報）などとの関係について追及し，できるだけ原因究明に努める．

備考：相関実験用に収集した試料を測定した後に，ランダムに試料の順番を並べ替えて，もう一度同じ方法で測定（ランダマイズ2回測定）し，ペアの測定値をもとに，分散分析の標準偏差SDを算出することによって，精密度の評価指標とすることが可能である．

4. 校正の方法と頻度および確認方法

測定方法を日常検査のなかで運用していく場合，一定の間隔で校正を行う必要がある．このためには，あらかじめ校正後の測定値の安定性実験を行っておく必要がある．校正後一定間隔（測定原理によって大きく異なるが，分単位，時間単位，日数単位で設定する）で，安定な試料（小分け分注された凍結血清など）を継続的に測定し，校正後の安定性を確認する．同時あるいは日間再現性以内の変動であれば安定状態であると判断する．校正後の安定期間が設定されたならば，この期間以内の間隔で校正を行うよう運用を決める．校正後のデータの確認方法は，通常，内部精度管理用試料を用いることが一般的であるが，直前の校正状態で測定された患者試料を用いて，測定値の一致を確認することでも可能である．また，校正時のキャリブレーターの吸光度データを追跡しておくことも大切である．

5. 基準範囲と病態識別値（カットオフ値）およびパニック値，個体内変動値

目的検査項目の基準範囲を設定しておく．標準化された主な臨床検査項目であれば，NCCLSの指針によって求められた基準範囲が報告されており，これを使用することが推奨されている．ま

た，このような推奨された基準範囲がない場合は，根拠が明確な報告値（文献引用，企業が提示など）を使用する．もし，独自に基準範囲を作成する場合は，NCCLSの指針に従って作業を進める必要があるので，綿密な計画と実行が必要である．

基準範囲とは別に，学会から勧告されている病態識別値（判断値，予防値，カットオフ値など）が存在する場合は，明快に区別して提示する．また，パニック値の設定が必要な検査項目は，パニック値を設定し，臨床との連携を密にしておく．さらに，個体内変動値が判明している項目については，時系列データの判断の目安としても提示しておくとよい（詳細は第7章を参照）．

6. 再検基準値および対応方法

目的検査項目について，再検のための判断基準を設定しておく．一般的に再検基準値は，データの出現確率をもとに設定されることが多く，出現確率が低いデータに対して，再測定や検体再提出，詳細な分析へと進める，などの処置を行う．臨床検査室として，再検基準値のレベルとその後の対応手順を決めておく必要がある．過誤の防止策として実施されているが，隠れた病態解明などへとつながっていくこともあり，臨床検査室サイドから病態解析を行う契機となることがある．

7. 測定可能な検体種，検体採取上の注意と取り扱い上の注意，測定までの保存方法

設定した測定方法で測定可能な検体種（血清，尿，胸水，腹水，髄液，関節液など）を特定しておく．原則として，それぞれの検体マトリックスにおけるバリデーションが必要である．また，検体採取上の注意と検体取り扱い上の注意事項を明確にしておく．さらに，検体採取後，測定までの適正な保存方法についても明記しておくことが必要である．

D 誤差の許容限界

測定法において求められた不確かさなどの数値は，その時点の測定環境と測定条件における技術的信頼性を表す指標である．これらの指標が実際の臨床検査の現場において許容できるかどうかの判断を行う必要がある．この判断基準として，次のような考え方がある．

① 臨床的有用性に基づいて専門家集団が定める基準（臨床医が求める変動幅を目標とする）
② 現在の技術水準に基づいて定める基準（優れた検査室群の変動幅を目標水準とする）
③ 外部精度評価における施設間差の目標（施設間変動の SD をもとに目標水準を設定する）
④ 生理的変動幅に基づいて定める基準（生理的変動の CV% をもとに目標水準を設定する）

現状では，④の生理的変動幅に基づいて定めた基準を適用することが一般的であるが，現実と照らし合わせてこの基準が甘い（または厳しすぎる）と考えられる場合には，①～③の考え方を補完しながら判断基準を設定する．

生理的変動は，多数の健常者を対象とした繰り返し測定値を分散分析で解析し，個体内生理的変動 CV_I と個体間生理的変動 CV_G の 2 つの要素として求められる．この 2 つの変動から，精密さの許容限界と真度（偏り）の許容限界が次のように提案されている．

$$精密さ(CV\%) < \frac{1}{2} \times CV_I$$

$$真度(偏り\%) < \frac{1}{4} \times \sqrt{CV_I^2 + CV_G^2}$$

(→ p.187：図 4)

係数の 1/2 や 1/4 は，現時点における技術水準を考慮して設定された数値なので，状況によってこの係数を適切に変更して使用することもあるが，その場合は明確な理由付けをしておくべきである．

この方式で求められた主な検査項目の精密さの許容限界 CV_A(%) と真度（偏り）の許容限界 B_A(%) を表 5 に示す．検査室における不確かさの評価などに適用し，品質改善の指標とする．

表 5 生理的変動に基づく許容誤差限界（%）

項目	CV_A	B_A	項目	CV_A	B_A
AST	7.6	7.1	UN	7.1	6.0
ALT	11.1	12.4	CRE	2.7	4.8
LD	3.4	3.9	UA	4.4	6.5
CK	11.1	11.3	T-BIL	11.7	12.1
ALP	3.9	6.5	D-BIL	14.8	13.1
γ-GT	8.2	12.8	Na	0.4	0.3
AMY	4.2	6.8	K	2.6	1.9
ChE	2.6	4.7	Cl	0.7	0.5
LAP	2.4	5.6	Ca	1.3	1.0
TCHO	3.4	4.5	IP	4.6	3.5
TG	14.8	15.4	Fe	16.9	11.3
HDL-C	4.2	6.0	GLU	2.9	2.3
LDL-C	4.6	6.9	CRP	28.6	27.7
PL	3.4	3.9	IgG	2.3	4.2
TP	1.5	1.2	IgA	2.0	9.9
ALB	1.6	1.3	IgM	2.8	11.1
TTT	11.6	15.2	C3	3.8	4.3
ZTT	3.9	8.4	C4	5.6	6.6

精密さ（施設内）：$CV_A(\%) < 1/2 \times CV_I$
真度（かたより）：$B_A(\%) < 1/4 \times \sqrt{CV_G^2 + CV_I^2}$
〔永峰康孝，細萱茂実・他：生理的変動に基づいた臨床化学検査 36 項目における測定の許容限界．臨床化学 35：144-153，2006 より〕

E 精度管理法

1. 日常検査で主に使用する器具および機器の精度管理

a. ピペット類

JIS 規格で作られたガラス製のメスピペットやホールピペットなどは購入時の保証書を保管しておく．日常的に汎用されているチップ装着型ピペットなどは，規格が国家的な規制のもとにつくられているとは限らず，メーカー規格のものがほとんどである．使用者側で，重量法や色素法を用いた定期的な精密さと正確さのチェックが必要である．メーカーの検定体制なども確認しておき，その成績データについては文書で保管しておく．

b. 自動分析装置

使用している自動分析装置に対して，毎日・週間・月間あるいは3か月や6か月・年間のメンテナンスが計画的に予定され，実行されていることが必須事項である．導入時には基本的なハード性能の評価を実施する（もしくはメーカー保証の文書を入手する）．導入後も定期的にハード性能評価を実施することが望ましい．特に基本性能であるサンプルと試薬の容量チェック，恒温槽の温度チェックなどは少なくとも1年に1回程度は実施できるとよい．メンテナンスやハード性能評価は実施記録が残されていることが必要であり，書式の整備をしておく．また，トラブルやその対処記録も機器管理の情報として必ず保存しておく．

c. 冷蔵庫・冷凍庫などの保管場所の管理

試薬や検体を保管しておく冷蔵庫・冷凍庫のメンテナンスや温度管理は日々実行する．温度管理記録およびメンテナンス記録の書式を整備し保存しておく．

d. 分光光度計・天びん・pHメーター

これらの機器は常備していない検査室が増えてきた．いずれも絶対値を計測する機器であり，特に正確さの管理が大切で，定期的なメンテナンスおよびメーカーの点検が必要である．

2. 試薬および管理検体などの管理

a. 試薬・キャリブレータなど

多種類の試薬を使用することが多く，在庫管理は明確にしておく．特に，ロット変更時に測定値が変動することがあるので，ロット管理は厳重に行う．変動が大きな試薬の場合はあらかじめ先行ロットのチェックをしておく．該当ロットの試薬が使用されている期間は厳密に記録されていることが必要である．

b. 管理検体（管理血清）

測定値をモニターする試料なので，品質の変わらない厳格な保管と使用法が要求される．できれば1ロットを1年以上継続することが望ましい．凍結乾燥品の溶解に際しては，溶解液（精製水）の温度を一定に保つことが必要であり，ホールピペットを使用して正確に溶解する．凍結品を溶解する際にも，溶解温度や溶解から使用までの時間などが日々同じ条件となるように厳格に規定して実行する．

3. 管理試料を用いた日常内部精度管理

a. 管理試料の選択

臨床化学検査分野で使用される管理試料は，多項目汎用的なもの，酵素専用，脂質専用，感染症専用，腫瘍マーカー専用，ホルモン専用など，多様性のあるものから特定検査項目群に限定したものまでが市販されている．形状は凍結乾燥品あるいは凍結品のいずれかがほとんどで，メーカーの使用規定に従って使用することが原則である．

b. 管理試料における各検査項目の濃度

少なくとも2濃度，できれば3濃度でモニターすることが望ましい．設定濃度は基準範囲・低値異常域・高値異常域の3ポイントがよく（できれば臨床的な判断値付近がよい），市販製品のなかから希望する濃度域の設定がなされているものを選択すればよい．高値異常域は測定可能濃度範囲（直線性の範囲内）で，できるだけ高値のほうがよいが，現実的にはそのような市販品は少ない．異常高値域のモニタリングを実施する場合は自家製管理血清を作成することになる．

c. 自家製管理血清

市販品がない検査項目や上記の異常高値をモニターしたい場合には自家製管理血清を作製して使用する．自家製管理血清には検査済みの残余検体を用いるか，ボランティアから調達するかが考えられるが，非感染性の試料を用いることや匿名化処理などが考慮されているかなど各施設で問題がないように運用する．倫理委員会などがある施設であれば，提出して認可をとっておくとよい．自

家製管理血清の作成と保存法は十分に検討し，マニュアル化しておく．

d. 管理試料の測定タイミング

測定がバッチ処理型かランダムアクセス型かによってタイミングが異なるが，一般的に次のタイミングでモニターする．
① 機器立ち上げ時，試薬交換時，キャリブレーション後．
② 患者検体測定前，測定途中（検体数で挿入または時間で挿入），測定終了後．
③ バッチ処理型の場合，1バッチに少なくとも1組（できれば2組）．

e. 管理試料の測定値の判断とデータの整理

① 測定後ただちに判断する．良好・経過観察・不良の判断がただちにできなければならない．
② 一日の終了時にその日の分析状態について判断する．日報として記録する．
③ 一定期間（1週間・1か月・1年など）における分析状態について評価する．月報や年報の形式を作成し，客観的に判断する．
※管理試料のデータ処理は $\bar{x}$-Rs-R 管理図（図6）などで処理し，グラフ化して表現するとともに，一定期間ごとに統計処理して整理しておくことが必須である．判断基準はこの蓄積された精度管理データをもとに設定する．
④ 管理試料データの毎月の平均値と標準偏差で長期的な変動を評価する．平均値と標準偏差をチャート化すれば視覚的にも判断しやすい．また，一定期間ごとに不確かさを算出し，このデータも長期にわたってモニターできるように整理しておく．

f. 管理試料のロット変更時の処理

管理試料のロットが変わると，当然測定値は変わるので，次の処理をしておく．
① ロット変更に先立って，次の新ロットの管理試料を少なくとも1か月前には入手しておく．

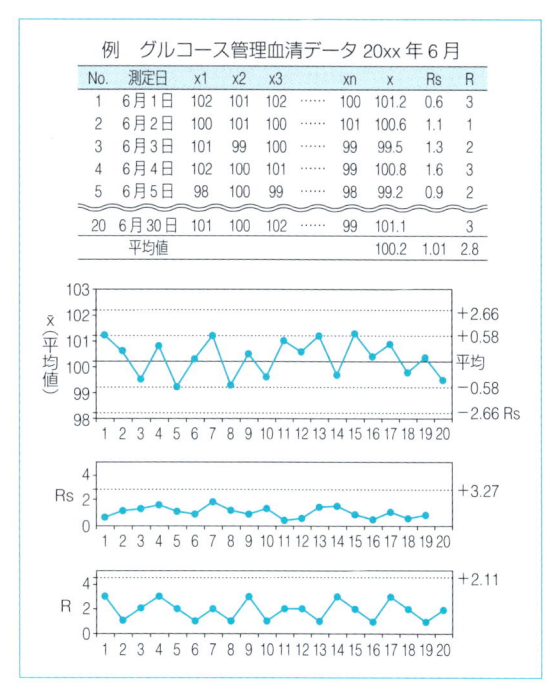

図6　$\bar{x}$-Rs-R 管理図の例（グルコース）

② 旧ロットの管理試料使用期間中に新ロットの管理試料を予備測定しておく．できれば20日間実施するのが理想的であるが，コストや運用上困難であれば少なくとも5日以上行う．
③ 予備測定した新ロット管理試料測定値を集計し，旧ロットデータと比較して問題なしと判断できたら，新しい管理限界を設定する．
④ 新管理限界で新ロット管理試料に切り替えてルーチンを実行する．可能ならば，キリのよい日程（月初めの1日から，など）でスタートすると月報集計などがやりやすい．
※新ロットに切り替えた後も，数日（2日〜1週間程度）は旧ロット管理試料を並行測定しておくと，重複期間として長期精度管理には有用である．

4. 患者集団データを用いた日常内部精度管理

患者データベースが活用可能であれば，正常者平均値法や Hoffmann 法を活用して長期精度管理に役立てることができる．ただし，施設の検査シ

ステムや上位システムが演算機能をもっているか，患者データを抽出して別のパソコンで計算処理するかのどちらかの条件となる．計算はExcelなどの市販表計算ソフトでも十分できるので，可能ならば実施する．ある程度のデータ数が必要であるので，データ数から考えて計算対象にする患者データの期間（日数）を決める．曜日によって診療している科が違っていたり，入院診療科の検体提出曜日が決まっていると，患者データに偏りが生じるので，それらが平均化するような期間を設定する必要がある．求められた正常者平均値データはチャート化して表現すると判断しやすい．管理試料データの推移と照らし合わせて評価するとよい．

5. 技能試験（外部精度評価・地域精度管理）との連携

外部精度評価はほとんどの施設で参加しているが，その成績を有効に活用する体制が必要である．成績が返却されたとき，管理者だけでなく担当者が十分に成績を吟味する．
① 自分の施設の測定値の位置づけ（全体分布における位置，目標値に対する評価など）を明確にする．外れた場合は，原因について調査しレポートをまとめ改善策を講じる．
② 国内の動向について把握する．
③ 経年的に成績を整理したファイルを作成し，自己施設の推移を内部精度管理データと合わせて把握しておく．
④ 地域精度管理が実施されている場合，近隣施設とのデータ互換性を明確に把握し，患者が移動した場合にも検査データがそのまま適応できるかどうかの判断をしておく．

6. 精確さの定期的判断と評価（主に臨床化学検査項目の場合）

検査データの精確さの判断は，標準品（CRM）を用いる方法と標準法との相関を用いる方法があるが，一般の施設では標準品を用いる方法が簡便である．入手可能な標準品を測定し，測定値と標示値を比較して精確さが許容できるかどうかを判断する．もし，許容できない場合は，校正値を補正すれば対応可能なことが多いが，原因を究明し是正する必要がある．

※地域の外部精度管理（コントロールサーベイ）試料に精確さに基づいた目標値が設定されていれば，この目標値からのズレを評価することで，精確さの判断ができるので活用する．

7. 検体採取と検体取り扱い

a. 採取容器（採血管など）の管理

採取容器（採血管など）はメーカーの規格に従って適正に取り扱う．ロットおよび有効期限の管理を行い，適切に在庫管理する．

b. 検体採取

検体採取に関する手順を明確化しておく．適切な採取容器（採血管種）と採取量，検体ラベルによる識別，採取者を明記する．採血に関しては標準採血法ガイドライン（JCCLS 2011年）に従って実施する．

c. 検体の保管と輸送

検体採取後の保管および輸送方法について明確化しておく．特に保管温度，保管の限度時間，遮光について記載しておき，輸送方法に関しても規定しておく．被検者のプライバシー保護についても考慮する．

d. 検体の前処理（遠心など）と測定までの保存

検体の前処理について遠心条件（g，時間，温度）などを明確化しておく．前処理後から測定までの検体保存条件（容器，温度，時間，遮光など）についても明確化しておく．

e. 測定済み検体の保管と廃棄

測定済みの検体はすべての結果報告が完了するまで適切な保存条件で保管し，その後一定期間お

いて廃棄する．測定済み検体は法規に則って医療廃棄物として処理し，被験者のプライバシー保護を担保した形で廃棄する．

f. 残余検体の使用

残余検体を精度管理などの目的で使用する場合，個人情報の特定につながらないよう，検体のプール化，非連結匿名化処理などを行う．被験者にインフォームド・コンセントをとり，倫理委員会などの承諾を得ておくことが望ましい．

8. 患者個別データに関する日常精度管理

a. 患者個別データ管理

患者データの測定値に関する管理は，一般的に①高値低値チェック，②項目相関チェック，③前回値および時系列チェックの3点である．臨床状態などの情報が事前に得られれば，④臨床状態とのチェックも実施する．いずれも，判断基準を数値化して表現しておくことが基本であるが，統計確率的に割り出した値を判断基準とすることが多い．ただし，病態と検査値の動きの読みなどに精通した技師の判断は非常に大切であるので，チームとして，検査データの読み込みに関する勉強会やカンファレンスなどを強化して，スキルアップすべき内容である．測定されたデータをそのまま報告するのではなく，技師がいったんチェックして返却する体制が求められる．迅速検査が進むなかで，瞬時に多種類の検査データを患者のバックグラウンドとともに総合的に判断し，適切な対応をとる能力が求められる．もし，検体採取の方法に問題があったり検体自体が不適切な場合は，正しい採取法や処理のしかたについて，臨床サイドに指導できるようにする．

b. パニック値への対応

特に外来の初診患者に関してはパニック値の管理と報告は重要となる．測定値の再検を実施する事例が多いが，仮報告として担当医や看護師にいち早く一報を入れておくことが重要である．検査項目ごとにパニック値を設定しておき，スタッフが統一した対応をすることが求められる（詳細は第8章を参照）．

c. 結果返却の時間管理

外来検査などに関しては診察前検査が増加しており，臨床ニーズを満たすためにも検査の迅速化が必須である．採血から血清分離・測定過程などがシステム上でモニターできるようになっていれば管理しやすい．検査受付から結果が参照できるまでの時間に関しても監視しておくと，外来の混雑状況に応じた対応が可能となる．

9. 検査過誤の管理

検査の過程でなんらかの手違いや不慮の事故などが発生し，これが原因で誤った検査結果を返却した場合，検査過誤として取り扱う．検体の不適切な採取（採血管違いなど），検体採取時の患者間違い，不適切な検体処理（遠心操作など），不適切な検体保管（冷蔵庫の温度異常など），測定時の検体取り間違い，分析装置の故障，試薬の不良，分析状態監視（精度管理）の見落とし，レンジオーバー（異常高値）データの返却など，検査プロセスのどの段階においても過誤の発生原因が存在する（表6）．検査過誤が発生した場合には，過誤報告書などに，過誤発生の経過（状況），即実行した対応，過誤の原因，対策，是正処置および予防処置などを記載し，責任者（現場責任者，所属長など）がこれをチェックしアドバイスと指示を与え，ス

表6 検査過誤の分類

検体採取
患者取り違い，採血管間違い，検体紛失，検体入り容器破損，不適切な保管など
検体前処理
遠心分離中の破損，不適切な取り扱い，不適切な保存など
測定中
検体取り違い，突発的分析エラー，フィブリン析出血清など
測定後，結果報告時
結果誤記入と誤入力，レンジオーバーデータなど

タッフ全員に周知するとともに，予防に努める．検査過誤のなかには，作業プロセスにおける重要な盲点が潜んでいる場合や，全体的な検査システムが未熟な場合があり，前向きにとらえることで，組織のシステムを向上させる重要な題材ともなりうる．スタッフ全員の共有する出来事として取り組む姿勢が重要である．

多くの医療機関では，リスクマネジャーを中心とした医療安全のための組織がつくられており，検査過誤もインシデントやアクシデントとして取り扱い，医療機関としての報告システムが稼働している．検査過誤のみにとどまらず，他部署(看護や診療科，他の中央診療部門，事務など)の過誤についても関心をもち，医療機関全体で良質の医療が提供できるよう，チーム医療の一員として活動することが求められる．

参考文献

1) 河合忠，青柳邁：臨床検査室のためのISO15189：2007—解説とその適用指針—．丸善，2007
   ※ISO15189に関して詳しく説明されている．ISO15189について全体的な知識が得られる
2) (社)日本臨床衛生検査技師会臨床検査データ共有化部会：臨床検査データ共有化ガイドライン．医学検査 55：1246-1276, 2006
   ※臨床検査データの標準化を行うための現実的な方法と考え方について解説されている．実務を行うのに適している
3) 日本臨床検査自動化学会科学技術委員会(編)：日常検査法の性能試験マニュアル．日本臨床検査自動化学会誌 27(Suppl. 1), 2002
   ※日常検査法のバリデーションの実施方法についてわかりやすく解説されている．測定法の性能評価に使用できる
4) 日本臨床検査自動化学会科学技術委員会(編)：臨床検査における測定の不確かさ算出・活用マニュアル．日本臨床検査自動化学会誌 33(Suppl. 1), 2008
   ※不確かさの考え方について説明してあり，実際の不確かさの算出方法について手順を追って解説してある
5) 日本臨床検査自動化学会科学技術委員会(編)：臨床化学検査の標準化基礎技術マニュアル．日本臨床検査自動化学会誌 34(Suppl. 1), 2009
   ※検査データの標準化に関する基本的な体系が示してあり，標準化のために必要な基礎技術の具体的な解説がしてある
6) 細萱茂実：測定結果の信頼性を表現するための新しい国際ルール—臨床検査における不確かさの評価法—．日本臨床検査自動化学会誌 30：647-653, 2005
   ※臨床検査データの信頼性表現方法の国際的な考え方として，不確かさの概念について解説している
7) 日本臨床化学会クオリティマネジメント専門委員会：生理的変動に基づいた臨床化学検査36項目における測定の許容誤差限界．臨床化学 35：144-153, 2006
   ※臨床化学検査データの許容誤差について検討を行い，現時点における誤差限界を示した論文である．各検査項目の許容誤差限界の具体的数値が示されている

第7章 検査情報の判断

学習のポイント

❶「情報」は、適切な判断を下したり行動を起こしたりするために必要な知識であり、「検査情報」とは、病気の予防・診断・治療効果の判定・予後の観察に役立つ検査値のことをいう.

❷ 検査値は正確かつ精密であることが前提であるが、適切な臨床的判断につながる解釈がされて初めて「情報」としての意味をもつようになる.検査値を判読する際に必須となるのが基準範囲や臨床判断値である.

❸ 基準範囲は、生理的に生体内に存在する成分の変動をとらえる際の尺度として用いられる.適切な基準範囲を設定し十分に使いこなすためには、その設定方法が明示された国際的な指針を理解しておく必要がある.

❹ 検査値の病的な変動を的確に読み取るためには、個々の検査項目の病態生理学的な意義について理解しておかなければならない.加えて、病的要因以外で検査値を変動させうる諸因子を把握しておくことも必要である.

❺ 新たな臨床検査法の導入の是非を決める、あるいは目的の疾患に合った検査法を選択する際には、正確性や精密性などの基本性能だけでなく、疾患群と非疾患群を識別する検査法の診断能力を評価する必要がある.

❻ ROC 曲線は、感度と特異度の関係を視覚的に表したものであり、最適なカットオフ値の設定や検査法の診断能力の比較に用いることができる.

本章を理解するためのキーワード

❶ 正常値と基準範囲
以前、汎用されてきた正常値(normal value)という言葉に代わって、基準範囲(reference interval)という表現が適切であるという考え方が定着してきた.健常者と病気をもった者の測定値は連続しており、それらの分布には重なりがあるため、単純に基準範囲の下限値もしくは上限値を境に正常と異常とを判別するのは危険だからである.

❷ 臨床判断値
臨床判断値は、基準範囲とは異なった概念で定義される.特に、疾患の有無を判別する目的で用いられる"カットオフ値"、特定の疾患を将来発症しうるかどうかを予測する目的で用いられる"病態識別値"、医学的介入の判断基準に用いる"治療目標値"は、疾患の識別を前提としている点で基準範囲とは大きく異なる.

❸ 検査値の変動要因
測定値は技術的変動要因のほか生理的変動要因の影響も受けて変動する.当然、基準範囲もこの2つの要因の影響を受けて変動する.生理的変動要因は、個体内変動と個体間変動に大別される.生体成分のなかには、個体間の変動幅に比べて個体内の変動幅がきわめて狭い成分がある.このような成分の変動を的確にとらえるためには、基準標本群から求められた個体内変動と個体間変動の両方を包含した"集団の基準範囲"ではなく、"個人の基準範囲"を用いることが適切である.

❹ 臨床的有用性の評価
臨床検査法の診断精度の指標には、臨床的感度(感度:sensitivity)と特異度(specificity)、これらから計算によって求めることができる偽陰性

率(1−感度)，偽陽性率(1−特異度)，尤度比がある．適中率(予測値)も臨床的有用性評価の指標であり，診療の場で最も意識することになるが，検査対象の有病率の影響を受ける点に注意が必要である．

❺ スクリーニング検査と確定診断

感度と特異度はトレード・オフの関係にある．いずれを優先するかは検査の目的によって決まる．スクリーニング検査には偽陰性率が低い(見落としが少ない)感度の高い検査法，確定診断には偽陽性率が低い特異度が高い検査法が適している．

❻ ROC曲線とAUC

ROC曲線の左上角に最も近い値が最適なカットオフ値である．また，検査法の診断能力は，AUC(ROC曲線下の面積)の値を指標に評価でき，AUCが1.0により近い検査法が診断能力が優れていると判断できる．

A 基準範囲

1. 基準範囲の定義・目的

a. 基準範囲とは

基準範囲(reference interval)とは，健康で検査値に影響を与える諸因子をできるだけ排除した個人(基準個体)を対象に測定された検査値(基準値：reference value)の分布の95%が含まれる範囲(95%信頼区間)を指す(図1)．検査値の病的な異常を識別する基本的な尺度であるが，単に病的な異常の有無を識別するだけでなく，被検者の検査値が健康時の検査値からどれだけ偏っているのかの判断にも用いることができる．基準範囲は，検査値を判読するために不可欠な"ものさし"である．基準範囲の設定が厳密であればあるほど，検査値の臨床的解釈の精度は高くなる．後述のとおり，その設定方法に関する国際的な指針が示され，より正確な"ものさし"を準備できるようになってきた．

一方，この"ものさし"には以下のような限界があることにも留意して，適切かつ有効に利用しなければならない．

- 基準範囲の限界
  ① 数学的限界：「95%を含む範囲」ということは，健常者であっても100人のうち5人ぐらいは基準範囲からはずれることがあることを意味する．
  ② 個人内の変動幅は基準範囲の幅より狭いため，検査値が基準範囲内であっても，個人個人によって臨床的な判断が異なる場合もある(→ p.204, 4. 個人・集団の基準範囲)．
  ③ 実際には，健常者と病気をもった者の検査値は連続しており，それらの分布には重複した領域がある(図2)．
  ④ 基準範囲の幅は測定誤差(ばらつき)の影響を受ける(ばらつきが大きい測定法は基準範囲を広くする)．
  ⑤ 「健常者」の定義が困難である(潜在病態を完全に除外できない)．

b. 基準範囲と臨床判断値の違い

基準範囲は，生理的に生体内に存在し，さまざ

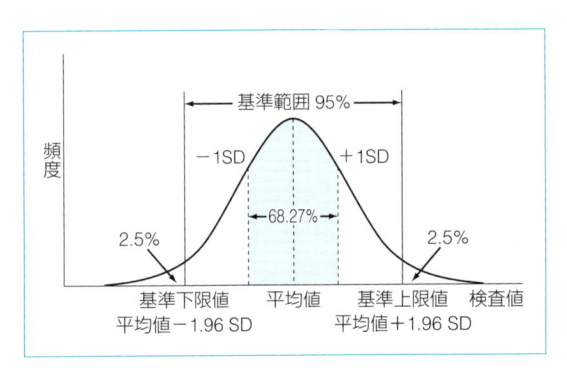

図1 基準値の分布と基準範囲(正規分布に従う場合)

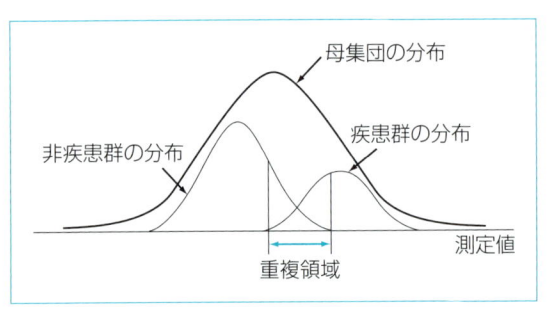

図2 非疾患群と疾患群の分布

まな病態や疾患によって変動する成分に対して設定される．具体的には，血清中の蛋白質，酵素，無機質などの生化学検査，末梢血検査，凝固検査など，多くの定量検査がその対象となる．試験紙法による尿検査や便潜血試験などの定性検査では，基準範囲という用語を適用しない．基準範囲の設定は，あくまでも健常者の検査値の分布から行われ，特定の疾患や病態を指定することはない．

一方，臨床判断値は，特定の疾患を有する患者群と非疾患群，それぞれの検査値分布との対比から，両群を最も的確に識別できる値として設定される．ウイルスに対する抗体，自己抗体，各種腫瘍マーカーなど，健常者には存在しない，存在したとしてもきわめて微量で検出できない成分に対して設定されるのが一般的であるが，基準範囲の設定の対象となるような一般的な検査項目であっても，検査対象とする疾患群を特定すれば設定することができる．

2. 基準範囲の求め方

1992年にNCCLS（National Committee for Clinical Laboratory Standards），現在の米国臨床検査標準委員会（CLSI；Clinical Laboratory Standards Institute）が基準範囲の設定に関する指針を出し，**a.** 基準範囲に関する用語を定義し，**b.** 基準範囲の設定の手順を示している．CLSIの指針は2000年に第2版（CLSI Documents C28-A2），2008年に第3版（CLSI Documents C28-A3）が出て現在に至っている．

a. 基準範囲に関する用語
- 基準個体（reference individual）：基準範囲を設定するために選ばれた個体（個人）．
- 基準母集団（reference population）：選ばれた基準個体で構成される集団．
- 基準標本群（reference sample group）：基準母集団から性，年齢，生活習慣などに基づいて分類された集団．
- 基準値（reference value）：基準標本を構成する基準個体の測定値．
- 基準分布（reference distribution）：基準値の分布．
- 基準範囲（reference interval）：基準分布の中央の95％を含む範囲（95％信頼区間）．基準範囲の両端値（上下限値）を基準限界値という．

b. 基準範囲の設定の手順（CLSIの指針）
1）事前調査
基準範囲を設定しようとする項目の生理的変動要因や分析上の干渉因子を文献などで調査する．

2）問診票の作成
基準個体の選択基準，個体間変動要因（年齢，性別，人種など）の層別基準，除外基準を定めた問診票を作成する．

3）基準個体の抽出と基準母集団の設定
身長や体重などの基本的情報と問診票の内容について調査を行い，基準個体を抽出し，基準母集団を設定する．

客観的な基準で健康と見なされ，しかも，検査値を変動させる要因である遺伝的要因（性差，個体差，人種差など），生活環境要因（食習慣，運動，職業，地域，嗜好品の摂取状況など），時間的要因（日内変動，日差，加齢，季節など）が明確で，それらに関する除外基準と層別基準（表1）に

表1　基準範囲設定時の除外要因と層別要因（CLSI）

【除外要因】	【層別要因】
・過度の飲酒	・年齢
・定期的な服薬＊	・血液型
・経口避妊薬	・日内変動
・過度の絶食・摂食	・運動
・遺伝因子	・食事
・罹患・手術歴	・地理的要因
・妊娠中・分娩後1年以内	・検体採取時間と体位
・偏った身体特性	・人種
（過度の肥満など）	・性別
・過度の喫煙	・月経週数
・輸血歴	・妊娠週数
・特殊な環境・職業	・喫煙

＊降圧剤，抗うつ剤，抗アレルギー剤などのマイナーな薬剤は容認し，基準範囲設定時に適宜調整すべきという考えもある．
（細萱茂実：基準範囲の決め方．検査と技術 36：152, 2008 を改変）

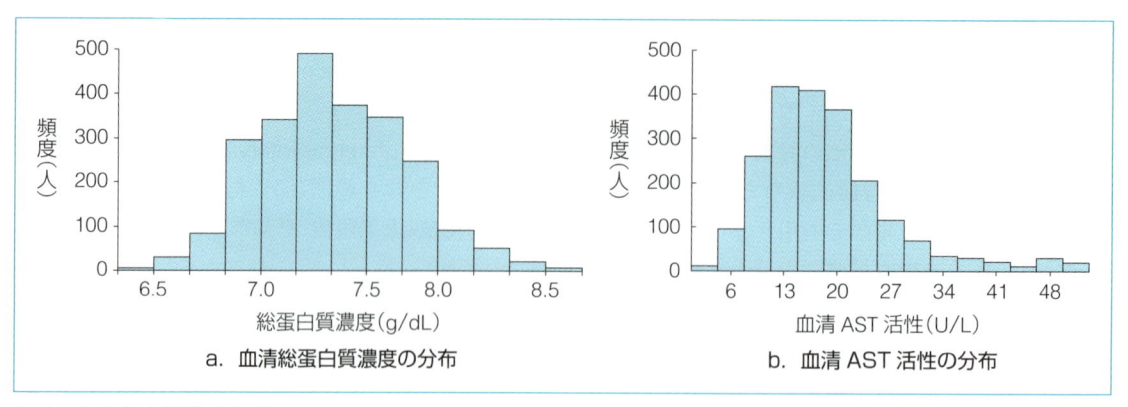

図3 典型的な基準分布型

a. 血清総蛋白質濃度の分布
b. 血清AST活性の分布

基づいて選択された個人を基準個体とする．

一般的には，健診受診者や供血者を対象に，性，年齢，地域などについて偏りがないようにランダムに抽出を行う．

4）基準標本群の設定

基準母集団から除外基準に従って不適切な個体を除外し，さらに，層別基準に基づいて対象となる測定項目の基準範囲の設定に科学的にふさわしい基準個体を選択し，基準標本群とする．

基準範囲の設定に用いる標本数は基準範囲の信頼性に関係する．CLSIの指針では，少なくとも120例の標本数を得ることを推奨している．男女別など異なる層別の基準範囲を設定する際も，各層それぞれについて120例以上の標本数を得ることが望ましい．また，正規分布を示さない場合や異常値が混入している可能性のある場合には，より多くの標本数（300例以上）が必要となる．

5）分析前の配慮事項

分析前変動を制御するためには，検体採取のための適切な準備を整えて適切な状態で検体を採取してこれを処理する必要がある．採血は，早朝空腹時（採血の前夜から12時間以上飲食を控える）に行うのが基本である．特に，多くの検査値に影響を与えうる，①食事・飲酒，②採取体位（立位，座位，臥位），③運動，④ストレス，⑤日内変動，⑥駆血条件などの影響を考慮して，これらを可能な限り排除するように努めることが肝要である．

検体処理（採血後の撹拌，遠心分離など）と測定は日常検査と同様の条件・方法で行う．また，検体採取や測定は幾日かにわけて行ったほうが負担も少なく，測定の日差変動も加わってかえって実用的な基準範囲を設定することができる．

6）基準値の収集

十分に妥当性が評価された分析法で各基準個体から採取した検体を分析し，基準値を収集する．

7）基準分布の検討

収集した基準値からヒストグラムを作成し，度数分布曲線から基準分布の形を調べる．

基準分布の形は測定成分によりほぼ一定であり，正規分布型と対数正規分布型に大別される．前者は，総蛋白質（TP）濃度（図3a）のように度数分布曲線が左右対称の釣鐘状を示し，平均値と最頻値が一致する分布型である．一方，後者は，AST（図3b）のように片側に裾野を引いた左右非対称の分布で，平均値と最頻値が一致しないが，横軸の測定値を対数にとると正規分布として扱える分布型である．血中成分の多くは正規分布を示さず，対数正規分布型，もしくは，K，γ-GT，TGのように，対数正規分布よりも歪んだ分布型を示す（表2）．

分布型の概要は，確率紙に相対累積度数をプロットすることにより知ることができる（→ p.202，a）確率紙法）．

さらに詳細な方法としては，Box-Coxのべき

表2　健常者の血中成分測定値の分布型

分布型	検査項目
正規分布類似型	TP, ALB, UA, Na, Ca, IP, HbA1c, RBC, Hb, Ht など
対数正規分布類似型	AST, ALT, ALP, LD*, AMY, CHE, UN*, K, Cl*, T-BIL, D-BIL, ZTT, TTT, TC, WBC, PLT など
対数正規分布より歪む分布型	γ-GT, TG, CK（特に，男性の場合）など

＊市原らは正規型に分類している．
（細萱茂実：基準範囲の決め方．検査と技術 36：153, 2008 を改変）

乗変換式を用いる方法がある．べき乗変換は，べき乗数 p について，$p \neq 0$ のとき $y = (x^p - 1)/p$ とし，$p = 0.0$ のとき $y = \log(x + c)$（c：最尤推定法により求まる調整係数）のように測定値 x を y に変換する方式である．

測定値 x が正規分布の場合 $p = 1.0$，対数正規分布の場合 $p = 0.0$ となるが，ほとんどは $0.0 < p < 1.0$ を示し，測定値 x が左裾広がりの分布では $p > 1.0$ となる．市原らは，べき乗数 p の値により，分布型を正規型（$0.7 \leq p < 1.2$），平方根正規型（$0.4 \leq p < 0.7$），対数正規型（$p < 0.4$）に分類している．

分布の歪み（非対称度）を表す歪度（skewness；Sk）と分布の裾の広がりの程度を表す尖度（kurtosis；Kt）も分布型特性の指標である．Sk = 0 のとき左右対称な正規分布，Sk < 0 は右裾広がりの分布，Sk > 0 なら左裾広がりの分布を示す．一方，尖度は Kt = 3 のとき正規分布，Kt > 3 なら裾のひろい分布，Kt < 3 なら裾の狭い分布となる．

8) 基準値の解析

得られた基準値には基準範囲の設定にふさわしくない問診では除外しきれない潜在病態をもった個体の値，測定誤差を含んだ値，極端な外れ値などが含まれている可能性があるので，それらを客観的に検出し，除外する必要がある．

除外方法には，CLSI の指針で推奨されている Dixon の検定法や Grubbs-Smirnov 棄却検定法などの統計的な手法のほかに，潜在異常値除外法がある．

a) Dixon の検定法

n 個の測定値があるとき，それを大きさの順に並べる．

$$x_1 \leq x_2 \leq x_3 \cdots\cdots \leq x_{n-2} \leq x_{n-1} \leq x_n$$

このとき，x_n が外れ値か否かは，その前の測定値 x_{n-1} との差（$x_n - x_{n-1}$）を全測定値の範囲（$x_n - x_1$）で除した値（$x_n - x_{n-1}$）/（$x_n - x_1$）を計算し，この値が 1/3 以上のとき外れ値と判断する．Dixon の検定法は，あくまでも統計的な観点からの外れ値の検出であり，外れ値が実際に疾病などの異常な原因に起因しているかを確認する必要がある．

b) 潜在異常値除外法

多項目の検査を同時に実施している場合に，対象項目以外で基準範囲から外れる項目を目安に潜在的な異常値を除外していく方法である．具体的には，まず，検査項目ごとの暫定的な基準範囲を決め，次に，当該項目以外の検査項目が異常値を示す個体を除外して基準範囲を設定し直す．さらに，この過程をすべての項目に対して反復する．この一連の処理により，見た目には異常がないが，実は，なんらかの異常をもっている潜在異常値をできるだけ除外して，基準範囲を最適化することが可能になる．本法は，基本検査が異常値を示す個体は，その他の検査でも異常を示す可能性が高いという仮定に基づいている．たとえば，肝細胞障害の程度を示す ALT が異常値を示す場合には，ALT と同様に肝臓に多く分布している AST や LD も異常値である可能性が高いと判断して除外する．

潜在異常値除外法では，ALT と AST のように，ある程度検査項目間の相関性がある場合でないと機能しないことに留意する必要がある．

9) 基準範囲の設定と確認

基準限界，基準範囲の推定法を定め，基準範囲を設定する．基準範囲の適合度の確認は 20 名ぐらいの基準個体を対象とした小規模調査法により行う．

10) 文書化

すべての段階の手順を文書化する．

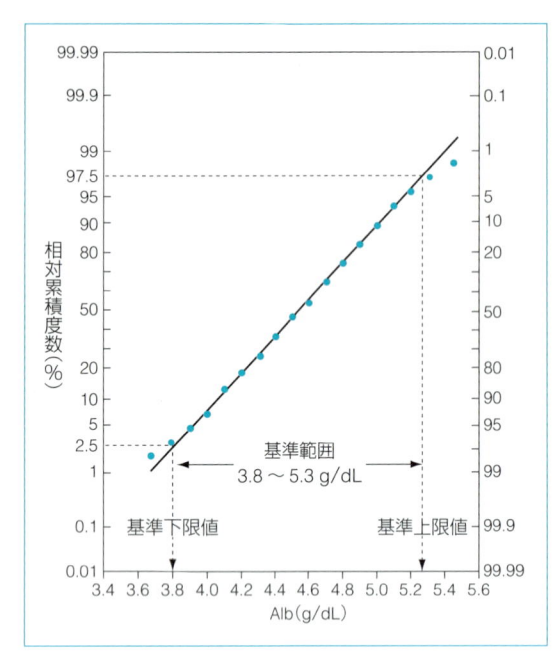

図4 健常者の血清アルブミン濃度(BCG法)の正規確率紙へのプロット

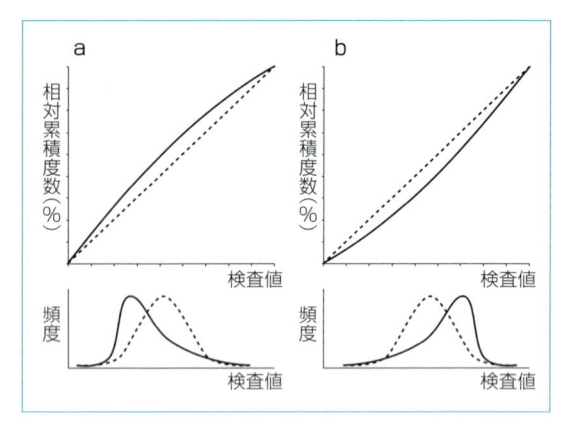

図5 確率紙プロットと分布型(破線は正規分布)

c. 統計処理方法

基準範囲を設定するための統計処理法は,あらかじめ基準分布に正規分布や対数正規分布などの理論分布を仮定するパラメトリック法と,基準分布型を仮定しないノンパラメトリック法がある.

1) パラメトリック法

確率紙法や,コンピュータ処理に適した方法である最尤変換法や,べき乗変換方式を用いた潜在基準値抽出法などがある.

a) 確率紙法

確率紙の横軸に測定値を,縦軸に相対累積度数(%)をとり,各点をプロットして,基準分布のかたちを確認しながら基準範囲を求める方法が確率紙法である.図4に示した血清アルブミン(Alb)濃度のように,プロットした点が直線であれば,分布型は正規分布であり,縦軸の2.5~97.5%に対応する横軸の値の範囲[平均値±1.96×標準偏差(SD)]が基準範囲である.2.5%点の値と97.5%点の値は,それぞれ基準下限値と基準上限値である(図1).

また,プロット点が直線を示さず,上方にふくらんだ曲線が得られる場合は右に裾野を引く対数正規分布が想定される(図5a).逆に,下方にふくらんだ曲線が得られる場合は左に裾野を引く対数正規分布が想定される(図5b).これらの場合には,対数確率紙にプロットし直した後,同様に処理して基準範囲を求める.

b) べき乗変換法

前述のBox-Cox式に変換の原点aを回帰係数として加えた調整Box-Cox式のべき乗変換法式$[y=\{(x-a)^p-1\}/p]$を用いて測定値xをyに変換する方法で,ほぼすべての検査項目で,正規分布への変換を的確に行える方法である.変換データの正規性が仮定できれば,平均値±1.96 SDの範囲(95%を含む範囲)を求め,それを逆変換して,基準範囲の上下限値とする.本法は,的確な正規近似が可能であり,ほとんどの項目の基準範囲をノンパラメトリック法と同等,もしくはそれ以上の精度で設定できる.

2) ノンパラメトリック法

基準分布型を仮定しない方法なので,分布の歪みが大きいなどの理由により,適当な分布型を想定できない場合に有効である.一方,分布型を仮定する方法に比べ推定値の精度が劣るため,標本数を多くする必要があるという欠点もある.簡便な方法として,パーセンタイル法がある.

a) パーセンタイル法

測定値を小さいほうから並べて,その順番の

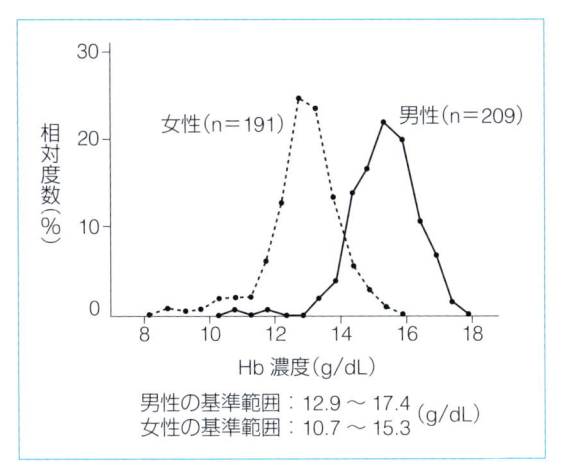

図6 健常人ヘモグロビン濃度の分布図
(細萱茂実:基準範囲の決め方.検査と技術 36:154, 2008を改変)

パーセント点を求め,順番の小さいほうから2.5%点と97.5%点のそれぞれに対応する値を基準上下限値とし,95%が含まれる範囲を求める.50%点は中央値となる.

d. 基準範囲に影響を与える因子への配慮

検査値に影響を与える技術的変動要因と生理的変動要因は,当然のことながら,基準範囲も変動させるため,これらを念頭において基準範囲を設定することが肝要である.

1) **技術的変動要因**
a) 分析前過程の因子
検体採取条件,検体搬送条件,検体保存条件,遠心分離条件など.
b) 分析過程の因子
測定原理,試薬,標準物質,検量方法,分析装置などに起因する種々の測定誤差や施設間差.

2) **生理的変動要因**
臨床的な判断に影響を与えうる生理的変動要因については,層別化して基準範囲を設定する必要がある.顕著な性差が認められるヘモグロビン(Hb)濃度(図6)は,その典型的な例である.(→p.206, 5. 生理的変動).

e. 基準範囲の設定における課題と現状

臨床検査の標準化が進み,測定値の施設間差が是正されてきた.一方で,基準範囲の標準化(共有化)については途上にあり,共通基準範囲の設定に向けた活動が行われている.また,性差,年齢差や地域差を考慮した基準範囲の設定も積極的に試みられている.

3. 検査値の読み方

「検査値を読む」作業は,「検査値を変動させる原因となる病態メカニズムをとらえる」ことであり,まさにそれは医師が行う「診断」に相当する奥深い作業である.「検査値を読む」能力は臨床検査技師がチーム医療のメンバーの一員として質の高い医療を提供していくために兼ね備えておくべき重要な能力の1つである.自動分析装置から出力されてくるデータをひたすら臨床側に垂れ流すだけで,「検査値を読む」ことができない臨床検査技師の存在価値は危ういといっても過言ではない.

まずは,以下に記した基本事項を最低限心得たうえで,検査値に注意深く目を通すことが重要である.

a. 生体成分の恒常性

生体内の各種成分の濃度は,健常時には一定の範囲におさまり,規則性をもって分布している.しかも,個人個人の生体成分の濃度は,長期間にわたって一定の値に維持されている.健康であればあるほど,生体成分の濃度はあたかも変化していないかのように,瞬間瞬間の変化はきわめてわずかな変動でしかなく,ほとんど測定誤差に相殺されて見えないこともある.しかし,多くの成分は生体の激しい代謝回転のただなかにあり,健常時における一定した濃度は,厳密な調節機構に支えられた動的平衡を反映した結果である.たとえば,末梢血中の赤血球は毎日約200億個が破壊されるが,健康ならば失われた数だけの赤血球が骨髄で新生されて末梢血中に放出されるため,日々の赤血球数の変動はごくわずかである.逆に,検査値の変動が大きい場合には,恒常的に病的な破

綻を示唆する．病的な変動を見落とさないように検査値を判読するためには，各種生体成分の濃度が健常時にどのくらい動くのかを理解することが大切である．

b. 検査値に影響を与える諸因子

検査値に影響を与える因子は，前述の基準範囲に影響を与える諸因子とほぼ同様である．しかし，臨床検査の対象が基準個体となるような健常者ではなく，なんらかの病気をもった患者が主であることを忘れてはならない．すなわち，前述の技術的変動要因と生理的変動要因に加えて，
① 測定成分の生体中での挙動（代謝経路，血中半減期など）
② 患者の病期
③ 診療行為・服薬の影響
も考慮したうえで検査値を読む必要がある．

c. 基準範囲との比較

検査値を読むためには，"ものさし"となる基準範囲の特性を熟知し，これを使いこなす技量も求められる．どんなに厳密に設定した基準範囲であったとしても，ただ単純に，患者の測定値が基準範囲と比べて高いか低いかの判別だけに使われているだけでは宝のもち腐れである．先にふれた基準範囲の限界（→ p.198，1．基準範囲の定義・目的）に加え，基準範囲を逸脱する意味やその確率も把握しておく必要がある．

基準分布が正規分布型の場合，平均値 ±SD の範囲には全体の 68.27%，±2SD には 95.45%（±1.96 SD には 95%），±3SD には 99.72% が含まれる．これは，±3SD の範囲を外れるのは 1,000 人のうち数人程度しかおらず，統計的に病的である可能性が高いことを意味している．もちろん，±2SD の範囲におさまっている場合であっても，病態の存在を完全に否定することはできない．±4SD 以上の範囲を外れる頻度はさらに少なくなるが，腎障害時の血清 CRE や急性肝炎極期の AST や ALT などでは，統計学的な出現頻度とは無関係に著しく逸脱する検査値が出現する．

±3SD の範囲を外れた場合はもちろんのこと，±2SD〜±3SD の範囲の境界値を示す場合には特に注意をはらって，検査値に影響する諸因子と患者の臨床的背景を把握し，異常値が本当に病的な変動によるものなのか，あるいはそれ以外の原因によるものなのかをしっかりと見きわめる必要がある．技術的変動要因や生理的変動要因を除外することができたら，発病初期，回復期など患者の病期による変動を考慮する必要がある．

一般的に用いられている基準範囲は基準母集団の分布から設定された「集団に対する基準範囲」である．生理的個体内変動幅（個々の基準個体の変動幅）が個体間変動幅よりも小さい検査項目では，「集団に対する基準範囲」を"ものさし"として，臨床的な判断を下すと，病態の変動，特に，軽度の異常を見逃す恐れがある．この「集団に対する基準範囲」の限界を補う意味で「個人の基準範囲」を設定する意義がある．

対数正規分布の場合は，対数値で平均値と SD を計算するので，正数に戻したときの平均値は基準範囲の中央にはない．また SD の幅は高値に向かって広がるパターンを示すので，異常値の判断には注意が必要である．

4. 個人・集団の基準範囲

a. 個人の基準範囲

基準母集団の分布から設定された集団に対する基準範囲の変動（その SD を σ_G とする）は生理的個体内変動（個体内変動）に対する SD（σ_W），個体間変動に対する SD（σ_B）および測定誤差に対する SD（σ_E）の大きさで決まる．一般に「集団に対する基準範囲」の変動（σ_G）は基準範囲の幅の 1/4 の大きさに相当する．

$$\sigma_G{}^2 = \sigma_W{}^2 + \sigma_B{}^2 + \sigma_E{}^2$$
$$\sigma_G = 基準範囲の幅/4 = (\sigma_W{}^2 + \sigma_B{}^2 + \sigma_E{}^2)^{1/2}$$

個体間変動に対する SD（σ_B）が個体内変動に対する SD（σ_W）よりも大きい生体成分では集団に対する基準範囲を判読基準として用いることができる．しかし，臨床検査の対象となる生体成分のなかには，個体内変動幅が集団に対する基準範囲の

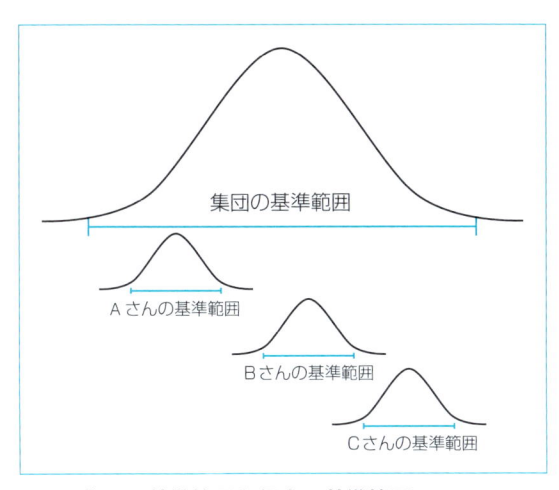

図7 集団の基準範囲と個人の基準範囲

表3 主な血中成分の個体内変動と個体間変動

項目	個体内変動 CV_W	個体間変動 CV_B	CV_W/CV_B
ALT	12.2	36.8	0.332
γ-GT	17.2	51.8	0.332
ALP	8.7	25.9	0.336
TC	6.8	17.2	0.395
UA	8.2	17.5	0.469
TG	23.8	46.7	0.510
CK	15.2	27.3	0.557
LD	8.1	12.6	0.643
AST	11.9	17.0	0.700
Cre	12.8	17.0	0.753
TP	3.4	4.0	0.850
Tbil	25.7	26.9	0.955
UN	15.9	15.9	1.000
Alb	3.7	3.5	1.057
K	5.6	4.3	1.302
iP	10.6	8.0	1.325
Fe	27.6	19.8	1.394
Ca	3.0	2.1	1.429
Cl	1.8	1.0	1.800
Na	1.1	0.6	1.833

(細萱茂実・他:個人の生理的変動幅の推定と許容誤差限界. 検査と技術 24:993-999, 1996)

変動よりも小さい項目が多いことが知られている(図7).このような成分の検査値の判読には,集団の変動(σ_G)ではなく個体内変動(σ_W)を考慮して設定した個人の基準範囲が適切な指標となる.

b. 個人の基準範囲を決める要因

個人の基準範囲の変動(その SD を σ_S とする)は個体内変動に対する SD(σ_W)と測定誤差に対する SD(σ_E)の大きさで決まる.一般に個人の基準範囲の変動(σ_S)は基準範囲の幅の 1/4 の大きさに相当する.

$$\sigma_S^2 = \sigma_W^2 + \sigma_E^2$$
$$\sigma_S = 平均個人基準範囲の幅/4 = (\sigma_W^2 + \sigma_E^2)^{1/2}$$

多くの臨床検査項目では,σ_E は σ_S に比べると無視できる程度の大きさなので,個人の基準範囲の変動(σ_S)は個体内変動(σ_W)に依存する.

c. 個体内・個体間変動と個人の基準範囲

個人の測定値の変動幅(個体内変動 σ_W)の中央は個人個人で異なり,個体差は個体間変動 σ_B として求めることができる.一般的に,個体間変動の標準偏差 σ_B や個体内変動の標準偏差 σ_W は測定単位に依存するので,これらを平均値で除した変動係数(CV%;coefficient of variation)として表す(表3).すなわち,個体間変動(CV_B)に対する個体内変動(CV_W)の比(CV_W/CV_B)が小さい ALP,ALT などの酵素,総コレステロール(TC),尿酸

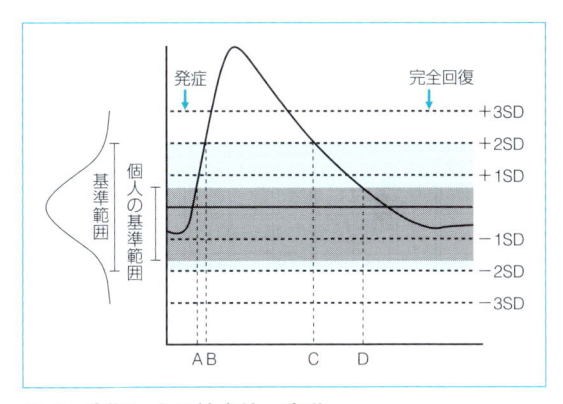

図8 病期による検査値の変動
(河合忠・他(編):異常値の出るメカニズム 第5版, p.7, 医学書院, 2008 を改変)

(UA)などでは個人の基準範囲を設定する意義が高い.逆に,電解質(Na, K, Cl, Ca, iP など)のような比が大きい項目では個人の基準範囲を設定する意義は乏しい.

d. 個人の基準範囲の臨床的意義

個人の基準範囲は,患者の病期による測定値の経時的変化を追跡する際に有用である.
図8 はある検査値の病的変動を模式的に示した

ものである．図からも明らかなように，集団の基準範囲を目安にした場合よりも患者個々の基準範囲を指標としたほうが，より早期(図8のA)に発症をとらえることができるし，完全な回復状態により近い時期(図8のD)もとらえることができる．すなわち，早くから十分な治療を提供しうるようになる．このことは，個人の基準範囲が健康診断や疾病の早期発見など予防医学的な見地からも有用であることも意味している．

5. 生理的変動

前述のとおり，測定値を変動させる要因は，分析誤差を与える技術的変動要因(→ p.203, d. 基準範囲に影響を与える因子への配慮)と生理的変動要因の2つに大別できる．臨床検査値を読みとる目的は病的な変動をとらえることにあるのだから，疾患とは関係のないこれらの変動要因についても熟知していないと判断を誤ることになる．とりわけ生理的変動要因は重要である．仮に，誤差が生じない完璧な分析法が確立されたとしても，生体成分の濃度は生理的な理由で変動するからである．

検査値を生理的に変動させる要因は多数あるが，ここでは，検査値の臨床的意味づけを大きく左右する代表的なものについて概説する．

a. 遺伝的要因
1) 性差

成人の男女間で検査値に有意な差が認められる検査項目がいくつかあり，それらは，基準分布の違いにより2種類に大別することができる．1つは，先にふれたヘモグロビン(Hb)のほか，クレアチニン(CRE)，尿酸(UA)，赤血球数(RBC)，ヘマトクリット(Ht)などのように分布の平均に差がありSDにはあまり差がない項目，すなわち，男女の平均値の差をSDで除した値が大きな項目である．もう1つは，CKやγ-GTのように分布の広がり方が男女で違う項目，すなわち，男女別のSDの比が大きな項目である．これらについては男女別の基準範囲を設定する(表4)．

表4 男女別の基準範囲の設定が必要な検査項目

項目	|男女の平均値の差|/SD$_{F+M}$	SD$_M$/SD$_F$
Ht	1.54	0.97
Hb	1.54	0.93
RBC	1.45	1.15
CRE	1.55	1.28
UA	1.38	1.32
ALP	1.00	1.57
CK	0.97	1.65
CHE	0.97	1.09
TG	0.93	1.96
γ-GT	0.90	4.87
ALT	0.86	1.97
Fe	0.74	0.85

SD$_{F+M}$：全健常者の標準偏差，SD$_M$：健常男性の標準偏差，SD$_F$：健常女性の標準偏差
〔金井正光(編)：臨床検査法提要 改訂第32版，金原出版，2005を改変〕

筋肉量，性腺ホルモン，性周期，喫煙・飲酒習慣の差などの影響を反映して多くの項目の検査値は男性＞女性であるが，HDL-C，IgM，クレアチン，エストロゲン，プロラクチンなどのように女性＞男性である検査項目もある．

2) 人種差

多くは生活習慣(食習慣など)や地域特性(気候，標高など)に起因するものである．しかし，血液型の分布などのように，遺伝的素因に基づく人種差が認められる検査項目もある．

b. 時間的要因
1) 加齢

多くの臨床検査値は加齢に伴って変化する．すなわち，新生児期→乳児期→学童期→思春期を経てほぼ一定となって成人値に近づく．たとえば，新生児期のHb濃度は成人に比べ有意に高く，生後数週間で急速に減少し，乳児期で最低となる．その後増加して学童期から思春期にかけてほぼ成人値となる(図9a)．アルカリフォスファターゼ(ALP)活性は骨形成が盛んな新生児期，乳児期，学童期で高値をとり，思春期にピークを示しその後急速に低下して成人値となり，個体間差も狭まる(図9b)．一方，成人であってもその後さらに年齢を重ねるにしたがって変化する項目も少なく

a. ヘモグロビン濃度の年齢別推移

b. 血清アルカリフォスファターゼ

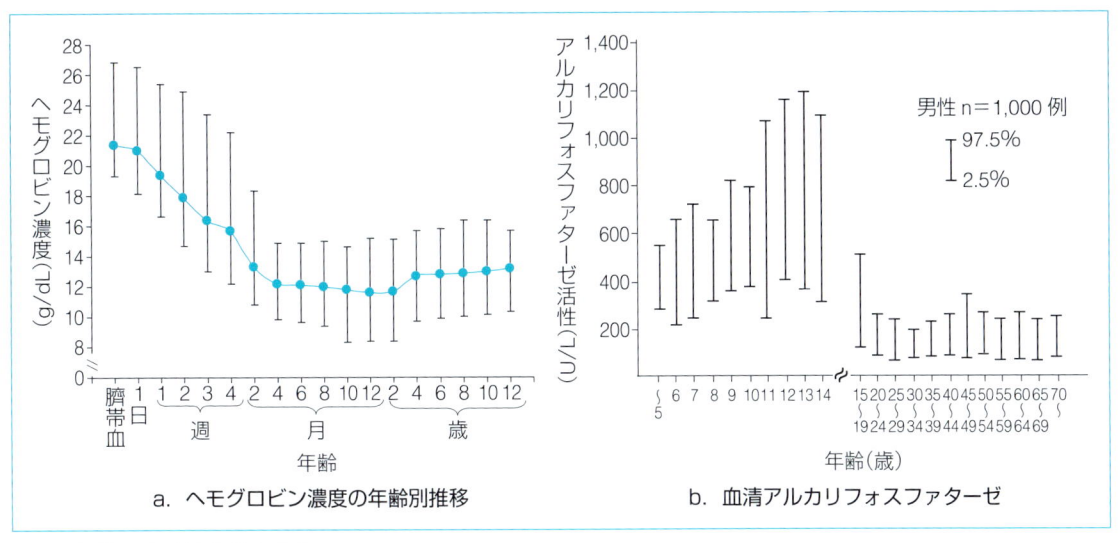

図9 加齢による検査値の変化

ない．AlbやHbなどは加齢とともに低下し，γ-GTやALTなどは上昇する．また，加齢と性差がともに影響する検査項目もある．たとえば，男性では高齢になるにしたがってHb濃度やRBCは低下するが，女性ではほとんど変化しない．一方，性周期，妊娠，閉経は女性特有の時間的変動要因であり，性腺ホルモンが著しく変化することはもちろんのこと，以下のような影響を及ぼす．

a) 妊娠の影響

ALP, UAなどは妊娠初期に低く，後期に上昇．TC, TGなどは妊娠後期に上昇．TP, Alb, Na, Kなどは妊娠後期に低下．

b) 閉経の影響

コレステロール（特に，LDL-C）の上昇．プロゲステロン，エストロゲンなどの女性ホルモンや骨型ALPの低下．

2) 日内変動

日内変動がある検査項目を表5にまとめた．変化のパターンには個人差があることも考慮する必要がある．

表5 日内変動が大きい血中成分

早朝高値・夜間低値：ACTH, コルチゾール, Hb, Fe*など
午前中高値：TP, ALB, Kなど
午後高値：無機リンなど
夜間～睡眠時高値：プロラクチン, ADH, GHなど

＊：変化のパターンに個人差あり
ACTH：副腎皮質刺激ホルモン，ADH：抗利尿ホルモン，GH：成長ホルモン

c. 生活環境要因

1) 食事

食事の影響は短期的なものと，食習慣による長期的なものに分けて考える必要がある．

a) 短期的影響

- 食後上昇する血清成分：グルコース，インスリン，TGなど
- 食後低下する血清成分：遊離脂肪酸，iPなど

b) 長期的影響

過食による過栄養は肥満をもたらし，肥満の指標であるBMI（body mass index）が増加する．TC, TG, UA, Hb, ALT, γ-GT, コリンエステラーゼ，CRPなどは，BMIと正の相関関係を示し，著明に上昇する．一方，HDL-CはBMIと負の相関を示す．

2) 飲酒

γ-GT，TG の上昇が顕著である．ただし，γ-GT の上昇の程度には遺伝的な個人差がある．その他，HDL-C，ALT，コリンエステラーゼ，UA，Hb，MCV も上昇する．逆に，飲酒量に応じて AMY や LDL-C は低下傾向を示す．なお，HDL-C は短期の大量飲酒では低下するとの知見も報告されている．

3) 喫煙

- 上昇する項目：白血球数，Hb，Ht，MCV，MCH，CEA，CRP など
- 低下する項目：TP，IgG，HDL-C など

4) 運動

運動の影響を受けて，検査値が上昇する項目があり，上昇のメカニズムによって以下の2つに大別することができる．

- 筋肉組織からの逸脱による上昇：CK，AST，LD など
- エネルギー代謝成分の上昇：乳酸，アンモニアなど

d. 採取条件

1) 採血時の体位の影響

採血時の体位（姿勢）によって検査値は変化する．通常外来時の採血は座位，入院時の採血は仰臥位で行われる．座位（あるいは立位）では循環血液の濃縮が起こり，血管壁を通過できない高分子成分の濃度が上昇するため，仰臥位で採血した際に比べ，血球成分や Alb などの大分子成分の検査値は 5～15% 高値を示す．一方，電解質，UA，尿素窒素などの小分子成分の検査値は体位の影響を受けない．

2) 採血時の駆血，クレンチング（前腕運動）の影響

採血時に血管を怒張させるために駆血帯を巻き，さらに，血管の怒張が不十分なときには，手を開いた後固く握らせる動作（クレンチング，前腕運動）をさせることがしばしばある．長時間に及ぶ駆血やクレンチングの繰り返しは，筋細胞から K を流出させ，血清 K を異常高値にすることがある．

B 臨床検査性能評価

新たな検査法を導入する際には，精密性，正確性，検出限界，定量限界などの基本性能を評価することはもちろんのこと，臨床的観点からも性能評価する必要がある．

たとえば，カットオフ値（診断閾値）を設定して日常検査で使用する際には，あらかじめ特定の疾患群と非疾患群とを効率よく判別できるかどうかを客観的な指標を用いて評価する．この際，最も一般的に利用されているのが，臨床的感度（感度：sensitivity）と特異度（specificity）を指標とする方法である．実際には，カットオフ値を基準とした検査成績（陽性または陰性）と診断の対象となる疾患の有無との関係を表す以下の4つのパラメーターを用いて，2×2 分割表を作成して評価する（表6）．

真陽性(a)：疾病のある者のうち検査が陽性と判定された患者数

偽陰性(b)：疾病がありながら検査が陰性と判定された患者数

偽陽性(c)：疾病がないにもかかわらず検査が陽性と判定された人数

真陰性(d)：疾病がなく検査が陰性と判定された人数

表6 臨床的有用性の指標

疾患の有無	検査結果		計
	陽性	陰性	
有	a	b	a+b
無	c	d	c+d
計	a+c	b+d	a+b+c+d

1. 臨床的有用性の評価

a. 感度と特異度

> 感度 sensitivity $\left(\dfrac{a}{a+b}\right)$：真陽性率
>
> 特異度 specificity $\left(\dfrac{d}{c+d}\right)$：真陰性率
>
> 偽陰性率（1－感度）
>
> 偽陽性率（1－特異度）

感度と特異度がともに優れ，偽陰性も偽陽性もない検査法が理想的であるが，感度と特異度は相反する関係（トレード・オフの関係, → p.210, 2. カットオフ値）にあるため，実際にはそのような検査法はきわめて少ない．感度と特異度のどちらかを優先するかは，検査の目的，当該疾患の予後，精密検査の危険性，治療効果と副作用，費用対効果などを総合して決まる．たとえば，大腸癌検診の CEA や便潜血反応検査などのようにスクリーニング目的の場合には，疾病の見落とし（偽陰性）による不利益は偽陽性である場合に比べて格段と大きいので，偽陰性を極力少なくするために，できるだけ感度の高い検査法を選択する．一方，大腸内視鏡および内視鏡直視下の生検などのように，疾病の存在を確認する確定診断に要する検査では，特異度の高い検査法を選択する．偽陽性者（本当は癌がない者）に対して不要な手術が施行されたり，高価で副作用がきわめて強い抗癌剤が投与される不利益は，偽陰性の不利益をはるかに上回るからである．

b. 適中率

感度と特異度は検査の特性を示す重要な指標であるが，診療の場でこれを意識するようなことはない．自分が患者もしくは患者の家族として検査結果の説明を受ける立場であるとしたら，「私は病気に罹っているのか，いないのか？ 罹っているとしたらどのくらいの確率か？」あるいは「どのくらいの確率で病気を否定できるか？」ということが一番気がかりであろう．医師も同様の観点で検査結果を見て疾患の有無を予測するのが普通である．この際に指標となるのが適中率（予測値）であり，検査陽性者が疾患に罹患している確率を陽性適中率（予測値），検査陰性者が疾患に罹患していない確率を陰性適中率（予測値）といい，それぞれ次の式で求めることができる．

> 陽性適中率 $= \dfrac{真陽性}{真陽性 + 偽陽性}$
>
> $\qquad\quad = \dfrac{a}{a+c}$
>
> 陰性適中率 $= \dfrac{真陰性}{真陰性 + 偽陰性}$
>
> $\qquad\quad = \dfrac{d}{b+d}$

c. 有病率

有病率は，ある母集団に目的の疾患を有する者がどのくらいの比率でいるのかを示し，次の式で求めることができる．

> 有病率 $= \dfrac{a+b}{a+b+c+d}$

有病率から，陽性適中率と陰性適中率は次の式で求めることができる．

> 陽性適中率 $= \dfrac{有病率 \times 感度}{有病率 \times 感度 + (1-有病率) \times 偽陽性率}$
>
> $\qquad\quad = \dfrac{有病率 \times 感度}{有病率 \times 感度 + (1-有病率) \times (1-特異度)}$
>
> $\qquad\quad = \dfrac{真陽性}{真陽性 + 偽陽性}$
>
> $\qquad\quad = \dfrac{a}{a+c}$
>
> 陰性適中率 $= \dfrac{(1-有病率) \times 特異度}{(1-有病率) \times 特異度 + 有病率 \times 偽陰性率}$
>
> $\qquad\quad = \dfrac{(1-有病率) \times 特異度}{(1-有病率) \times 特異度 + 有病率 \times (1-感度)}$
>
> $\qquad\quad = \dfrac{真陰性}{真陰性 + 偽陰性}$
>
> $\qquad\quad = \dfrac{d}{b+d}$

これらの式で表される関係をベイズの定理とよぶ．ベイズの定理では，適中率は，感度，特異度，有病率などの事前確率（検査前確率）から求められる事後確率（検査後確率）である．上式からもわかるように，特異度が1に近づくと陽性適中率は1に近づき，感度が1に近づくと陰性適中率は

表7 陽性適中率に及ぼす有病率の影響
感度90%,特異度80%の検査法の場合

有病率(%)	50	10	1
陽性適中率(%)	82	33	4

表8 無意味な検査法(感度0%,特異度100%)の矛盾

有病率(%)	50	10	1
正確度(%)	50	90	99
陽性適中率(%)	0	0	0

1に近づく．

　有病率，適中率どちらも臨床的有用性の評価の重要な指標の1つであるが，対象とする母集団によって大きく変わる．すなわち，有病率(検査前確率)が高い母集団に対して検査を行えば，陽性適中率は高くなり，陰性適中率は低くなる．逆に，有病率が低い母集団が対象の場合には，陽性適中率は低くなり，陰性適中率は高くなる(表7)．

　たとえば，インフルエンザの陽性適中率は，全く同じ感度と特異度の検査法を使ったとしても，夏に比べて大流行を迎える冬のほうがはるかに高くなる．

　もう1つの例として大腸癌の有病率と適中率について考えてみよう．大腸癌の有病率は循環器内科受診患者に比べて消化器内科受診患者のほうが高いことは想像に難くないであろう．したがって，大腸癌のスクリーニング検査として用いられるCEA(癌胎児性抗原)が高値を示した場合，その患者が大腸癌である適中率は，循環器内科受診患者に比べて消化器内科受診患者のほうが高くなる．

　母集団が共通でない場合には，有病率も適中率も単純に比較することはできないことに留意しなければならない．

d. その他の指標

　検査法の臨床的有用性の指標として，正確度，有病率補正正確度，診断効率などが用いられることもある．それぞれ以下の式で求めることができる．

$$正確度 = \frac{a+d}{a+b+c+d}$$

$$有病率補正正確度 = \frac{感度+特異度}{2} = \frac{\frac{a}{a+b}+\frac{d}{c+d}}{2}$$

$$診断効率 = 感度 \times 特異度 = \frac{a}{a+b} \times \frac{d}{c+d}$$

　正確度は，検査法を評価するための妥当な指標に見えるが，実は有病率の影響を受け，絶対的な指標とはなりえない．たとえば，有病率が1%の母集団に対して，カットオフ値を当該検査値の最大値に設定して検査を実施すると，検査結果はすべて陰性となり，全く無意味な検査となるが，計算上の正確度は99%と，矛盾した結果になる(表8)．

2. カットオフ値

a. カットオフ値(診断閾値)とは

　カットオフ値(診断閾値)は，病気があるかないか診断する臨床判断値である．癌と非癌を判別するための腫瘍マーカーや，ウイルス感染症の有無や既往歴を判別するウイルス抗体価検査などに利用される．

b. カットオフ値と基準範囲の違い

　検査値を解釈する際の尺度という点では基準範囲と同じであるが，利用目的という点では基準範囲と異なる．また，利用する目的が異なるがゆえに，設定方法も異なる．

　前述のとおり，基準範囲は，健康診断や疾病のスクリーニングを主な目的として利用されるため，疾患をもたない健康な基準個体から得られた基準値の分布から設定される．一方，カットオフ値は，疾患群と非疾患群の検査値の分布を調べ，両群を最も効率的に識別できるように設定される．また，定量検査の結果をカットオフ値を境にして，陽性・陰性と定性的に解釈する点も基準範囲との大きな違いである．

c. カットオフ値の設定

　カットオフ値の設定には，まず，対象となる疾患に罹患している群と罹患していない群の検査値

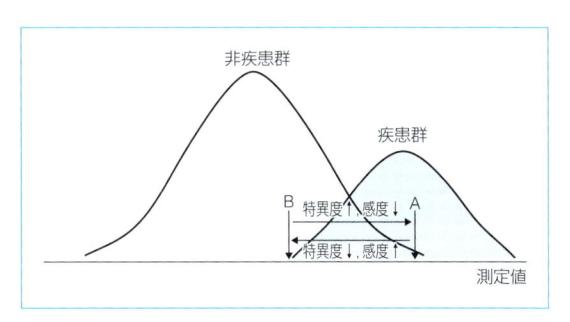

図10 カットオフ値の設定とトレード・オフの関係

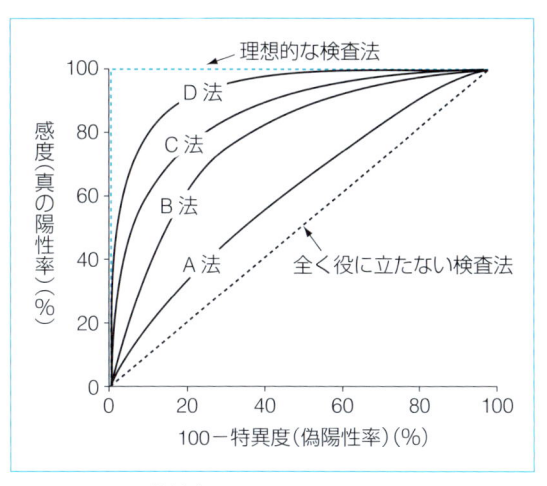

図11 ROC曲線（receiver operating characteristic curve：受診者動作特性曲線）

の分布をとる必要がある．もし，両群の分布が全く重複することがなければ，感度と特異度ともに100％で，疾患に罹患している者としていない者とを完全に識別しうるカットオフ値を容易に設定することができる．しかし，実際には，健常者と病気をもった者の検査値は連続しているため，それぞれの分布には重なり合う部分があるのが普通である．カットオフ値は，この重なり合う部分のどこかに設定することになるため，トレード・オフの関係にある感度と特異度は設定値によって変化する（図10）．すなわち，カットオフ値を上げると（図10のA），特異度は高くなるが感度は低くなり（偽陽性率は低くなるが見逃し＝偽陰性も増える），カットオフ値を下げると（図10のB）感度は高くなるが，特異度が低下する（偽陰性率，すなわち見逃しは減るが偽陽性率が高くなる）．先にもふれたように，感度と特異度どちらを優先するかは検査の目的などにより決まる（→ p.209，1．臨床的有用性の評価）．

カットオフ値の設定に際しては，設定される値は対象疾患の有病率によって変化するということも心得ておく必要がある．有病率は母集団（施設）により変わるため，対象の設定はカットオフ値の臨床的有用性を大きく左右することになるし，施設間でカットオフ値を共有化することはきわめて難しい．

3. ROC曲線（ROC分析）

a. ROC曲線とは

ROC曲線（receiver operating characteristic curve：受診者動作特性曲線）は，さまざまなカットオフ値における感度と特異度のトレード・オフの関係を表したグラフである．実際には，縦軸に感度またはその百分率（％），横軸に1－特異度またはその百分率（％）をプロットすることにより描かれる．縦軸と横軸はそれぞれ，真の陽性率と偽陽性率を反映する（図11）．

前立腺特異抗原（prostate specific antigen；PSA）のデータを例にとって，ROC曲線の作図方法を説明する．もし，PSA値の変化率を用いて前立腺癌のスクリーニングを行った場合，カットオフ値を0.3 ng/mL/年とすると感度は80.0％，特異度80.1％，偽陽性率は19.9％となる．カットオフ値を0.5 ng/mL/年にあげると，感度は60.0％，特異度は89.0％，偽陽性率は11.0％となる．さらに，カットオフ値を0.75 ng/mL/年まであげると，感度は53.3％，特異度は94.0％，偽陽性率は6.0％となる．このように，さまざまなカットオフ値における感度と偽陽性率を計算し，それぞれを縦軸と横軸に順次プロットすることにより，ROC曲線を描くことができる（図12）．

b. ROC曲線の有用性

ROC曲線の意義は，1）カットオフ値の設定，2）検査法の診断能力を比較する際の評価手法として使えることにある．

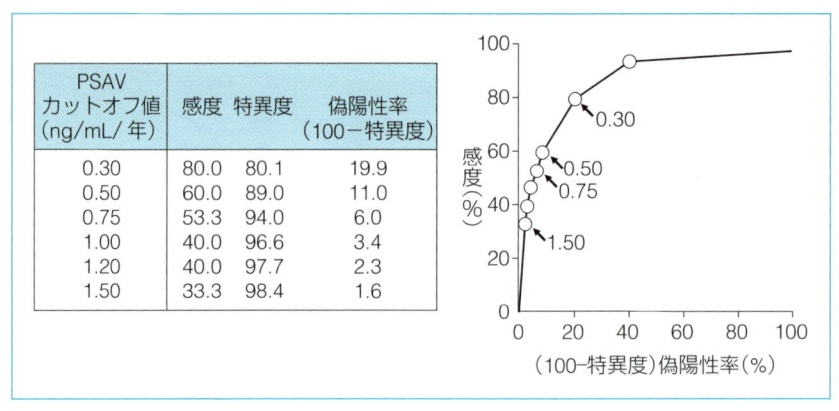

図12 前立腺特異抗原(PSA)値変化率(PSAV)による前立腺癌スクリーニング

PSAV カットオフ値 (ng/mL/年)	感度	特異度	偽陽性率 (100－特異度)
0.30	80.0	80.1	19.9
0.50	60.0	89.0	11.0
0.75	53.3	94.0	6.0
1.00	40.0	96.6	3.4
1.20	40.0	97.7	2.3
1.50	33.3	98.4	1.6

1) カットオフ値の設定

ROC曲線では,左上角に最も近い値を当該検査法における最適のカットオフ値として設定する.これは(感度＋特異度)/2×(有病率補正正確度)が最大となる点に相当する.

臨床検査における偽陽性者と偽陰性者は少なからず不利益を被ることになる.偽陽性者も偽陰性者どちらもゼロであることが理想であるが,現実にはそのような臨床検査は皆無である.もし,被検者が検査を受けることで,得ることができる利益と,被る可能性がある不利益それぞれを定量化することができれば,ROC曲線を用いて最適なカットオフ値を求めることができるが,利益や不利益は患者にとってだけでなくその家族や関係者にとっての問題でもあるので,定量化することは容易ではない.

2) 検査の診断能力の比較

ROC曲線を使って,検査法の診断能力の評価もできる.疾患群と非疾患群を識別する能力がほとんどない検査法のROC曲線は,図11のAのような対角線に近似した曲線を描き,識別能力が高まるほど,図11のB, C, Dのように,対角線から左上角に偏位した曲線となる.疾患群と非疾患群を完全に識別できる理想的な検査法のROC曲線は,グラフの左上角を通る直角の線となる.一方,全く識別能力がない役に立たない検査法では,対角線となる.

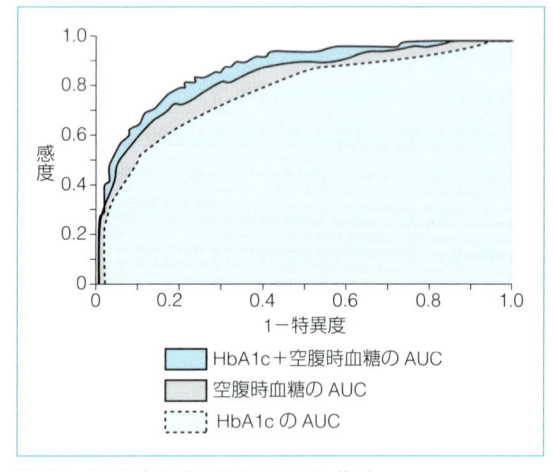

図13 糖尿病発症予測のROC曲線
(Heianza Y, et al : HbA1c 5.7-6.4% and impaired fasting plasma glucose for diagnosis of prediabetes and risk of progression to diabetes in Japan (TOPICS 3) : a longitudinal cohort study. Lancet 378 : 147-155, 2011)

ROC曲線の曲線下面積(AUC ; area under the ROC curve)も検査法の診断能力を反映する指標となる.理想的な検査法のAUCは1.0であり,一方,全く識別能力のない役に立たない検査法のAUCは対角線で分割される0.5である.複数の検査間で性能を比較した場合,AUCが1.0により近い検査法が優れていると判断できる.

具体例として,HeianzaらがLancetに報告したROC曲線を図13に示す.将来糖尿病を発症する危険性の高い人をHbA1c検査あるいは空腹

時血糖検査でスクリーニングした場合のAUCはそれぞれ0.795, 0.846であり，空腹時血糖はHbA1cに比べて，糖尿病予備群を見つけ出す効率のよい検査法であることを示している．さらに，HbA1c検査と空腹時血糖検査の組み合わせでスクリーニングするとAUCは0.880まで向上し，HbA1cあるいは空腹時血糖どちらか単独で評価するよりも，両者の組み合わせでさらにスクリーニングするほうが格段に有用性が高いことを示している．

4. 尤度比

尤度比(likelihood ratio；LR)とは，もっともらしさ(起こりやすさ)の程度を数値化したもので，検査法の能力を表す指標の1つである．陽性尤度比は，疾患をもつ者が疾患をもたない者に比べて検査陽性にどれくらいなりやすいかを示す．一方，陰性尤度比は，疾患をもたない者が疾患をもつ者にくらべて検査陰性にどれくらいなりやすいかを示す．いずれも感度と特異度から算出できる．

1) 陽性尤度比

$$= \frac{疾患をもつ者が検査陽性となる確率}{疾患をもたない者が検査陽性となる確率}$$
$$= 感度/偽陽性率$$
$$= 感度/(1-特異度)$$

もし，特異度が100％であれば，陽性尤度比は無限大となり，目的の疾患に罹患していると断定できる．陽性尤度比が十分に大きい検査法(>10)は確定診断として有用である．

2) 陰性尤度比

$$= \frac{疾患をもつ者が検査陰性となる確率}{疾患をもたない者が検査陰性となる確率}$$
$$= 偽陰性率/特異度$$
$$= (1-感度)/特異度$$

もし，感度が100％であれば，陰性尤度比はゼロとなり，罹患を完全に除外できる．陰性尤度比が十分に小さい検査法(<0.1)は除外診断に有用である．

たとえば，早期大腸癌の診断における，便潜血反応検査の感度が40％，特異度を95％であるとすると，便潜血反応検査の陽性尤度比は8程度，陰性尤度比は0.6程度となり，便潜血反応検査は早期大腸癌の確定診断としての能力は乏しいといえる．

5. その他の臨床的判断基準

臨床的に診断，治療，予後の判断を下す目的で利用されるカットオフ値(診断閾値)，病態識別値，治療目標値，パニック値などを臨床判断値という．前述のとおり，臨床判断値の概念は基準範囲とは異なり，検査項目が同じあっても検査値の使用目的により臨床的な判断基準が異なってくることに留意する必要がある．

カットオフ値についてはすでに解説済みであるので，ここでは，病態識別値，治療目標値，パニック値について説明する．

a. 病態識別値

特定の病態の出現率が有意に高まると判断される検査値(＝将来の発症が予測され，予防医学的観点から栄養指導などの一定の対応が要求される閾値)で，当該病態を診断するために学会によって定められた臨床的な判断基準である．

1) 糖尿病型診断のための病態識別値

（日本糖尿病学会：Japan Diabetes Society；JDSによる）
- 空腹時血糖値126 mg/dL以上もしくは75 g糖負荷試験で2時間値200 mg/dL以上．
- HbA1c値6.5％(JDS値で6.1％以上)．

2) 高尿酸血症診断のための病態識別値

（日本痛風・核酸代謝学会による）
- 血清UA値7.0 mg/dL以上．

ここで留意すべき点は，糖尿病型(病態)≠糖尿病(疾患)，高UA血症(病態)≠痛風(疾患)である．つまり，病態識別値はあくまでも"病態"を

とらえるための基準であって，"疾患"の診断基準ではない．

b. 治療目標値

治療の際の目標値や，治療を開始する判断基準となる検査値である．

1) 脂質異常症の治療目標値（日本動脈硬化学会による）

- TC 値 220 mg/dL
- TG 値 150 mg/dL
- LDL-C 値 140 mg/dL
- HDL-C 値 40 mg/dL

2) 痛風の治療目標値

- UA 値 6.0 mg/dL

ここで留意すべき点は，脂質異常症の場合は，治療目標値が治療を開始する判断基準と同じであるが，痛風の場合はそれぞれ違うことである．合併症を伴う痛風患者の治療開始の判断基準は UA 値 8.0 mg/dL，合併症も家族歴もない痛風患者の場合には UA 値 9.0 mg/dL である．

c. パニック値と極端値

パニック値とは，生命の危険を招くほど重篤な状態にあると判断される検査値である．Lundberg は「生命が危ぶまれるほど危険な状態にあることを示唆する異常値で，ただちに治療を開始すれば救命しうるが，その診断は臨床的な診察だけでは困難で検査によってのみ可能である」と定義している．緊急異常値ともよばれる．

パニック値は可及的速やかに臨床に報告すべき検査値であるが，極端値（極異常値）と区別することが肝要である．極端値は，0.5～1.0 パーセンタイル値以下もしくは 99.0～99.5 パーセンタイル値以上の統計的に稀な検査値を指す．極端値の原因には，病態変化に伴う臨床的に意味がある場合（パニック値に相当）と，検査過誤に起因する場合がある．

後者が原因の場合に，気づかずに報告してしまうと，臨床を混乱させ，ときには患者が不利益を被る事態を招きかねないので，原因をしっかりと確認する必要がある（第 8 章を参照）．

参考文献

1) 基準範囲の実践マニュアル．日本臨床検査自動化学会会誌 37(Suppl 1), 2012
   ※基準範囲と臨床判断値の概念，基準範囲を求める統計手法と設定の実際，基準範囲に影響を与える変動因子にいたるまで網羅的に解説されている

2) 細萱茂実，尾崎由基男：検査結果判読基準の技術的精度保証．臨床病理 52：548-551, 2004
   ※検査値判読の観点から，生理的変動に基づいた検査値の許容誤差限界について詳細に解説されている

3) 松尾収二・他：検査診断学における ROC 曲線の利用の実際．臨床病理 42：585-590, 1994
   ※古い文献ではあるが，ROC 分析法の実際について，初学者にもわかりやすく解説している

4) 極端値・パニック値対応マニュアル．日本臨床検査自動化学会会誌 30(Suppl 1), 2005
   ※極端値とパニック値の定義，具体的な数値が記載され，想定される原因と対処方法を詳細に解説している

5) 日本臨床検査医学会ガイドライン作成委員会（編）：臨床検査のガイドライン JSLM2009. pp 305-320, 2009
   ※臨床検査の臨床的有用性の指標について概説するとともに，それをふまえて，どのようにして検査データを判読していくかを，さまざまな具体例を提示して実践的に解説している．なお，本ガイドライン 2005/2006 版は，http://www.jslm.org/books/guideline/guideline05_06.html からダウンロードして無料で参照可能である

第8章
検査の活用

学習のポイント

❶ 予防医学には一次予防から三次予防の3つの段階があり，潜在的な疾患を発見するという点で臨床検査の重要度は高い．

❷ 日常の診療において臨床検査のみでは診断ができない．

❸ 検査依頼書には必要な事項も盛り込むとともに，適切な検査項目を依頼しやすくするため検査項目のグループや疾患ごとのセットを作成するといった工夫が必要である．また，採取容器の情報なども記載すると診療側にとって便利である．

❹ 報告書には依頼された情報および検査結果とともに基準範囲や検体の性状（溶血や乳ビ），さらに診療上有効に利用できるように蓄尿での1日量報告や基準範囲外のマークなどの情報を付加するとわかりやすい．

❺ 極異常値やパニック値については検査室から診療側に連絡する必要があるが，その基準については双方で相談することが望まれる．

❻ 単に検査結果だけではなく，結果から考えられること，次に行うべき検査などをコメントすると付加価値情報となる．

❼ 検査室として診療側からの相談窓口を一本化して公開しておき，またよく相談される内容にすぐ答えられる体制をつくり積極的にコンサルテーションを受けられるようにしておくことが望まれる．

❽ 検査側として検査説明用のパンフレットを作成するなどして主治医がインフォームド・コンセントをとることに協力していきたい．

本章を理解するためのキーワード

❶ 健診と検診
この両者は発音が同じこともあってしばしば混同されるが，健診は全体的な健康度を把握するのに対して検診は特定の疾患を対象としているので本来その意味は異なっている．

❷ 診察
医療面接（病歴聴取）と身体所見をとることの両者，あるいは後者だけを診察とよぶ．現在の医療においても診断に重要な部分である．

❸ 極端値（極異常値）・パニック値
極端値はまれにしか認められない値，パニック値は生命に危険がある値とそれぞれ異なった定義がある．

❹ インフォームド・コンセント
知らされたうえでの同意，という意味で患者の自己決定権を尊重した，現在の医療で重要な言葉である．本来すべての臨床検査にインフォームド・コンセントは必要であると考えることもできる．

A 予防医学

　予防医学とは，疾患に罹患しないように，また疾患に罹患した場合にそれ以上進展しないようにする医学である．予防医学では一般的に3つの段階での予防を考える（表1）．一次予防とは疾患のない段階における予防で，健康を保持増進すること，またワクチンなどで特定の疾患を予防する段階，二次予防とはまだ発見されていない疾患を早

表1 予防医学の3つの段階

一次予防：健康の保持・増進，特殊疾患の予防
二次予防：早期発見，早期治療
三次予防：リハビリテーション

期に発見し，治療を開始するという段階，三次予防とは疾患に罹患してしまったことによって生じた障害を改善する（リハビリテーション）段階での予防である．特に，一次予防，二次予防では自覚症状がない段階で潜在的な疾患あるいは疾患に対する危険因子を発見する必要があるので，臨床検査が重要な意味をもつ．

1. 健診（健康診断，健康診査）

現在"健診"という用語は健康診断と健康診査の2つの言葉の略として用いられている．健康診断は学校保健安全法に基づいて学校で毎年実施されるもの（表2），労働安全衛生法に基づいて職場で定期健康診断などとして実施されているもの（表3），あるいは人間ドックのように，潜在的な疾患を広く発見すること（二次予防）や疾患危険因子の発見（一次予防）として行われる．

一方，健康診査はわが国で高齢者の医療の確保に関する法律で平成20（2008）年より開始された，生活習慣病予防に重点をおいた特定健康診査に対して用いられている（ただし，最近では前述の健康診断も健康診査としている場合がある）．特定健康診査はその後に行われるいわゆるメタボリックシンドローム対策として特定保健指導につなげるものであるので，一次予防が中心となっている．いずれの場合でも，健診は特定の疾患の発見を目的にして実施するものではない．

2. 検診

検診という言葉は心臓病検診，癌検診といったように，特定の疾患名を伴って用いられる．つまり，それらの疾患を早期に発見して治療につなげるために行われるものであり，二次予防を目的にしている．現在癌検診としては，市区町村で胃

表2 学校保健安全法で学童・生徒に毎年行うとされている検査項目

1. 身長，体重及び座高
2. 栄養状態
3. 脊柱及び胸郭の疾病及び異常の有無
4. 視力及び聴力
5. 眼の疾病及び異常の有無
6. 耳鼻咽頭疾患及び皮膚疾患の有無
7. 歯及び口腔の疾病及び異常の有無
8. 結核の有無
9. 心臓の疾病及び異常の有無
10. 尿
11. 寄生虫卵の有無
12. その他の疾病及び異常の有無

表3 労働安全衛生法で1年に1回実施するとされている検査項目

・既往歴及び業務歴の調査
・自覚症状及び他覚症状の有無の検査
・身長，体重，腹囲，視力及び聴力の検査
・胸部エックス線検査及び喀痰検査
・血圧の測定
・貧血検査
・肝機能検査
・血中脂質検査
・血糖検査
・尿検査
・心電図検査

癌，肺癌，大腸癌，子宮癌，乳癌検診などが行われている．また，これらは通常人間ドックでも実施されている．また，前項であげた学校保健安全法による健診，労働安全衛生法による健診の項目のなかには，尿検査（腎臓病，糖尿病），心電図（心臓病）など特定の疾患を対象としているものもあるので，本来は検診の意味を含んでいることになる．

3. 健診・検診と臨床検査

健診と検診のいずれにおいても，まだ自覚症状のない段階で疾患やそのリスクを発見するのが目的であり，通常の診療よりも臨床検査の重要度が高い．したがって大部分の健診および検診では臨床検査が含まれている．たとえば，癌検診では大腸癌検診の便潜血，子宮癌検診では子宮頸部細胞診を行うのが一般的で，乳癌検診では超音波検査

が含まれることがある.

これらの検診における臨床検査の有用性は最終的には死亡率の低下や生活レベル(quality of life ; QOL)の向上につながるかどうかによって評価され, 検査項目の取捨選択およびそのカットオフ値を決定していく必要がある. 検診では一般的に見落としを少なくするようにカットオフ値を設定して, 疑わしい場合は精密検査を実施する, という考え方が一般的であるが, 検出できる疾患の割合と精密検査の負担, 精密検査を受けるまでの受診者の不安などをすべて考慮して決定することが重要である.

また, すべての臨床検査で分析そのものの精度管理ばかりでなく, 健診前の空腹時間, 運動制限など検査を受ける前の管理から始まり, 検査後の結果の評価を含めた総合的なデータ保証が必要であるが, 特に健診および検診においては, 多数の健常者集団を対象とすることが多いため検査前管理が重要である.

B 臨床医学

前項では自覚症状がない段階での検査について述べたのに対して, この項ではなんらかの主訴・症状をもって医療機関に受診した人に対しての検査, つまり一般診療で患者に対して行われる検査がどのように活用されているかを考えていく. そのために, まず患者診療手順における検査の位置づけについて理解し, 次いで検査前手順の1つとして検査依頼の局面, 検査後手順として報告の局面について学んでいく.

1. 患者診療の流れと検査

一般的な診療における診断手順を図1に示す. 基本点には図中aに示すように患者がまず主訴をもって医療機関を受診する. その後, 医療面接(病歴聴取)および身体所見をとった後に検査を依頼し検査結果を得て診断をつける, という流れになる. このうち医療面接および身体所見をとる部

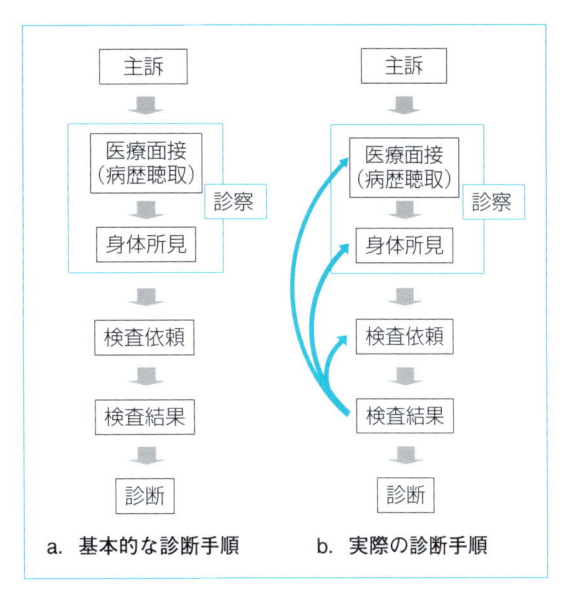

図1 一般的な診療における診断手順
(注:身体所見のみを診察とすることもある)

分を診察とよぶが, 単に身体所見をとることを診察とすることもある. 実際には図中bのように検査結果を得てからさらに診察を行ったり, 追加の検査を実施したりという手順を繰り返して診断にたどり着くことが多い.

a. 医療面接(病歴聴取)

意識がない場合あるいは非常に緊急性が高い場合を除いて, 通常患者が医療機関に受診して最初に行われるのが医療面接(病歴聴取)である. 医師あるいはその他の医療スタッフによって行われ, 主訴, 現病歴(主訴に関連する症状などの経過), 既往歴(以前罹患した疾患), 家族歴(家族の疾患)や社会歴(職業, 生活環境, 生育歴など)などについて聴取する. 従来これを「問診」とよんでいたが, この言葉には医療側から一方的に聞く, というニュアンスがあるので現在は用いない方向性である. 医療面接では患者やその家族との会話を通して疾患に対する考え方などを含めて把握すると同時に, 良好な人間関係を築くことで治療の第一歩を踏み出すことが目的である.

b. 身体所見

医療面接を行った後, 主に五感のうち視覚, 聴

覚,触覚を使って患者の身体から情報を得ることを「身体所見をとる」,とよんでいる.聴診器などの器具を使う場合もある.視診,触診,打診,聴診が基本であるが,診療科によっては神経学的所見をとったり内診を行ったりというようにそれぞれの領域特有の診察器具を使った診察も行われる.

c. 診療における検査の位置づけ

医療における臨床検査の意義については,本シリーズ別巻『臨床検査総論』で学ぶが,実際の診療においては現在でも診察(医療面接,身体所見)から得られる情報が非常に重要であり,診断の6～7割が診察によるともいわれている.むやみやたらに検査を依頼して結果を得ても正しい診断には至らない.検査室サイドはしばしば検査結果だけで患者の状況を判断してしまいがちであるが,それには限界があることは知っておかなければならない.

2. 検査依頼書

a. 基本的な考え方

近年はオーダリングシステムや電子カルテを使用してコンピュータに向かって検査依頼を行うことが多いが,基本的な考え方は検査依頼書(依頼箋)を用いる場合と同じであり,これらを適切に作成することによって,診断に必要な検査を速やかに選ぶことが可能となる.依頼のしやすさからすると,疾患ごとの検査セットの作成という方法もとられるが,医学的あるいは医療経済的に無駄な検査が発生することもあり,診療側の希望と検査医学的意義,保険診療の枠組みを調整して決定することが望ましい.検査側からたとえば薬物副作用チェックなどのための検査の組み合わせ(セット)を作成して提示することも1つの方法である.表4に慶應義塾大学病院で用いている病院共通の検査セットを示す.それぞれ専門ではない診療科が使用することを主眼として作成したものである.なお,緊急検査項目などを独立した依頼用紙(画面)とすることなどの工夫も必要である.

表4 慶應義塾大学病院における病院共通検査セット名称(平成24年1月現在)

1. 薬物投薬時
    1. 基本
    2. 間質性肺炎
    3. アルミ
    4. 脂質
2. 輸血後感染症チェック
3. 領域別
    1. 内科系基本
    2. 貧血
    3. 肝障害
    4. 腎障害
    5. 糖尿病
    6. 甲状腺
4. 入院申込時
5. 術前検査

※慶應義塾大学病院電子カルテ上の名称をわかりやすく修正,分類してある.

表5 検査依頼書に含まれるべき項目(1～6は必須)

1. 患者ID(氏名,患者番号)
2. 患者属性(年齢,性別,診療科,病棟)
3. 依頼医師名
4. 検体種別(血液,尿,糞便,体腔液など)
    ※必要な場合は採取部位
5. 検査項目
6. 採取日 ※本来は採取時間も必要
7. 臨床情報(病名,検査目的)
8. 診療側から検査側へのコメント(採取状況,検査側に伝えたいこと)

b. 検査依頼書に含まれるべき項目

検査依頼書に含まれるべき項目を表5に示す.このうち1～6は必須項目である.7も検査項目によっては必須となる.コンピュータシステムを通じての依頼の場合は1～3の患者ID,属性,依頼医師名は自動的に得られるが,依頼用紙による場合は記載が必要となる.診療側と検査室のコミュニケーションは8のコメントをうまく利用することによって円滑に行われる.

c. 検査依頼書に付加しておくとよい情報

参考情報として,検査依頼書に採取容器,依頼・採取時の注意,健康保険点数,報告時間などを記載しておくと診療側にとって有用な情報となる.

表6　報告書へ付加されることの多い情報

- 一日蓄尿での一日量報告
- スポット尿でのクレアチニン補正
- 基準範囲外マーク(H, Lやコンピュータ画面上で検査結果の色を変える)
- 負荷試験における時系列表形式表示
- 時系列グラフ化(特定の項目を折れ線グラフで時系列表示する)
- 関連項目間比率の表示(A/G比など)

3. 報告書

a. 報告書に含まれるべき項目

基本的には依頼情報すべてに加えて，検査結果（単位含む），報告日（ならびに時間），報告者（検査室）が必要であり，基準範囲（カットオフ値）も通常含まれる．また，検体の性状，特に血清であれば溶血や乳びなどは報告すべき項目となる．

b. 報告書へ付加されることの多い情報

表6に報告書に付加されることの多い情報を列挙した．特にコンピュータでの結果表示ではグラフ化や検査結果の計算が行いやすくなっている．

4. 異常値・パニック値

a. 異常値

異常値とは正常でない値という意味であり，一般的には基準範囲外の結果あるいはカットオフ値から外れている値を示すことが多い．ただし，基準範囲は正常値ではないので，本来基準範囲外の値と異常値は全く等しくはないことに注意しておきたい．

b. 極端値（極異常値），パニック値

極端値とパニック値（panic value）はしばしば混同されるが，本来は違う用語である．その比較を表7に示す．極端値は極異常値ともいい，出現頻度の低い（まれにしか認められない）検査値，統計的には0.5パーセンタイル〜1パーセンタイル値以下，99.0〜99.5パーセンタイル以上の値（細萱）となる．一方パニック値は，この言葉を提唱したLundbergによると「正常からかけ離れており速やかに処置をとらないと生命に危険があり，しかも適切な処置が可能な状態」と臨床的に定義された用語である．パニック値は最近欧米ではcritical value（緊急異常値）とよばれることのほうが多いようである．また，要緊急治療異常検査値（千代）ともよばれる．表8にパニック値の例を示す．極端値であっても，生命に危険がなければパニック値ではなく，逆に高カリウムや低血糖などそれほど頻度が少なくないため極端値とはいえない値でもパニック値であることがある．

c. 極端値，パニック値の扱い

1) パニック値の決定・連絡方法

表8にパニック値の例を示したが，どの値をパニック値として緊急報告するかの考え方は施設によって若干異なる．したがって各施設で診療側と検査側でよく相談して取り決めをしておく必要がある．また，パニック値ほどの緊急性はなくとも，極端値についても連絡したほうがよいことが多いため，この基準も決定しておくことが望ましい．連絡方法にはついてはその施設によって異なるが，電子カルテの利用や病院PHSなど情報端末の利用も有用である．なお，その結果を確認しているとわかっている場合には連絡することが診療の妨げとなるので連絡するべきではない．また，分析まで少し時間がたってから判明した外来患者の低血糖など，連絡する時点で病態が変わってしまっていることが明らかな場合は緊急報告する意味はない．

2) 極端値，パニック値に対する検査室での確認

極端値やパニック値のなかには分析過誤はもちろん，溶血による高カリウムや輸液混入による高血糖などの検査前要因による病態外変動もあるので，その可能性を常に念頭におき，他の項目の測定結果などを参考にしてデータチェックを行う必要がある．ただし，再検査を繰り返したり，あれこれ想像したりして無駄にデータチェックに時間をかけると，治療のタイミングを逸することになりかねないので，採取時の状況や患者の病態と矛

表7　極異常値とパニック値の比較

	別名	概念	定義
極異常値	極端値	統計的	出現頻度の低い（稀にしか認められない）検査値
パニック値	critical value, 要緊急治療異常検査値	臨床的	正常からかけ離れており速やかに処置をとらないと生命に危険があり，しかも適切な処置が可能な状態

表8　パニック値一覧

項目	単位	パニック値 低値	パニック値 高値（プロトロンビン時間は延長）
臨床化学			
グルコース	mg/dL	<50	>350（外来），>500（入院）
ナトリウム（Na）	mEq/L	<120	>160
カリウム	mEq/L	<2.5	>6.0（外来），>7.0（入院）
クロール	mEq/L		>120
カルシウム	mg/dL	<6.0	>12.0
クレアチニン	mg/dL		>3.0（急性），>8.0（慢性）
LD（LDH）	U/L		>1,000
AST	U/L		>1,000
ALT	U/L		>1,000
血液・凝固			
ヘモグロビン	g/dL	<5.0，3.0以上の減少	
白血球数	$10^3/\mu L$	<1.5	>20.0，芽球の出現
血小板数	$10^4/\mu L$	<3.0	>100.0
プロトロンビン時間（INR）			>2.0
血液ガス			
P_{O_2}	Torr	<50（急性），<40（慢性）	
P_{CO_2}	Torr	<20	>50（急性），>70（慢性）
pH		<7.2	>7.6
HCO_3^-	mEq/L	<15	>40

〔極端値・パニック値対応マニュアル作成委員会：極端値・パニック値対応マニュアル．日本臨床検査自動化学会会誌 30（suppl. 1）：188, 2005 より〕

盾しないかなど直接診療側とディスカッションすることが重要である．そのディスカッションによって初めて検査前要因や測定系への妨害要因による結果であることが判明することが多い．

5. 付加価値情報

「3. 報告書」の項でも述べ，特に表6に付加されることの多い情報として示したが，単に結果のみを報告するだけでなく，これらの情報を付け加えることで検査結果の解釈がより容易となる．すなわち，検査結果に付加価値情報がついた，ということになる．これらの簡単な付加的情報以外にも，たとえばアイソザイム，蛋白分画や免疫電気泳動については，直接得られる結果やパターンのみを返却するのではなく，主治医の解釈を助けるコメントを付加するべきである．また，尿沈渣や体腔液細胞数，白血球百分率検査時などの異常細胞は付加価値というより報告しなければいけない結果であるが，異常というほどではなくとも特徴的で特定の病態が示唆されるような所見があればこれは付加価値情報といえる．また，結果から次に行うべき検査をコメントすることも有用である．なお，コメントをつける際には診療録を参照したり診療側とディスカッションしたりして，より適切なコメントをつける努力をすることが望ましい．なお，一部の検査領域（心電図，蛋白分画）ではコンピュータによる判定も行われてきているが，すべての検査結果をコンピュータで自動的に診断するのはまだまだ困難である．

6. コンサルテーション

　医療の場でコンサルテーションとは主治医が専門医に診療方針について相談することを指すことが多い．検査についてのコンサルテーションを狭くとらえた場合，検査結果の解釈についての相談，という意味合いともなるが，コンサルテーションをより広くすべての検査に関する情報提供（アドバイスサービス）と考え，検査側では診療側からの相談を気軽に受けられるような体制をつくっておくべきである．その背景として現在の医療の広がりのなかでは，医師，看護師など医療スタッフが検査全般について理解をしておくことは不可能であるということがある．診療側から相談できる窓口をわかりやすくし，効率よく情報提供できるようにするため，少し前より検査情報室や検査相談室という部門を検査室内に設置し，特定の担当者が対応する形をとる施設も増えている．具体的な相談内容としては，検査の依頼方法では，依頼（入力）方法，容器の選択，採血量など，結果に関するものでは報告日数や測定法，基準範囲など，結果の解釈，今後の診療方針などがあげられる．結果の解釈や診療方針については臨床検査専門医が本来対応すべきであるが，検査専門医の数が少なく，常勤している検査室も多くはないので，可能な範囲で臨床検査技師も対応することが望まれる．ただし，検査相談室（情報室）以外の検査室スタッフも相談室担当者だけにコンサルテーションを任せるのではなく，いつでも対応できる知識，姿勢が必要である．また，相談室もコンサルテーションの結果を検査部内外にフィードバックしていくことが重要である．たとえば，よく尋ねられる事項については，診療側から院内通知や電子カルテ，オーダリングのコンピュータを通じての情報提供をしていくように努めるべきである．

　なお，検査相談室のなかには，医療スタッフだけではなく，患者からの検査に関するコンサルテーションを受けているところが出てきている．本来は医師・看護師が行うべきものであるが，現在の医療では十分には対応しきれていない場合も多いといえ，それなりのニーズもあると考えられる．ただし，この場合は主治医の診療方針と異なることを説明してしまわないように，主治医との連携および検査側で説明する範囲を明確にしておくことが非常に重要である．

7. 検査のためのインフォームド・コンセント

　インフォームド・コンセント（informed consent）は（正しい）情報を知らされたうえでの合意，という意味で，主に医師が治療選択など診療方針について患者に説明をしたうえで同意してもらうという場合に用いられている．つまり，患者の診療についての自己決定権を重んじている考え方である．短く"説明と同意"とよばれたり，あるいは英語からの略号で IC とよぶこともある．

　負荷心電図や腰椎穿刺など，検査そのものに危険性があるものはもちろんであるが，全く負担のない検査はないので，すべての臨床検査の実施に際して原則としてインフォームド・コンセントが必要である．特に検査のための時間，手順，身体的負担や危険性とそれから得られる診断的意義については十分説明する必要があると考えられる．当然これは主治医と患者の間で行われることであるが，検査側としては患者に理解してもらいたい内容を盛り込んだ検査説明用のパンフレットを作成することでより適切なインフォームド・コンセントを得ることに協力できるものと考えられる．

参考文献

1) 吉田勝美：予防医学．岡崎勲・他（編）：標準公衆衛生・社会医学 第2版．pp 76-88, 医学書院, 2009
   ※予防医学・公衆衛生学の教科書であり，予防医学的な考え方（一次～三次予防）および検診について詳しく記載されている

2) 熊本大学医学部臨床実習入門コースワーキンググループ編集委員会（編）：基本的臨床能力学習ガイド 改定第2版．pp 1-387, 金原出版, 2006
   ※医学生が基本的な臨床技能を学ぶための教科書であるが，このなかのⅡ-必須臨床技能の項は目次をざっと見て興味ある項目を読むことで医師がどのようにして患者診療を行うかを具体的に知ることができる

3) 極端値・パニック値対応マニュアル．日本臨床検査自動化学会会誌 30(suppl 1), 2005

※極端値（極異常値），パニック値の定義，極端値（パニック値）と考慮する病態・疾患およびその対応が詳細に記載されている．わが国での極端値・パニック値の標準的なテキストといってよい

4) 米山彰子・他：臨床検査コンサルテーション/診療支援．臨床検査 53：259-362, 2009
※臨床検査のコンサルテーションについての考え方，施設で実際に行われている状況が記載されており，どのようにコンサルテーションを行っていくかを考えるために参考となる

5) 古川俊治：インフォームド・コンセント．日本臨床検査医学会ガイドライン作成委員会（編）：臨床検査のガイドライン JSLM 2009．pp 336-338，日本臨床検査医学会，2009
※医師であり弁護士である執筆者がインフォームド・コンセントの意義，臨床検査においての留意点について記載してある

第9章 臨床検査技師の生涯教育

学習のポイント

1. 医学・臨床検査は日進月歩であり，この変化に対応するには生涯の自己研鑽が必須である．
2. 質の高い診療・チーム医療を支えるためには技術研鑽，知識の習得が不可欠である．
3. コミュニケーションスキルの向上に努める．
4. 臨床検査技師として力量を保持・向上するうえで各種関連資格の取得や学会発表，研究成果を論文投稿することが重要である．

本章を理解するためのキーワード

1 自己研鑽
自身の力量向上のため，常に努める姿勢を意味する．

2 認定資格
臨床検査技師免許が必要な資格とその知識が生かされる資格に大別される．

3 学位(博士)の取得
大学院へ社会人入学し取得するケースが増えた．

A 卒後教育

近年の医療は，取り巻く環境が大きく変化(高齢社会，医療費抑制，スタッフ不足，専門分化など)した．医師・看護師はこれまでとは比較にならないほど業務量が増大し，日々進歩する臨床検査の専門知識や情報を入手する余裕がなくなってきている．これを背景として，臨床検査技師は臨床検査の専門的人材としてチーム医療の現場に必要とされている．院内感染対策，糖尿病診療・指導，先進医療としての Vascular Board(心血管機能検査の運用)・Cancer Board(がん診療)・薬剤応答遺伝子検査運用の場などがその例である．これらの場において，臨床検査技師は専門性を生かし診療に大きく貢献しなければならない．検査室およびベッドサイドでの検査のみならず，臨床検査の適正利用の啓発，精度管理に基づく迅速な結果報告，個々の症例に対する付加価値情報の提供とカンファレンスでの発言，検査法に関するコンサルテーション・アドバイスサービスなどはチーム医療において臨床検査技師の地位を向上させる．

チーム医療・診療を支え，日進月歩の医療に対応するためには，時勢に即応した臨床検査技師として相当の知識と専門性の追究，力量保持が求められ，卒業後も生涯にわたり必要な知識と技術を習得する自己研鑽やコミュニケーション能力が必須である．各種認定資格や学位(博士)の取得を視野に入れ，日々研鑽して行く姿勢が望まれる．

1. 自己研鑽

卒後，臨床検査技師として大きく成長するには，学生時代から常に自己研鑽する姿勢を身に付けておくことが重要である．すなわち，卒前(学生時代)においては授業や臨地実習で理解が不十分なことがあればこれを何故かと問い，問題解決する姿勢が必要である．結果として，最新の医療を支える新しい知識・技術や情報を取り入れることが可能になる．

2. コミュニケーションスキル

コミュニケーションの対象は患者のみならず臨床医，他職種の医療従事者などさまざまである．患者および医療従事者間のトラブルの原因の1つにコミュニケーション不足があげられる．コミュニケーション不足は，診療や検査における情報伝達の人的ミスや検査過誤の原因となりうる．リスクマネジメントの視点においてもコミュニケーションおよびコミュニケーションスキルが重要な要素である．

現在の臨床検査部門には臨床ニーズ，時流に沿った検査体制の構築が求められている．この達成には診療各科との横断的なかかわり，チーム医療が必要となる．臨床検査技師は検査室から出て，診療の現場で検査を行い，臨床ニーズを調査・思考し，時流に即した検査室を構築し，診療支援する必要がある．診療の現場に積極的に参加し他職種と協調し，専門性を発揮するためにはコミュニケーションスキルが必須である．診療組織において相手の意見を尊重し，自らの専門的知識や考えを伝えるコミュニケーションスキルの向上が重要な鍵となる．

コミュニケーションスキルは個人の資質ではなく，トレーニングによって大きく改善できるといわれている．このスキルを高めることで，患者とのコミュニケーションのみならずチーム医療の連携が円滑となる．

> **コミュニケーションスキル**
> 1. 非言語的技術
>   　身だしなみ，表情，視線，動作，声の調子など，言葉にせずに自然に相手に伝わるもの．対人関係を構築するうえで重要なスキルである．常に相手を受け入れ，理解しようとする気持ちが重要である．
> 2. 言語的技術
>   　良好なコミュニケーションの構築には，伝える力と聴く力の双方を持ち合わせること・バランスが重要である．
>   ①伝える力：相手の立場になって表現(言葉・態度)すること
>   ②聴く力：相手の立場に立って理解しようとする姿勢

3. 学会発表・研究

日々進歩する臨床検査の最新知識を得るためには積極的に学会に参加し，最新の知見・情報を得るよう努めなければならない．また，日常の検査業務で見いだされた新たな知見や検体検査業務で使用している試薬や機器の性能，臨床的意義を評価して学会発表する姿勢が必要である．これが自身の能力向上につながると同時に，より信頼性の高い臨床検査データを診療に還元できることにつながる．検査技術の評価には最適な検査法の選択，検査結果に対する病態解析には，科学的思考力，問題解決のための探究力が必要である．この能力を向上させるには学会発表，研究が必須となる．研究マインドの低下は技師および検査室の質低下，診療の質低下につながる．したがって，検査室の管理者は学会発表・研究活動を推奨している．

日常の臨床検査業務を通じて得られる新しい知見は無限である．「検体は宝の山である」との視点から，注意深く問題意識をもって業務に当たることが重要である．研究の始まりとなるテーマを選択し，解答を導き出すためにはいかなる調査(インターネットを活用した学術論文の検索，**表1**)が必要かを自身で問い，熟考し解決に向けて実行する．そして，得られた知見は学会で発表，さらには，学術論文に投稿し社会に公表する．これが医学の発展に重要な意味をもつ．

これまでに報告のない新たな知見や検査法の開発についての論文は，国際学会での発表や国際誌への投稿により世界に向けて情報を発信することになる．これからの臨床検査技師にはこれらの経験を積むことでより高いレベルの力量を身に付け活躍することが期待されている．

臨床検査に関連した国内の主な学会を**表2**に示した．

表1 インターネットを活用した学術論文の検索

海外文献を探す
PubMed の利用：PubMed は NLM（米国立医学図書館）内の（米国立生物工学情報センター）が提供する世界最大の医学・生物文献データベース MEDLINE の検索サービスである．約 4,800 の国際誌に掲載された論文の題名，著者，発行年，掲載ページ，論文の要約を調べることができる．また，国際誌発行元の WEB サイトにリンクし，より詳細な本文を参照することも可能である．約 900 万件の MEDLINE 文献データベースに加え，バイオ関連の GenBank，Biomolecul などのデータベースにアクセスすることも可能である．ホームページから無料で利用できる．

国内文献を探す
医中誌 Web の利用：医中誌 Web は医学中央雑誌刊行会が作成している国内医学論文情報のインターネット検索サービスである．教育機関・企業などの法人に向け提供されている．国内発行の，医学・歯学・薬学・看護学および関連分野の定期刊行物，約 5,000 誌から収録した約 750 万件の論文情報を検索することができる．

4. プレゼンテーションスキル

　研究の成果を学会などで「伝える力」はコミュニケーションの基本といえる．研究成果に対する評価には，得られた知見の質のみならずプレゼンテーション能力も重要な意味をもつ．聴講者の理解の度合いはプレゼンテーションの得手不得手に左右される．院内院外を問わずプレゼンテーションの機会が多いためこのスキルを向上させる努力が必要である．プレゼンテーション用にスライドを作成する際は，TPO（時・場所・目的）に合わせ，臨機応変に表現したい内容を的確に表したものを作成する．

　プレゼンテーションを行ううえでのポイントを以下にあげる．プレゼンテーションの機会を重ねることで，伝える力は着実に向上する．

プレゼンテーションを行ううえでのポイント
1. プレゼンテーション時間の厳守．
2. 自分の言葉で自分自身の持ち味を生かして伝える．原稿を見ながらの発表では内容が伝わりにくい．原稿の内容は記憶し，ポイントを的確に伝えることが重要である．

表2 臨床検査に関連した学会・研究会

領域	学会
臨床検査全般	日本医学検査学会 日本臨床検査医学会 日本臨床検査学教育学会 日本臨床検査自動化学会
一般検査	腎・泌尿器検査研究会 日本腎臓学会
病理検査	日本癌学会 日本電子顕微鏡学会 日本病理学会 日本臨床細胞学会 日本臨床腫瘍学会 日本臨床分子形態学会
生理検査	日本医療機器学会 日本血管外科学会 日本循環器学会 日本消化器がん検診学会 日本静脈学会 日本心エコー図学会 日本神経生理検査研究会 日本心臓血管外科学会 日本心臓病学会 日本心電学会 日本超音波医学会 日本超音波検査学会 日本動脈硬化学会 日本脈管学会 日本臨床神経生理学会
輸血検査	日本自己血輸血学会 日本輸血・細胞治療学会
臨床化学・免疫検査	生物試料分析科学会 日本アレルギー学会 日本肝臓学会 日本生化学会 日本電気泳動学会 日本糖尿病学会 日本内分泌学会 日本免疫学会 日本臨床化学会
血液検査	日本サイトメトリー学会 日本血液学会 日本血栓止血学会 日本検査血液学会
微生物検査	日本化学療法学会 日本感染症学会 日本環境感染学会 日本細菌学会 日本臨床微生物学会 臨床微生物迅速診断研究会
染色体・遺伝子検査	日本遺伝カウンセリング学会 日本遺伝子診療学会 日本細胞生物学会 日本人類遺伝学会 日本染色体遺伝子検査学会 日本先天異常学会 日本分子生物学会
情報システム	日本医療情報学会

3. 適度な声の大きさ・はっきりした口調を心がける.

5. 院内教育

検査室では業務教育・研修の一環として, 新職員研修, 業務把握のための定期的ローテーション, 臨床検査関連の文献抄読会, 各種研修会, 個々の検査室単位での勉強会, 症例カンファレンスなどが行われている. 院内の教育・研修は日本医療機能評価機構の病院機能評価や日本適合性認定協会の ISO 15189 の要求事項に含まれ, 必須のものとなっている.

6. 院外教育(講習会, 研修会などへの参加)

各種学会や組織・団体, 企業の主催によるセミナー・研修会(各学会・企業の HP から内容の参照, 申し込みが可能)が開催されているので, 積極的に参加し, 自己研鑽することが重要である. たとえば, 日本臨床衛生検査技師会では「日臨技生涯教育研修制度ガイドライン」をもとに各種研修会が実施されている. 詳細は同会の HP を参照されたい.

B 認定資格

1. 取得できる資格

臨床検査技師が取得できる認定資格は臨床検査技師免許が必要な資格と, その知識が生かされる資格に大別される. 主な認定試験制度・資格を表3に示した. なお, 受験申請にあたっては相当の資格要件が必要なため, それぞれの HP などで確認されたい. これ以外にも語学をはじめ, 積極的に種々の資格取得に挑戦することが日常業務における知識・技術向上に重要な意味をもつ.

表3 主な認定試験制度・資格について

A. 資格要件が臨床(衛生)検査技師であるもの

二級臨床検査士
臨床検査室において医師の指示のもと, 正しく臨床検査(以下の対象科目について)を行える技師に認定される.
対象科目:微生物学(寄生虫学を含む), 病理学, 臨床化学, 血液学, 免疫血清学, 循環生理学, 神経生理学, 呼吸生理学
認定機関:日本臨床検査同学院

一級臨床検査士
臨床検査の意義および理論を理解, 検査技術に熟達し, 新しい検査法を正しく採り入れる能力を有し, 日常検査業務にあっては指導的かつ管理する能力を有する技師(主任, 技師長, 部長など)に認定される.
対象科目:微生物学(寄生虫学を含む), 病理学, 臨床化学, 血液学, 免疫血清学, 循環生理学, 神経生理学, 呼吸生理学
認定機関:日本臨床検査同学院

緊急臨床検査士
医師の指示のもと緊急臨床検査を正しく行える知識・技術を有する技師に認定される.
対象科目:緊急検査全般(一般・生化学・血液・輸血・微生物・生理検査)
認定機関:日本臨床検査同学院

細胞検査士
細胞病理検査・細胞診業務に必要な高度な知識・技術を有する技師に認定される. 臨床検査技師国家試験に合格した後, 病院または登録衛生検査所などでの細胞診業務を1年以上経験するか, 細胞検査士を養成する大学の研修コースまたは特定指定施設で研修修了後, 日本臨床細胞学会の認定試験に合格することが必要. 国際細胞学会が認定する国際細胞検査士の受験資格も得られ, これを取得すると海外でも活躍可能.
対象科目:細胞診
認定機関:日本臨床細胞学会

認定輸血検査技師
輸血は種々の副作用・合併症を伴いやすい. 輸血治療を行うには輸血に関する正しい知識と的確な輸血検査の施行が必要である. この知識・技術を試験し, 輸血の安全性向上に寄与できる技師に認定される.
対象科目:輸血検査
認定機関:日本輸血・細胞治療学会

認定臨床微生物検査技師
臨床微生物学と感染症検査法の知識・技術を有する者に認定される. また, 関連する臨床検査の健全な発展普及を促し, 有能な認定臨床微生物検査技師の養成をはかり, より良質な医療を国民に提供することを目的としている.

(つづく)

表3 つづき

対象科目：微生物検査
認定機関：日本臨床微生物学会

認定血液検査技師
血液検査分野における高度な学識と技術を有する技師を認定し，より良質な医療を国民に提供することを目的としている．
対象科目：血液検査
認定機関：日本検査血液学会

認定一般検査技師
臨床検査の進歩に呼応して，一般検査に関連する臨床検査の健全な発展普及を促進する有能な技師に認定される．一般検査において指導的立場の技師養成をはかり，より良質な医療を国民に提供することを目的としている．
対象科目：一般検査
認定機関：日本臨床衛生検査技師会（日臨技認定センター）

認定臨床染色体遺伝子検査師
臨床にかかわる染色体遺伝子検査の適切な利用と検査結果を最大限に診療に反映させるために，専門知識および高度な技術に対応できる検査資格者の育成をはかり，染色体遺伝子検査の発展と普及を促進することを目的としている．また染色体遺伝子検査の精度保証を通して，医療の安全と患者の安心を守り，国民医療の向上に寄与することを目的として設立された．
対象科目：染色体遺伝子関連検査
認定機関：日本臨床衛生検査技師会（日臨技認定センター），日本染色体遺伝子検査学会

ASCP 国際資格
2007年から，ASCPi（URL：http://www.ascp.org/international）として臨床検査技師の国際資格が発行されるようになった．2009年から日本でも受験可能となった．ASCP は American Society of Clinical Pathology（アメリカ臨床病理学会）による国際免許である．ASCPi の i は international の略である．業務内容と受験資格により，Phlebotomist (PBT)，Medical Laboratory Technician (MLT)，Medical Technologist (MT)，Molecular Biology (MB)，Cytotechnologist-Gyn (CTgyn) に分かれている．これらの資格取得はアメリカで臨床検査技師として働く際に利用できる．
対象科目：輸血，尿・その他の体液検査，生化学，血液学，免疫学，微生物学，検査室管理
認定機関：American Society of Clinical Pathology

B. 資格要件として臨床検査技師が含まれるもの

認定心電検査技師
診療および健診領域における心電関連検査で，心電図を正しく判読し，診療に適切に対応できる技師を認定し，国民の健康に寄与することを目的としている．
対象科目：心電関連検査
認定機関：日本臨床衛生検査技師会（日臨技認定センター），日本心電学会

超音波検査士
超音波医学の進歩発展に伴い，日本超音波医学会が超音波検査の優れた技能を有するコメディカルスタッフ（日本の看護師・准看護師・臨床検査技師・診療放射線技師のいずれかの免許を有する者）を超音波検査士として認定し，超音波医学と医療の向上をはかり，国民の福祉に貢献することを目的として設立された．
対象科目：生理検査（臨床領域；体表臓器，循環器，消化器，泌尿器，産婦人科，検診，血管）
認定機関：日本超音波医学会

心臓リハビリテーション指導士
心臓リハビリテーションは運動療法のみならず，食事療法や禁煙指導を含めた包括的なリハビリテーションが必要となり，医療専門職間の連携やチーム医療が必要となっている．本制度は，包括的心臓リハビリテーション実施に必要な知識と技術を有し，この理念を理解する者を認定し，心疾患の治療・予防に種々の医療職の積極的な参加を可能とし，心臓リハビリテーションの定着を目的とする．
対象科目：生理検査（循環器）
認定機関：日本心臓リハビリテーション学会

第一種・二種消化器内視鏡技師
消化器内視鏡診療の進歩と普及に伴い，医学基礎知識と内視鏡の専門知識・技術をそなえ，かつ積極的に消化器内視鏡業務に従事する消化器内視鏡技師を養成し，資格認定するものである．主たる業務内容として，内視鏡および関連器械の管理，補助，整備，修理あるいは患者の看護と検査医の介助，事務業務，検査予約，オリエンテーション，資料の管理保存などがある．
対象科目：消化器内視鏡学
認定機関：日本消化器内視鏡学会

血管診療技師
無侵襲診断を中心に脈管領域の診療に従事するのに必要な専門知識・技術をもったコメディカルを対象に認定する．英語名称は CLINICAL VASCULAR TECHNOLOGIST (CVT)．医師の指示により血管に関係する検査（血管超音波検査など）を行う．
対象科目：血管疾患（リンパ管を含む）の病態全般・検査・実技
認定機関：血管診療技師認定機構

日本臨床神経生理学会認定技術師
神経学的補助検査（診断目的の患者検査）あるいは研究のために臨床神経生理検査を実施する者について，基本的に重要な知識と技術を有する者を認定し，検査あるいは研究の質を保証し，その水準の向上を目指すことを目的としている．脳波に関する認定技術師と，筋電図・神経伝導に関する認定技術師の二種類に分けられ，それぞれ日本臨床神経生理学会認定技術師（脳波），日本臨床神経生理学会認定技術師（筋電図・神経伝導）と名称が区別されている．
対象科目：生理検査（神経生理）

（つづく）

表3 主な認定試験制度・資格について(つづき)

認定機関:日本臨床神経生理学会

認定サイトメトリー技術者
サイトメトリーに関する正しい知識と的確な操作技術により,医学・生物学の向上に寄与する技術者に認定される.
対象科目:血液検査,輸血検査
認定機関:日本サイトメトリー学会

糖尿病療養指導士
糖尿病とその療養指導全般に関する正しい知識を有し,医師の指示の下で患者に熟練した療養指導を行うことのできる医療従事者に認定される.
対象科目:筆記試験は「糖尿病療養指導ガイドブック」に沿った出題
認定機関:日本糖尿病療養指導士認定機構

治験コーディネーター(CRC)
本認定制度の目的は「社会一般の人々がより有効でかつ安全な薬物治療の恩恵が受けられるために,臨床試験が適正かつ円滑に実施されるのに貢献できる人材を養成し認定すること」とされている.
対象科目:臨床研究・治験
認定機関:日本臨床薬理学会

C. 臨床検査技師の知識技術が生かされるもの

電子顕微鏡技術認定(一級・二級技士)
電子顕微鏡に関する技術と知識を有する者に認定される.
対象領域:病理・細胞診・血液検査
認定機関:日本顕微鏡学会

臨床細胞遺伝学認定士
精度の高い染色体検査の実施と症例ごとの検査結果の適切な解釈を行い臨床医に報告できる能力を有する者に認定される.
対象科目:染色体検査,遺伝子検査
認定機関:日本人類遺伝学会

遺伝子分析科学認定士(初級・一級)
遺伝子分析科学の高度な専門知識および技術を有する者に認定される.また,遺伝子分析科学技術者の育成をはかり,遺伝子分析または遺伝子関連検査の発展・普及を促進することを目的としている.
対象科目:遺伝子検査,染色体検査
認定機関:日本臨床検査同学院

医療情報技師
病院情報システムの開発・運営・保守のほか,医療情報を安全かつ有効に活用・提供することができる知識・技術および資質を有する者に認定される.
対象科目:医学・医療,情報処理技術,医療情報システム
認定機関:日本医療情報学会(医療情報技師育成部会)

第1種・第2種ME技術実力検定試験
ME機器・システムおよび関連設備の保守・安全管理を中心に,総合的に管理する専門的知識・技術を有し,他の医療従事者に対し,ME機器および関連設備に関する教育・指導ができる資質を検定する.
対象科目:ME機器に関する総合的な知識
認定機関:日本生体医工学会

一級・二級動物実験技術師
実験動物技術の資質向上を目的としている.動物実験技術について相当の知識・技術を有する者を認定する.
対象科目:実験動物技術の全般
認定機関:日本実験動物協会

認定臨床エンブリオロジスト
生殖補助医療技術(体外受精業務など)の発展に伴い,本分野に従事する者として知識・技術の向上に努め,生殖補助医療技術に貢献する者を認定する.
対象科目:生殖生物学,発生学,生殖補助医療全般
認定機関:日本臨床エンブリオロジスト学会

磁気共鳴(MR)専門技術者
最新の医療技術に対応した最善の画像情報を標準的に提供し,安全を担保することで国民の福祉と社会の発展に寄与する者を認定する.
対象科目:基礎物理,磁気共鳴(MR)専門技術
認定機関:日本磁気共鳴専門技術者認定機構

D. 申請要件による認定制度

認定臨床化学者
臨床化学領域の専門化学者である者を認定する.
対象科目:臨床化学検査
認定機関:日本臨床化学会

臨床ME専門認定士
ME機器,システム,関連施設の保守・安全管理について総合的な知識を有し,教育・指導ができる者を認定する.
対象科目:生体医工学
認定機関:臨床ME専門認定士合同認定委員会(日本医療機器学会,日本生体医工学会)

インフェクションコントロールドクター(infection control doctor;ICD)
感染制御を通じてヒトの健康と福祉に貢献できる者を認定する.
対象科目:感染制御全般
認定機関:ICD制度協議会

E. 技術講習会(講習修了証で技術を保証)

平衡機能検査技術講習会
平衡機能に関する基本的知識と検査技術の習得.
対象科目:生理検査(平衡機能検査)
主　催:日本めまい平衡医学会

聴力測定技術講習会
聴力測定者の養成.
対象科目:生理検査(聴力検査)
主　催:日本聴覚医学会

(つづく)

表3 つづき

バイオセーフティ技術講習会	日臨技総合管理検査技師
【基礎コース】 バイオハザード対策の基礎技術を習得させる. 対象科目：細菌検査 主　催：バイオメディカルサイエンス研究会 【主任管理者コース】 微生物を取り扱う施設(医学・医療機関などの検査・研究・実験施設，医薬品・食品などその他)においてバイオセーフティ安全管理に携わる主任者を養成する. 対象科目：細菌検査 主　催：バイオメディカルサイエンス研究会	臨床検査部門の管理運営に携わることのできる臨床検査技師を認定する．また，臨床検査部門にとどまらず，医療機関のリーダーとなりうる資質をもった臨床検査技師を認定する． 対　象：認定管理検査技師コース・総合管理検査技師コース 認定機関：日本臨床衛生検査技師会（日臨技認定センター）

2. 学位（学士・修士・博士）の取得

これまでの臨床検査技師教育は専門学校や短期大学による3年制の教育が主体であったが，4年制教育が増加した．また，4年制大学への編入学制度が確立され，進学する学生も増加した．4年制大学に進学した場合（学士），幅広い職種の選択が可能となり，大学院への進学（修士・博士）の道が開け，教育職や研究職の選択も可能となる．また，現在の臨床検査室では遺伝子検査をはじめとした高度な先進的検査が施行されており，大学院において高い知識・技術を習得した臨床検査技師の活躍が期待されている．さらには，この努力の結果が病院検査部の技師長および部長，大学の教員としての活躍に連結している．

参考文献
1) 折笠秀樹（監訳）：EBM医学英語論文の書き方・発表の仕方. 医学書院，2001
   ※根拠に基づいた論文の書き方，学会発表の方法など，基本的事項を学ぶに必読の書
2) 並木昭義：誰にでもできる素敵なプレゼンテーション. 真興交易(株)医書出版部，2003
   ※プレゼンテーションの基本を学ぶことができる
3) 松村真司：コミュニケーションスキル・トレーニング. 医学書院，2007
   ※コミュニケーションとは何か．その基本を学ぶことができる

和文索引

あ

アイソザイム電気泳動　84
アウグスト乾湿計　64
アガー　84
アガロース　82
アガロース電気泳動装置　84
アスマン通風乾湿計　65
アドバイスサービス　221,223
アパーチャー　14
アフィニティクロマトグラフィ
　　　　　　　　　　86,88
アングルロータ　76
圧縮器　67
安全管理　164

い

イオン交換クロマトグラフィ　86,87
イオン交換樹脂カラム法　58
イオン選択性，ISEの　104
イオン選択電極装置　102
イオン選択電極法　19
イムノアッセイ　21
イムノクロマトグラフィ　88
イムノブロット法　85
インキュベータ　54
インシデント　161
インフォームド・コンセント
　　　　　　　　123,133,221
インフルエンザ検査キット　119
医学中央雑誌刊行会　225
医中誌Web　225
医療過誤　161
医療ガスと安全管理　164
医療経済　124
医療事故　161
医療情報取扱マニュアル　151
医療の標準化　125
医療保険のしくみ　125
医療法　123
医療面接　217
位相差顕微鏡　69
位相差正立顕微鏡　69
位相差倒立顕微鏡　69
異常値　219
遺伝子検査と個人情報保護　159
遺伝的要因，測定値変動の　206
一次標準物質　33,185
一級臨床検査士　226

一般検査室における自動化　12
一般病院　134
色収差　72
院外教育，臨床検査技師の　226
院内教育，臨床検査技師の　226
陰イオン交換クロマトグラフィ　87
陰性適中率　209
陰性尤度比　213

う

ウエスタンブロット法　85
ウレアーゼ-アンモニアイオン電極
　　　　　　　　　　　108
受用　43

え

エアーディスプレイスメント式　44
エバポレータ　67
エレクトロスプレーイオン化法　86
栄養管理支援　148
栄養サポートチーム　148
衛生検査所　144
液体封入ガラス棒状温度計　61
液絡部　100
円柱状ゲル　85
遠心G　76
遠心機　75
遠心分離　75,174
遠心力　75

お

オーダエントリシステム　143
オーダリングシステム　143,171,218
オートクレーブ　56
オートスチル　58
オカレンス　161
音叉式天びん　50
温度管理，検体の　173
温度計　61
温度制御装置，恒温水槽の　52

か

カットオフ値　190,208,210
　　の設定　212
カラーCCDセンサー　13
カラム凝集法　28

カルボキシメチル基　87
カンデラ　32
ガスクロマトグラフィ　88
化学天びん　49
化学発光　100
過酸化水素電極　107
画像保存通信システム　38
回折格子　95
海外文献　225
開口数，対物レンズの　71
外注検査　27
外部循環機能付恒温水槽　53
外部精度管理　37,175
外部精度評価　137,194
外来迅速検体検査　146
確定診断　209
　　と陽性尤度比　213
確率紙法　202
撹拌子　80
撹拌装置　79
　　，恒温水槽の　52
活量　92
活量係数　92
活性化部分トロンボプラスチン時間の
　自動測定　16
学会勧告法　185
干渉試験　189
看護部門　135
乾球温度計　64
乾燥機　55
乾熱滅菌器　56
患者個別データ管理　195
患者診療の流れ　217
患者成績管理　158
患者の呼び出し　158
間接電位差法　102
感染性医療廃棄物　165
感染対策チーム　147
感染対策マニュアル　151
感度　208
感量　48
管理血清　192
管理試料　192
　　の管理　157
管理法，自動化機器の　34
環境マネジメント　138
観察光学系　71

き

キャピラリーゲル電気泳動　86
キャピラリーゾーン電気泳動　86
キャピラリチューブ　67
キャリブレーション　33
　――，天びんの　47
キャリブレータ　33
　――の管理　192
キャンサーボード　148
希釈電位差法　102
希釈部，イオン選択電極装置の　103
基準温度計　64
基準個体　199
基準値　198
基準範囲　37, 190, 198
基準標本群　199
基準母集団　199
基底状態　97
基本単位，SI の　32
機械式天びん　47
機器の精度管理　191
偽陰性　208
偽陽性　208
逆浸透法　59
吸光光度法　18, 93
吸収セル　93
球面収差　72
魚骨図　187
共存物質の影響　189
共沸現象　58
共鳴線　92
強拡大レンズ　71
強制送風型乾燥機　55
凝固検査における自動化　16
凝固時間法　16
凝縮器　67
曲線下面積　212
極異常値　219
極端値　214, 219
筋電図検査　146
緊急異常値　219
緊急検査　147
　――における自動化　25
緊急報告　176
緊急臨床検査士　226
銀電極　104

く

クラウンエーテル電極　104
クリニカルパス　128
クロマトグラフィ　86
グラジエントゲル　85
組み合わせ純水装置　61
組立単位，SI の　32
繰返し性，電子天びんの　52

け

ケルビン(K)　31
ゲル濾過法クロマトグラフィ　86, 87
計量器具　42
蛍光顕微鏡　69
蛍光酵素免疫測定法　24
蛍光抗体法　24
蛍光光度計　95
蛍光光度分析法　95
蛍光スペクトル　95
蛍光側波長選択部
　――，分光蛍光光度計の　96
　――，マイクロプレートリーダーの　99
蛍光分光光度計　96
劇物　164
血液ガス測定装置　108
血液型検査　28
血液検査における自動化　14
血清蛋白電気泳動　84
血清蛋白分画　83
血糖自己測定　148
血糖測定関連機器　118
結像系　73
結像光学系　71
健康診査　216
健康診断　216
検査
　――の活用　215
　――の精度保証　180
　――の目的　128
　――の倫理　138
検査医学標準物質機構　33
検査依頼書　218
検査受付　171
検査過誤の管理　195
検査管理　137
検査機器管理　155
検査機材(器材)の管理　157
検査結果
　――の評価　177
　――の報告　176
　――への付加情報　177
検査室作業環境　164
検査室精度保証認証　138
検査室におけるインシデント　162
検査所要時間　146
検査情報システム　4, 11, 119
検査情報の判断　197
検査診断の計画　129
検査セット　218
検査センター　144
検査精度の管理　175
検査値の読み方　203
検査データの保存　178
検査部　135
検査部門
　――の管理　150
　――の業務　145
　――の役割　133
検査マニュアル　151
検査予約　171
検出部
　――，pH メーターの　100
　――，イオン選択電極装置の　103
　――，酵素電極装置の　107
検診　216
検体
　――の保存　178
　――の前処理と精度管理　194
検体検査　128, 136, 145
　――の作業工程　4
検体採取と精度管理　194
検体種別　174
検体処理　174
検体照合　172
検体前希釈機構　20
検体前処理装置　27
検体提出条件　173
検体搬送　173
検体搬送システム　7, 143
検量用標準物質　33
顕微鏡　69
言語的技術　224
原子吸光光度計　97
原理，SMBG の　116
減圧器　67

こ

コマ収差　72
コミュニケーションスキル　224
コンサルテーション　221, 223
コンデンサー　67, 73
コントロール試料　157
コントロールライン　89
コンビニ検診　145
コンプレッサー　67
小型卓上測定装置　111
呼吸機能検査　146
固定化酵素膜　92
個人情報の保護に関する法律　140, 158
個人情報保護　138
個人の基準範囲　204
個体間変動　204
個体内変動　190, 204
誤差の許容限界　191
光学系
　――，分光蛍光光度計の　96
　――，分光光度計の　94
光学顕微鏡　69, 70

光学的検出方式，凝固検査における 16
光学フィルター 94
光源部
　——，原子吸光光度計の 97
　——，分光蛍光光度計の 96
　——，分光光度計の 93
　——，マイクロプレートリーダーの 99
光度計 92
光度の定義 32
抗核抗体検査 24
恒温器 54
恒温水槽 52,53
恒温装置 52
恒温培養器 54
恒常性，生体成分の 203
後分光方式分光光度計 95
高圧蒸気滅菌器 56
高速液体クロマトグラフィ 86
高速遠心機 77
校正
　——，pH メーターの 102
　——，イオン選択電極装置の 105
　——，ガラス体積計の 46
　——，の方法 190
校正手順，ホールピペットの 46
酵素電極装置 106
酵素免疫測定法 3,21
合成基質法，凝固検査における 17
国際標準化機構 138
国民医療費の状況 125
国民皆保険制度 123
国立高度専門医療研究センター 134
混床式純水装置 58

さ

サーミスタ温度計 63
サテライト化，検査室の 144
サブマリンタイプ電気泳動装置 84
再検基準値 190
災害対策 169
災害派遣医療チーム 169
採血管準備装置 11
採血室における自動化 10
採血マニュアル 151
細胞検査士 226
最小表示（読取限度） 48
在庫管理 157
在宅検査 145
在宅診療支援診療所 134
財務管理 160
参照電極 105
　——，pH メーターの 100
残存検体 140
残存検体利用 159

し

システム化，臨床検査の 143
シングルチャンネルピペット 44
ジエチルアミノエチル基 87
ジュネーブ宣言 123
自然対流型乾燥機 55
自記温度・湿度計 66
自己血糖測定 115
自己研鑽 223
自動上皿天びん 48
自動化の構築 10
自動血球計数装置 14
自動血球洗浄用遠心機 78
自動血球分析装置 3,14,143
自動再検査機能 20
自動分析装置 3
　——の精度管理 192
　——の歴史 4
指示部，pH メーターの 101
視野数 72
試験管ミキサー 80
試験紙法，ドライケミストリー法の 113
試薬・消耗品費用 160
試薬の管理 155,192
試料原子化部 98
試料採取部
　——，イオン選択電極装置の 103
　——，酵素電極装置の 107
試料部
　——，分光蛍光光度計の 96
　——，分光光度計の 94
試料プローブ詰まり検知機能 20
事務部門 135
時間の要因，測定値変動の 206
時間の定義 31
湿球温度計 64
湿度計 61,64
質量の定義 31
実体顕微鏡 69
実視野 72
実用標準物質 185
弱拡大レンズ 71
受診者動作特性曲線 211
収差 72
収支計算，検査室の 161
収束レンズ 73
集団に対する基準範囲 204
重水素放電管 94
純水製造装置 57
初期診療 133
除外診断と陰性尤度比 213
除外要因 199
生涯教育，臨床検査技師の 223
焦点深度 71
照射系 73

照明光学系 70
照明法 72
上皿天びん 48
常温器 54
常用基準法 185
情報管理，検査室における 158
蒸発器 67
蒸留水 57
心筋梗塞関連検査 118
心電図検査 146
心電検査技師 227
身体所見 217
真陰性 208
真値 187
真度 187
真陽性 208
深在性真菌症 24
診察 217
診察前検査 146
診察前報告 176
診断閾値 208,210
診断群分類 125,160
診断効率 210
診療支援検査 147
診療における検査 218
診療部門 135
診療報酬制度 124,160
人事管理，検査室の 152
迅速報告 176

す

スイングロータ 76
スクリーニング 129,209
スパン校正，pH メーターの 102
スプルングの式 66
スラブゲル電気泳動法 85
水銀温度計 61

せ

セイフティマネジメント 163
セルフメディケーション 145
セルホルダー 94
セルロースアセテート膜 82
セルロースアセテート膜電気泳動装置 83
ゼロ校正，pH メーターの 102
生化学・免疫関連機器 118
生活環境要因，測定値変動の 207
生活習慣病 126
生物発光 91
生理検査 128,136,146
生理的変動，測定値の 206
正確度 187,210
正規分布型 200
正常者平均値法 193

正常値　37
精確さ　187
精度管理　37, 152
　──, ドライケミストリー法の　114
精度管理法　191
精度保証　137
精度マネジメント　137
精密度　187
赤液温度計　62
接頭語, SI単位の　33
接眼レンズ　73
説明と同意　221
絶対湿度　64
尖度　200
洗浄, ガラス体積計の　46
潜在的異常値除外法　201
全浸没型温度計　62
全反応過程測光方式　20
全量ホールピペット　44
前処理, 検体の　174
前処理装置　75

そ

粗動ハンドル　71
走査型電子顕微鏡　73
走査コイル　74
相対湿度　64
総合的精度管理　137
層別要因　199
増幅部
　──, pHメーターの　101
　──, イオン選択電極装置の　104
像面彎曲収差　72
即日報告　176
測温抵抗体　52, 63
測光装置　91
測光部
　──, 原子吸光光度計の　98
　──, 分光蛍光光度計の　96
　──, 分光光度計の　94
　──, マイクロプレートリーダーの
　　　　　　　　　　　　　99
測定原理　186
　──, 凝固検査の　16
　──, ドライケミストリー法の　113
測定操作法　183
測定装置　111
測定値
　──の直線性　189
　──の比例性　189
測定パラメータ　186
測定法の標準化　183
卒後教育　223

た

ターン・アラウンド・タイム　146
タッチミキサー　80
タングステンランプ　94
ダブル冷却システム　68
多層フィルム方式, ドライケミストリー法の　113
多波長分光光度計　95
大気圧化学イオン化法　87
対照吸収セル　94
対数正規分布型　200
対物レンズ　73
　──の開口数　71
大学病院　134
第4級アンモニウム塩電極　104
卓上遠心機　77
出用　43
脱イオン法　58
脱イオン水　58
単光束方式　94
男女別の基準範囲　206

ち・つ

チーム医療　128, 147
地域医療支援病院　134
地域医療支援病院制度　123
地域精度管理　194
治験　147
治験コーディネーター　147, 228
治療目標値　214
中央化, 臨床検査の　142
中央検査部（室）　135, 142
中拡大レンズ　71
中間レンズ　73
中空陰極ランプ　97
注射針の処理　166
超遠心機　77
超音波検査　146
超音波検査士　226
超純水製造装置　60
超低温槽　67
調製pH標準液　101
直示天びん　49
直接電位差法　102
通常報告　176

て

テストライン　89
ディジタル撮影装置　74
ディスク電気泳動法　85
ディスクリート方式　3
ディップ方式　104
デュアル冷却システム　68
デンシトメトリーパターン　84

デンシトメトリー分析装置　119
出来高評価支払制度　125
低温恒温水槽　53
低速遠心機　77
定電流電量分析法　106
定量的な検査　3
適中率　209
天びん　46, 47
転倒事故　161
電気泳動　21, 82
電気泳動装置　82
電気化学装置　91, 100
電気再生式脱イオン装置　59
電気浸透現象　82
電気抵抗線式天びん　49
電気抵抗方式　3
　──, 血球分析における　14
電子カルテ　218
　──における報告　177
電子顕微鏡　73
電子式天びん　47, 49
　──の使用上の注意　51
　──の点検　52
電子銃　73
電磁力平衡式天びん　50
電動式マイクロピペット　45
電流の定義　31
電量滴定法　106

と

トキシノメーター　24
トリアージ　169
トレーサビリティ　185
トレーサビリティ体系　133
トロンボテストの自動測定　16
ドデシル硫酸ナトリウム　83
ドライケミストリー法　3, 111
投射レンズ　73
透過型電子顕微鏡　73
糖尿病療養指導士　228
糖尿病療養指導支援　148
動的平衡　203
特異度　208
特性要因図　187
特定機能病院　123, 134
特定健康診査　126
特定保健指導　126
毒物　164

な

ナイチンゲール誓詞　138
内臓脂肪症候群　126
内部精度管理　37, 137, 175
長さの定義　31

に

二級臨床検査士　226
二元冷却システム　68
二次元電気泳動法　85
二次電子検出器　74
二次標準物質　33, 185
二床式純水装置　58
二波長反射測光法　13
日常検査　146
日常内部精度管理　192
日常の保守管理，自動化機器の　35
日内変動，検査値の　207
入院診療計画書　129
入退室管理　159
尿試験紙　12
尿自動分析装置　12
妊娠検査薬　145
認証pH標準液　101
認証標準物質　33
認定資格　225
認定心電検査技師　227
認定輸血検査技師　226
認定臨床微生物検査技師　226

ね

ネルンストの式　105
熱力学的温度の定義　31

の

ノンパラメトリック法　202
脳波検査　146
濃度勾配ゲル　85

は

ハインリッヒの法則　161
ハロゲンランプ　94
バイオハザードマーク　166
バスキュラーボード　148
バリデーション　185
バリノマイシン電極　104
パーセンタイル法　202
パニック値　190, 195, 214, 219
パラメトリック法　202
波長選択部　93
　——，原子吸光光度計の　98
　——，分光光度計の　94
梅毒感染症検査　23
針刺し事故　161
半定量的な検査　3
判断値　190

ひ

ヒストグラム　200
ヒポクラテスの誓い　138
ヒヤリ・ハット　161
ピペット類の精度管理　191
ひょう(秤)量　48
比重勾配分離法　28
比濁時間分析法　24
比例互換性　189
非希釈電位差法　102
非言語的技術　224
非接触方式攪拌機能　20
非点収差　72
被検試料の測定，イオン選択電極装置の　105
微動ハンドル　71
標示値　187
標準温度計　63
標準化，測定法の　183
標準作業手順書　9, 147, 151
標準採血法ガイドライン　145, 151
標準不確かさ　188
標準物質　33, 184
　——の管理　157
　——の不確かさ　188
標準物質認証値　188
標準偏差　188
病院
　——の機能　133
　——の組織　134
病院機能評価　138
病院情報システム　11, 38, 119, 143
病診連携　133
病態識別値　190, 213
病理部　135
病歴聴取　217
品質マネジメント　138, 152, 181
品質目標　150

ふ

フィブリノゲンの自動測定　16
フェーズドシリカ　86
フォースバランス式天びん　50
フローサイトメトリー法，血球分析における　3, 15
ブーゲ-ベールの法則　93, 98
ブーゲの法則　93
ブランチラボ　144
プライバシーマーク　138
プライマリケア　133
プレゼンテーションスキル　225
プレパラート　73
プロテオミックス　85
プロトロンビン時間の自動測定　16
ふ卵器　54

不規則性抗体検査　28
不確かさ　48, 187, 188
付加価値情報，検査報告における　220
部分浸没型温度計　62
複光束方式　94
複合電極，pHメーターの　101
物質量の定義　31
物理化学量　31
物理的検出方式，凝固検査における　16
分解能　71
分光蛍光光度計　95
分光光度計　92
分子ふるい効果　85
分析線　97
分離分析装置　82

へ

ヘパプラスチンテストの自動測定　16
ヘマトクリット遠心機　78
ヘモグロビン分画　84
ヘルシンキ宣言　123
ヘンダーソン-ハッセルバルヒの式　92
ベイズの定理　209
ベールの法則　93
ベロナール緩衝液　83
べき乗変換　201
平板状ゲル　85
平均在院日数　127
米国国立標準技術局　33
米国臨床検査標準委員会　38, 199
変動要因，検査値の　199
偏光顕微鏡　69
偏置誤差　52

ほ

ホールピペット　44
ホリゾンタルロータ　76
ホルダータイプ　7
ボルテックスミキサー　80
ポイント・オブ・ケア・テスティング　144
ポジティブディスプレイスメント式　44
ポリアクリルアミドゲル　82
ポリアクリルアミドゲル電気泳動装置　85
保険診療機関　160
保守・点検費用　161
包括評価支払制度　125
報告，検査結果の　176, 219
棒状温度計　61, 63

ま・む

マイクロタス　21
マイクロチューブ遠心機　77
マイクロピペット　44
マイクロプレート駆動部　99
マイクロプレートリーダー　98
マグネティックスターラー　79
マルチチャンネルピペット　45
無停電装置　164

め

メスシリンダー　44
メスピペット　43
メスフラスコ　44
メタボリックシンドローム　126
メニスカス　45
目量（めりょう）　48
滅菌装置　56
免疫化学検査における自動化　21
免疫血清検査における自動化　23
免疫測定法　3, 21
――，凝固検査における　17
免疫電気泳動　84
免疫比濁法　18

も

モノクロメーター　93
モル吸光係数　91
もっともらしさ　213
毛細管　67
毛髪湿度計　66

や

薬剤部　135
薬品と安全管理　164
薬品保冷庫　67

ゆ

輸血検査技師　226

輸血検査における自動化　27
輸血部　135
尤度比　213
有機液体封入ガラス温度計　61
有機体炭素　60
有病率　209
有病率補正正確度　210
郵送検診　145

よ

予後　131
予防医学　215
予防値　190
四隅誤差　52
用手法検査　3
要緊急治療異常検査値　219
要件，POCT装置の　119
陽イオン交換クロマトグラフィ　87
陽性適中率　209
陽性尤度比　213
溶融石英　86

ら

ラジオイムノアッセイ　21
ラックタイプ　7
ラテックス免疫比濁法　19
ランバートの法則　93

り

リキャップ　166
リスクマネジメント　161
リポ蛋白電気泳動　84
リモートサポートシステム　37
療養型病床群　123
療養系　134
倫理綱領，臨床検査技師の　139
臨床医学と臨床検査　217
臨床化学検査における自動化　18
臨床検査
――の目的　128
――の倫理　138

臨床検査技師の生涯教育　223
臨床検査自動化システム　39
臨床検査情報システム　39, 143
臨床検査性能評価　208
臨床検査標準協議会　33
臨床検査部門の組織　135
臨床検査部門の役割　136
臨床現場即時検査　118
臨床的感度　208
臨床的有用性の評価　209
臨床判断値　198
臨床微生物検査技師　226

る・れ

ルミネッセンス　95
レーザー誘起蛍光法　22
励起光側波長選択部
　――，分光蛍光光度計の　96
　――，マイクロプレートリーダーの
　　　　99
励起状態　97
励起スペクトル　95
冷蔵庫　67
冷凍庫　67
連続遠心機　78

ろ

ロードセル式天びん　49
ロケット免疫電気泳動　84
ロバーバル機構　48
老人医療費　123
労働安全衛生法　168
労働衛生管理　168
労働基準法　168

わ

ワッサーバード型恒温水槽　53
歪曲収差　72
歪度　201

欧文索引

数字

1 次医療　133
1 年生存率　131
(1→3)-β-D-グルカン検査　24
2 bed　58
2 次医療　134
3 次医療　134
5 年生存率　131
10 年生存率　131
12-crown-4 電極　104
15-crown-5 電極　104
95% 信頼区間　198

A

absolute humidity　64
absorption cell　93
accuracy　187
activity　92
Ag$_2$S-AgCl 電極　104
analytical line　97
ASCP 国際資格　227
Assmann ventilated psychrometer　65
atomic absorption　97
atomospheric-pressure-chemical ionization；APCI　87
AUC；area under the ROC curve　212
August psychrometer　64
autoclave sterilizer　56

B

Beer's law　93
bioluminescence　91
Bouguer-Beer's law　93
Bouguer's law　93
Box-Cox のべき乗変換式　200

C

cancer board　148, 223
CCD；charge coupled devices　74
certified reference materials；CRM　33
Clark 電極　109
Clinical and Laboratory Standards Institute；CLSI　38, 199
clinical research coordinator；CRC　147, 228
commutability　189
constant current coulometry　106
coulometric titration　106
critical value　219
CV%；coefficient of variation　205
C ライン　89

D

DAEA　87
deionized method　58
deionized water　58
depth of focus　71
diagnosis procedure combination；DPC　125, 160
disaster medical assistance team；DMAT　169
Dixon の検定法　201
DPC 包括評価支払制度　125
dry heated sterilizer　56

E

electric deionization；EDI　59
electro-spray ionization；ESI　86
electroosmosis　82
electrophoresis　82
ELISA/IFA 全自動分析装置　24
enzyme immunoassay；EIA　3, 21
evidence based medicine；EBM　128
excitation spectrum　95
external quality assessment；EQA　137

F

facility management system 方式　144
fluorescence　95
fluorescence spectrum　95
fluoressence-enzyme immunoassay；FEIA　24
fluorometric analysis　95
FMS 方式　144

G

GCP　147
GDH 酵素電極法　116
GOD 酵素電極法　116
good clinical practice；GCP　147
good laboratory practice；GLP　137
Grubbs-Smirnov 棄却検定法　201

H

Henderson-Hasselbalch equation　92
high performance liquid chromatography；HPLC　86
Hoffmann 法　193
hollow cathode lamp；HCL　97
hospital information system；HIS　11, 38, 119, 143

I

IC　221
immobilized enzyme membrane　92
immunoassay　3, 21
immunofluorescent assay；IFA　24
infection control team；ICT　147
informed consent　221
Institute for Reference Materials and Measurements；IRMM　33
internal quality control；IQC　137
International Organization for Standardization；ISO　138
ion-exchange resin　58
ion-exchange resin column method　58
ion-selective electrode；ISE　19, 102
ISO 9001　138
ISO 14001　138
ISO 15189　138, 152, 164, 181, 226

J・K

Japanese Committee for Clinical Laboratory Standards；JCCLS　33
JCSS 分銅　51
kurtosis；Kt　201

L

laboratory automation system；LAS　39, 143
laboratory information system；LIS　4, 11, 39, 119, 143

Lambert's law　93
laser-induced fluorescence；LIF　22
latex turbidimetoric immunoassay；LTIA　19
LBA-EATA 法　21
Le Système International d'Unités　32
likelihood ratio；LR　213
liquid-phase binding assay and electrokinetic analyte transport assay　21
LOCI 法　22
luminescence　95
luminescent oxygen channeling immunoassay 法　22

M

MEDLINE　225
micro total analysis systems；μTAS　21, 86
mix bed　59
MKS 単位　32
molar absorptivity　91
Mono Q カラム　88

N

NA；numerical aperture　71
National Committee for Clinical Laboratory Standards；NCCLS　199
National Institute of Standards and Technology；NIST　33
nutrition support team；NST　148

O

occurrence　161
OCR　143
OMR　143
optical character reader　143
optical mark reader　143
OTC 検査　145

P

panic value　219
P_{CO_2} 電極　108
PDCA サイクル　138, 182

pH ガラス電極　100
── , 血液ガス測定における　108
pH 標準液　101
pH メーター　100
── の校正　102
picture archiving and communication systems；PACS　38
P_{O_2} 電極　109
POCT　88, 118, 144
POCT コーディネータ　119
POCT 装置の要件　119
point-of-care testing；POCT　88, 118, 144
polyacrylamide gel electrophoresis；PAGE　83
precision　187
prognosis　131
PubMed　225

Q

QOL　144
quality assurance；QA　137
quality control　152
quality management system；QMS　181
quality management；QM　137, 152
quality of life；QOL　144

R

rapid plasma reagin；RPR　23
receiver operating characteristic curve　211
Reference Material Institute for Clinical Chemistry Standards；ReCCS　33
reference distribution　199
reference electrode　105
reference individual　199
reference interval　198
reference population　199
reference sample group　199
reference value　198
relative humidity　64
resonance line　92
reverse osmosis　60
reverse osmosis method　59
ROC 曲線　211

S

SD　188
SDS-ポリアクリルアミドゲル　83
self medication　145
self monitoring of blood glucose；SMBG　115, 148
sensitivity　208
SI 単位　32
skewness；Sk　201
SMBG 機器　115
SMBG の原理　116
sodium dodecyl sulfate；SDS　83
specificity　208
spectrofluorometer　95
spectrophotometer　92
Sprung の式　66
standard operating procedure；SOP　9, 147, 151
sterilization　56
sterilizer　56
Stow-Severinghaus 電極　108

T・U

The International System of Units　32
TOC　60
Treponema pallidum latex immunoassay；TPLA　23
total quality control；TQC　137
traceability　185
Treponema pallidum hemagglutination；TPHA　23
Treponema pallidum；TP　23
trueness　187
turbidimetoric immunoassay；TIA　18
turn around time；TAT　146
T ライン　89
uninterruptible power supply；UPS　164

V

validation　186
vascular board　148, 223

臨床検査技師国家試験出題基準対照表

章	カリキュラム名	国試出題基準※ 大項目	『標準臨床検査学』シリーズ タイトル	
I章 臨床検査総論	検査総合管理学	1 臨床検査の意義	臨床検査医学総論	
		2 検査管理の概念	検査機器総論・検査管理総論	
		3 検査部門の組織と業務		
		4 検査部門の管理と運営		
		5 検体の採取と保存		
		6 検査の受付と報告		
		7 精度管理		
		8 検査情報		
		9 検査情報の活用		
	生物化学分析検査学	1 尿検査	臨床検査総論	
		2 脳脊髄液検査		
		3 糞便検査		
		4 喀痰検査		
		5 その他の一般的検査		
	形態検査学	1 寄生虫学	微生物学・臨床微生物学・医動物学	
		2 寄生虫検査法		
II章 臨床検査医学総論	臨床病態学	1 総論	臨床医学総論	臨床検査医学総論
		2 循環器疾患	臨床医学総論	
		3 呼吸器疾患		
		4 消化器疾患		
		5 肝・胆・膵疾患		
		6 感染症		
		7 血液・造血器疾患		
		8 内分泌疾患		
		9 腎・尿路・男性生殖器疾患		
		10 女性生殖器疾患		
		11 神経・運動器疾患		
		12 アレルギー性疾患・膠原病・免疫病		
		13 代謝・栄養障害		
		14 感覚器疾患		
		15 中毒		
		16 染色体・遺伝子異常症		
		17 皮膚及び胸壁の疾患		
		18 検査診断学総論	臨床検査医学総論	
		19 循環器疾患の検査		
		20 呼吸器疾患の検査		
		21 消化器疾患の検査		
		22 肝・胆・膵疾患の検査		
		23 感染症の検査		
		24 血液・造血器疾患の検査		
		25 内分泌疾患の検査		
		26 腎・尿路疾患の検査		
		27 体液・電解質・酸-塩基平衡の検査		
		28 神経・運動器疾患の検査		
		29 アレルギー性疾患・膠原病・免疫病の検査		
		30 代謝・栄養異常の検査		
		31 感覚器疾患の検査		
		32 有毒物中毒の検査		
		33 染色体・遺伝子異常症の検査	遺伝子検査学	
		34 悪性腫瘍の検査	臨床検査医学総論	遺伝子検査学
III章 臨床生理学	人体の構造と機能/生理機能検査学	1 臨床生理検査の特色	生理検査学・画像検査学	
		2 循環検査の基礎		
		3 心電図検査		
		4 心音図検査		
		5 脈管疾患検査		
		6 呼吸器系検査の基礎		
		7 呼吸機能検査		
		8 神経系検査の基礎		
		9 脳波検査		
		10 筋電図検査		
		11 超音波検査の基礎		
		12 心臓超音波		
		13 腹部超音波		
		14 その他の超音波検査		
		15 磁気共鳴画像検査〈MRI〉		
		16 その他の臨床生理検査		
IV章 臨床化学	人体の構造と機能/生物化学分析検査学	1 生命のメカニズム	基礎医学	臨床化学
		2 生物化学分析の基礎	臨床化学	
		3 生物化学分析の原理と方法		
		4 無機質	基礎医学	臨床化学
		5 糖質		
		6 脂質		
		7 蛋白質		
		8 生体エネルギー		
		9 非蛋白質性窒素		
		10 生体色素		
		11 酵素		
		12 薬物・毒物		
		13 微量金属(元素)		
		14 ホルモン		
		15 ビタミン		
		16 機能検査		
		17 遺伝子	遺伝子検査学	
		18 放射性同位元素	臨床検査医学総論	

章	カリキュラム名	国試出題基準※ 大項目	『標準臨床検査学』シリーズ タイトル	
V章 病理組織細胞学	人体の構造と機能/医学検査の基礎と疾病との関連	1 解剖学総論	基礎医学	
		2 病理学総論	病理学・病理検査学	
		3 解剖学・病理学各論	基礎医学	病理学・病理検査学
	形態検査学	1 病理組織標本作製法	病理学・病理検査学	
		2 病理組織染色法		
		3 電子顕微鏡標本作製法		
		4 細胞学的検査法		
		5 病理解剖〈剖検〉		
		6 病理業務の管理		
VI章 臨床血液学	人体の構造と機能/形態検査学/病因・生体防御検査学	1 血液の基礎	基礎医学	血液検査学
		2 血球		
		3 止血機構		
		4 凝固・線溶系		
		5 血球に関する検査	血液検査学	
		6 形態に関する検査		
		7 血小板、凝固・線溶系検査		
		8 赤血球系疾患の検査結果の評価		
		9 白血球系疾患の検査結果の評価		
		10 造血器腫瘍系の検査結果の評価		
		11 血栓止血検査結果の評価		
		12 染色体の基礎	遺伝子検査学	血液検査学
		13 染色体の検査法		
		14 染色体異常		
VII章 臨床微生物学	医学検査の基礎と疾病との関連	1 分類	微生物学・臨床微生物学・医動物学	
		2 形態、構造及び性状		
		3 染色法		
		4 発育と培養		
		5 遺伝と変異		
		6 滅菌と消毒		
		7 化学療法		
		8 感染と発症		
	病因・生体防御検査学	1 細菌		
		2 真菌		
		3 ウイルス		
		4 プリオン		
		5 検査法		
		6 微生物検査結果の評価		
VIII章 臨床免疫学	病因・生体防御検査学	1 生体防御の仕組み	免疫検査学	
		2 抗原抗体反応による分析法		
		3 免疫と疾患の関わり		
		4 免疫検査の基礎知識と技術		
		5 免疫機能検査		
		6 輸血と免疫血清検査		
		7 輸血の安全管理		
		8 移植の免疫検査		
		9 妊娠・分娩の免疫検査		
IX章 公衆衛生学	保健医療福祉と医学検査	1 医学概論	臨床医学総論	
		2 公衆衛生の意義		
		3 人口統計と健康水準		
		4 疫学		
		5 環境と健康		
		6 健康の保持増進		
		7 衛生行政		
		8 国際保健		
		9 関係法規		
X章 医用工学概論	医療工学及び情報科学	1 臨床検査と生体物性		
		2 電気・電子工学の基礎		
		3 医用電子回路		
		4 生体情報の収集		
		5 電気的安全対策		
		6 情報科学の基礎		
		7 ハードウェア		
		8 ソフトウェア		
		9 コンピュータネットワーク		
		10 情報処理システム		
		11 医療情報システム		
	検査総合管理学	1 検査機器学総説	検査機器総論・検査管理総論	
		2 共通機械器具の原理・構造		

※平成23年版

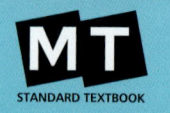

MT
STANDARD TEXTBOOK

標準臨床検査学

ラインナップ
全**12**巻

シリーズ監修 矢冨　裕　横田浩充

臨床医学総論
臨床医学総論　放射性同位元素検査技術学　医用工学概論
情報科学・医療情報学　公衆衛生学
編集 小山高俊・戸塚　実

臨床検査医学総論
編集 矢冨　裕

基礎医学—人体の構造と機能
編集 岩屋良則

臨床検査総論
編集 伊藤機一・松尾收二

検査機器総論・検査管理総論
編集 横田浩充・大久保滋夫

臨床化学
編集 前川真人

免疫検査学
編集 折笠道昭

血液検査学
編集 矢冨　裕・通山　薫

遺伝子検査学
編集 宮地勇人・横田浩充

微生物学・臨床微生物学・医動物学　編集 一山　智・田中美智男

病理学・病理検査学
編集 仁木利郎・福嶋敬宜

生理検査学・画像検査学
編集 谷口信行